计 算 机 科 学 丛 书

脑机接口导论

[美] 拉杰什 P. N. 拉奥（Rajesh P. N. Rao） 著

张莉 陈民铀 译

Brain-Computer Interfacing
An Introduction

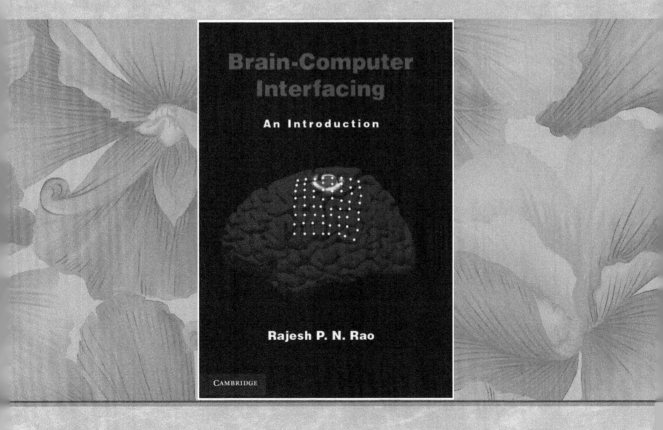

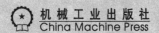

机械工业出版社
China Machine Press

图书在版编目（CIP）数据

脑机接口导论 /（美）拉杰什 P. N. 拉奥（Rajesh P. N. Rao）著；张莉，陈民铀译．—北京：机械工业出版社，2016.7（2025.5 重印）
（计算机科学丛书）
书名原文：Brain-Computer Interfacing: An Introduction

ISBN 978-7-111-53995-7

I. 脑… II. ①拉… ②张… ③陈… III. 脑科学－人－机系统－研究 IV. ① R338.2 ② R318.04

中国版本图书馆 CIP 数据核字（2016）第 128772 号

北京市版权局著作权合同登记 图字：01-2015-5203 号。

脑机接口技术是一种涉及神经科学、信号检测、信号处理、模式识别等多学科的交叉技术，近年来随着神经科学和工程学的长足进展，脑机接口技术愈来愈引起学术界和工业界的关注和重视。本书是第一本讲述脑机接口理论及应用的入门教材。

本书适用于神经、计算机科学家，医疗工程人员以及高等院校对脑机接口感兴趣的师生阅读。

出版发行：机械工业出版社（北京市西城区百万庄大街 22 号 邮政编码：100037）

责任编辑：迟振春	责任校对：殷　虹
印　　刷：北京中科印刷有限公司	版　　次：2025 年 5 月第 1 版第 9 次印刷
开　　本：185mm × 260mm　1/16	印　　张：17.75　　插　　页：8
书　　号：ISBN 978-7-111-53995-7	定　　价：89.00 元

客服电话：（010）88361066　68326294

脑机接口（Brain Computer Interface，BCI）是近年出现的涉及神经科学、认知科学、计算机科学、控制及信息科学与技术、医学等多学科、多领域的人机接口方式，是在大脑与外部环境之间建立的神经信息交流与控制通道。BCI 通过采集与提取大脑产生的脑电信号来识别人的思想，据此生成控制信号来完成大脑与外部设备进行信息传递与控制的任务，实现中枢神经系统与体内或体外设备之间的直接交互，使得恢复甚至增强人类的身体和心理能力成为可能。一个标准的 BCI 系统可以准确、快速地采集、识别出人脑在各种思想活动下的脑电信号。其中直接电刺激和神经活动记录是实现 BCI 的两个基本工具，在各种 BCI 的实现中具有重要作用。已有相关研究展示了基于直接电刺激的输入型脑机接口在深度脑刺激、反应性电刺激和感觉功能修复等应用中的重大作用。而基于记录神经活动的输出型 BCI 在神经解码、感觉功能修复、运动机能重建、智能假肢控制、人体生理机能的增强和扩展等领域展示出了极好的应用前景。BCI 在神经科学、临床医学、认知科学、信息科学以及航空、军事、教育、艺术、智力开发、生活娱乐、康复工程等多个领域具有极高的应用价值和广阔的应用前景。

20 世纪 90 年代以来，BCI 的研究受到国内外科技界的高度关注，脑科学和智能科学已被许多国家纳入国家科技发展规划，作为重点发展的研究方向之一。尽管近二十年来 BCI 的研究在信号处理、特征提取、模式识别与分类以及系统实现等方面都取得了大量的研究成果，但目前 BCI 技术和系统的研发仍处于初期阶段，实际应用的 BCI 系统为数不多，在脑电信号的综合处理、特征提取、多模式分类、实时 BCI 系统实现等方面尚有诸多技术难题有待解决。研究人员正在力图提高 BCI 的实用性、可靠性与安全性，使 BCI 技术能发挥更大的作用，更好地为人类服务。

事实上，自 20 世纪 70 年代提出 BCI 以来，围绕 BCI 的研发就一直是智能科学领域的一个热点问题，有关 BCI 研究的学术论文和研究成果报道近二十年来呈现快速增长势头。随着科技界、产业界对 BCI 研究成果关注度的不断提高，以及对 BCI 应用系统的开发和产业化的需求日益增长，对从事 BCI 研究的专业人员的系统性培训和相应的专业教材及参考书的需求也会与日俱增。然而，目前系统性地阐述 BCI 的教材和专著很少，我国目前尚未见此类著作。为满足国内广大相关专业人员和读者的需求，我们翻译了本书。本书作者 Rajesh P. N. Rao 博士是美国华盛顿大学计算机科学与工程系副教授，长期从事计算神经科学、人工智能和 BCI 领域的研究，曾荣获美国国家科学基金委员会杰出事业奖（NSF CAREER Award）和杰出青年科学家奖（ONR Young Investigator Award）。Rao 博士在《Science》《Nature》和《PNAS》等顶级科学期刊以及国际学术会议上发表了 150 多篇论文，在 BCI 研究领域积累了丰富的经验。而本书正是融合了这些宝贵的经验形成的，是一部全面、系统性地介绍 BCI 的专业性著作。本书从 BCI 的数学和神经科学基础、信号处理、特征提取、模式分类、机器学习、各类 BCI 系统的实现等方面，系统性地阐述了 BCI 的基础研究、技术开发、实验设计、应用领域以及社会伦理等问题，并配有相应的习题和思考题。本书可以作为具有相关学科背景的本科高年级和研究生一年级学生在 BCI 与神经工程学方面的课程教材，也可以作为相关专业人员的自学教材。对于 BCI 的研究人员、应用开发人员和那些有兴趣关注这个领域的读者来说，本书也是一本不可多得的专业参考书。

对译者来说，本书专业性强、涉及面宽，翻译过程也是一个学习、总结和提高的过程，这里要特别感谢谭学敏、黎昌盛、蔡怡等研究生在本书译校工作中的辛勤付出，同时对参与本书译校工作的张乐平、李阳等一并表示感谢。由于译者的时间和水平有限，翻译中的疏漏和错误在所难免，请读者和同行不吝指正。

张莉、陈民铀
2016 年 4 月于重庆大学

"科学家演示了思维控制的机器人"（PC 杂志，2012 年 7 月 9 日）

"仿生视觉：令人惊叹的全新眼睛芯片帮助两个英国盲人重见光明"（Mirror，2012 年 5 月 3 日）

"瘫痪者用他们的意识控制机器人"（New York Times，2012 年 5 月 16 日）

"史蒂芬·霍金试用了能够解读他意识的设备"（New Scientist，2012 年 7 月 12 日）

这些来自于 2012 年短短几周中的头条新闻说明了媒体和公众对脑机交互的思想越来越关注。这些新闻中尚未阐述清楚的问题是：（a）当前的脑机接口（brain-computer interface，BCI）能够或不能够完成什么（BCI 有时称为 BMI，即 brain-machine interface）？（b）在神经科学和计算科学中何种技术进步能够使这些 BCI 实现？（c）有哪些可用的 BCI 类型？（d）这些 BCI 有什么应用领域，又会带来哪些伦理上的问题？本书旨在回答这些问题，并为读者提供 BCI 及 BCI 技术的系统性知识。

内容概要

本书对脑机接口领域进行了介绍（这个领域也被称作 BMI、神经接口、神经修复、神经工程）。在过去几年里，这个领域中已经出版了一些极其有用的书籍（Dornhege 等人，2007；Tan & Nijholt，2010；Graimann 等人 2011；Wolpaw &Wolpaw，2012）。当下，为那些在工程学或神经科学方面没有深厚基础的读者出版一本入门级教材的需求日益增加。本书旨在满足这一需求。本书可以作为高年级本科生和一年级研究生学习脑机接口及神经工程学的教材，还可以作为自学教材，或作为研究者、应用者和那些有兴趣加入这个领域的读者的参考书。

本书先为读者介绍神经科学的基本思想、概念和技术，大脑信号的记录和刺激技术，信号处理和机器学习，然后介绍 BCI 的主要类型及应用。每章后面的问题和习题让读者能回顾前面的知识并检测自己对本章要点的理解。一些习题（带有标记🖉）让读者可以根据研究刊物及网上获取的最新信息探索本书没有涉及的内容。

本书章节构成如下：第 1 章到第 5 章给出了在神经科学和量化技术方面必要的基础知识，以便读者理解构造 BCI 所使用的术语和方法。在第 6 章中，通过学习 BCI 的基本构成，我们开始了进入 BCI 世界的旅途。本书的下一部分根据使用的信号采集技术，为读者介绍 BCI 的三个主要类型。第 7 章描述了侵入式的 BCI，这类 BCI 需要使用植入到大脑内的设备。第 8 章描述了半侵入式 BCI，这类 BCI 是基于神经信号的设备或安置在大脑表面的设备。第 9 章介绍了非侵入式 BCI，比如采用在头皮上记录的电信号（EEG）。第 10 章介绍了通过刺激大脑来恢复失去的感觉或运动功能的 BCI。第 11 章介绍了最通用的 BCI，即可以记录脑电和刺激大脑的 BCI。对每一种类型，本书都举例说明了其经典实验以及当前最新的技术（到 2013 年为止）。第 12 章介绍了 BCI 的一些主要应用。第 13 章介绍了与 BCI 技术的发展和使用相关的伦理问题。第 14 章为总结篇，该章对当前 BCI 的局限做了小结，并展望了这一领域的发展前景。本书还包括一个附录，给出了 BCI 所涉及的线性代数和概率论中的基本数学知识。

网址

本书的网址是 bci. cs. washington. edu。

由于 BCI 领域发展迅速，因此该网站会定期更新与 BCI 研究相关的有用链接。

由于作者水平有限，书中难免会有缺漏和错误，恳请广大读者指正，发现的错误将刊登在本书网站的勘误表上。

封面图像

原书封面是一个使用基于皮质脑电的 BCI 控制光标的人脑图像（见 8.1 节）。大脑中明亮的红色区域显示，当受试者通过想象手的运动来控制光标移至电脑屏幕上的目标区域时，运动皮质的手部区域活动会增强。这幅图像由 Jeremiah Wander 制作，他是华盛顿大学生物医学的研究生，也是该大学网络和神经系统实验室的成员。

致谢

我要感谢来自剑桥大学出版社的 Lauren Cowles，尽管多次错过截稿日期，她还是一如既往地对本书写作给予鼓励和支持。也要感谢华盛顿大学的感觉运动神经工程（CSNE）和 BCI 小组，尤其是我的合作者 Jeffrey Ojemann、Reinhold Scherer（现在在 TU Graz）、Felix Darvas、Eb Fetz 和 Chet Moritz，他们为本书写作给予了大量指导，并进行了很多次有价值的讨论。神经系统实验室的学生是 BCI 研究永不枯竭的灵感和新观点的源泉。他们让我乐此不疲，感谢以下学生：Christian Bell、Tim Blakely、Matt Bryan、Rawichote Chalodhorn、Willy Cheung、Mike Chung、Beau Crawford、Abe Friesen、David Grimes、Yanping Huang、Kendall Lowrey、Stefan Martin、Kai Miller、Dev Sarma、Pradeep Shenoy、Aaron Shon、Melissa Smith、Sam Sudar、Deepak Verma 和 Jeremiah Wander。Pradeep 是我早期教授的一门 BCI 课程的助教，协助我组织了该课程的结构，这是本书的基础。Sam 是后来的一个助教，他对课程材料给予了有价值的建议。Kai 帮助建立了与从事 BCI 研究的医学院的早期合作，他也在实验室开启基于皮质脑电的 BCI 研究上起了重要作用。

很多基金资助机构支持我的研究及本书的写作，包括美国国家科学基金会（NSF）、帕卡德基金会、美国国立卫生研究院（NIH）、美国海军研究所（ONR）认知科学项目、国家科学基金会下设的感觉神经工程研究中心（CSNE）和陆军研究办公室

（ARO）。衷心感谢他们的支持。本书的部分章节是在风景优美的 Friday Harbor 实验室的 Whiteley 写作中心完成的，该中心为我迫在眉睫的写作进程提供了良好的环境。

　　非常感谢我在印度 Kendriya Vidyalaya Kanchanbagh（KVK）的老师们，在德克萨斯州安吉罗州立大学的教授们，在美国罗彻斯特大学的博导 Dana Ballard，以及我在索尔克研究所的博士后导师 Terry Sejnowski，他们对我以后的研究和教学生涯提供了坚实的数学和科学基础。十分感谢我的父母，他们始终给予我支持，并在我小时候就用满屋的书籍激发了我对科学的好奇心。对我的孩子 Anika 和 Kavi，很抱歉在写作期间没能给予他们应有的关怀，但他们依然无条件地支持我。最后，感谢妻子 Anu 给予我的灵感和坚定不移的支持，这些都伴随着我走过多年的写作时光。没有她，这本书便不可能完成。

X

第一部分

Brain-Computer Interfacing: An Introduction

背 景 知 识

引　言

　　人类大脑已经进化到可以操控复杂的生物装置：我们的身体。正如我们所知，经过数千年的进化，大脑已经成为一个惊人的全能适应性系统，它甚至能学习控制完全不同于我们身体构造的装置。本书的主题脑机接口，正是力图综合神经科学、信号处理、机器学习和信息技术等领域的最新进展，旨在探究这一理念全新的跨学科领域。

　　除生物体外，脑控装置的想法一直以来都是科幻小说和好莱坞电影的主题。然而，这些想法正在快速变成现实：在过去的十年中，老鼠通过训练能控制设备将食物塞入口中，猴子能操控机械手臂，人脑能操控光标和机器人，这一切都是通过大脑活动来实现的。

　　是哪些神经科学研究让这些进展成为可能？大脑能够操控机器又需要哪些计算和机器学习技术？目前最先进的脑机接口（BCI）是怎样的？为了让 BCI 在日常使用中更加普遍实用，还需要克服哪些缺陷？BCI 对伦理、道德以及社会有哪些影响？本书将对这些问题进行探讨。

　　BCI 的起源要追溯到 20 世纪 60 年代 Delgado（1969）和 Fetz（1969）所做的研究。Delgado 开发了一种可植入芯片（他把它称作"刺激接收器"），这种芯片可以利用无线电刺激大脑，并通过遥测技术发送大脑活动的电信号，从而控制受控体自由移动。Delgado 曾利用"刺激接收器"做过一个著名的实验，通过按下一个遥控按钮将电刺激信号传递到公牛脑部的基底节区尾状核，成功阻止了一头奔跑中的公牛。大概同一时间，Fetz 的研究也展示了猴子可以通过控制单个脑细胞的活动来操控仪表指针以获取食物奖励（见 7.1.1 节）。随后，Vidal（1973）研究了利用头皮记录的人脑信号来实现一个基于"视觉诱发电位"的简单非侵入式 BCI（见 6.2.4 节）。近年来，人们对 BCI 关注度的飙升主要归因于以下几个因素：速度更快、价格更低廉的计算机的出现，大脑如何处理感知信息和如何产生运动输出的研究进展，脑信号记录装置的更高可用性，以及更加强大的信号处理和机器学习算法。

　　构建 BCI 的主要动机在于它具有恢复失去的感官和运动功能的潜力。感官假肢设备的实例包括聋人使用的人工耳蜗（10.1.1 节）和盲人使用的视网膜植入设备（10.1.2 节）。为了治疗使人逐渐衰弱的疾病，比如帕金森病（10.2 节），研究者已经研制了进行脑深度电刺激（DBS）的植入设备。另一方面，研究者也探索如何利用大脑产生的信号控制假肢设备，例如为截肢者和脊髓损伤病人安装的假臂或假腿（7.2.1节），患有肌萎缩性脊髓侧索硬化症（ALS）或中风（7.2.3 节和 9.1.4 节）等闭锁综合症患者使用的鼠标和单词拼写设备，瘫痪病人（12.1.6 节）使用的轮椅，等等。最近，研究者开始研发适用于正常人的 BCI（第 12 章），涉及的应用领域有游戏娱乐、机器人、生物识别和教育。BCI 是否会变得像移动电话和汽车等当前人们在扩增感知和运动能力方面常用的设备一样普遍，尚需时间检验。除了技术障碍以外，还有很多需要我们去解决的社会道德和伦理挑战（第 13 章）。

本书的目的是对 BCI 领域做一个系统介绍。图 1-1 说明了一般的 BCI 组成。BCI 的目的是把大脑活动转变成对设备的控制指令，或者通过刺激大脑提供感觉反馈或修复神经功能。BCI 的实现通常涉及下述一个或多个处理步骤：

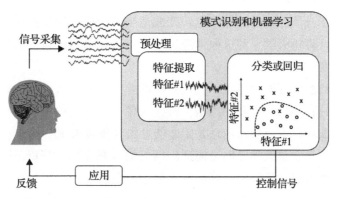

图 1-1　BCI 的基本组成（改编自 Rao 和 Scherer，2010）

1. **脑信号的记录**：利用侵入式或非侵入式的技术来记录大脑产生的信号。

2. **信号处理**：将采集到的原始信号进行预处理（例如：进行带通滤波），并应用伪迹去除和特征提取技术。

3. **模式识别和机器学习**：这一阶段通常利用机器学习技术，根据输入信号模式产生控制信号。

4. **感知反馈**：BCI 产生的控制信号会导致环境的变化（例如：假肢或轮椅的移动，假手抓握力的改变）。其中的一些改变可以被使用者看到、听到或感受到，但是通常人们可以在这些变化的环境中使用传感器，例如触觉传感器、压力传感器、照相机和手机，并利用这些来自传感器的信息进行刺激，从而向大脑提供直接的反馈。

5. **刺激信号处理**：在刺激一个特殊的脑区之前，创建一个刺激活动模式十分必要，该刺激模式要求能够模拟脑区常见的活动，并达到预期的效果。这就需要对被刺激的脑区有深刻的理解，以及使用能够产生正确刺激模式的信号处理技术（和潜在的机器学习技术）。

6. **脑刺激**：利用侵入式或非侵入式的刺激技术将从信号处理环节接收到的刺激模式用于刺激大脑。

从上面列出的用于构建 BCI 的处理步骤中可以清楚地看出，人们至少需要具备以下四大领域的背景知识：基础神经科学、大脑信号记录和刺激技术、基本的信号处理技术、机器学习技术。BCI 的初学者通常仅具备一个领域的背景知识，并没有全面了解上述所有领域。因此，我们首先介绍有关这四个领域的基本概念和方法（第一部分），开启了解 BCI 世界的旅途。

神经科学基础

重量仅三磅（1 磅合 0.453 592 37 千克）的人类大脑堪称进化史上的奇迹。大脑将数以百万分布于身体各处的感知信息转变成适当的指令，使肌肉能对当前环境做出适宜的反应。而计算机科学家和工程师经过几十年不懈努力模拟的人工系统始终无法超越大脑的闭环实时控制系统。

人脑独特的信息处理能力得益于其大规模的并行和分布式计算方式。承担大脑信息处理任务的是一种称为神经元的细胞，神经元像一个复杂的电化学设备，负责从其他数百个神经元获取信息、处理信息并传递信息给其他神经元。另外，神经元间的连接是可塑的，这使得大脑的神经网络能适应新的输入和变化的环境。这种自适应和分布式的计算模式使大脑与传统的计算机具有较大差别，因为传统计算机是基于冯·诺依曼结构，由独立的中央处理器单元和存储单元组成，元件之间保持固定的连接并采用串行计算模式。

本章提供了神经科学的基础知识。首先介绍了神经元的生物物理特性，然后探讨了神经元之间如何进行通信，如何通过一种称为突触的连接来传递信息，以及突触如何调整以适应输入和输出信号。最后，本章还探究了神经网络层的结构及大脑解剖结构，了解大脑如何通过不同的脑区来实现特定功能。

2.1 神经元

神经元是一种细胞，通常被认为是神经系统最基本的计算单元。打个粗略的比方，神经元可以看成一个装有带电液体但有漏洞的袋子。神经元的细胞膜由磷脂双分子层构成（如图 2-1），这种防渗层中具有离子通道，可以选择性地让一些特定类型的离子通过。

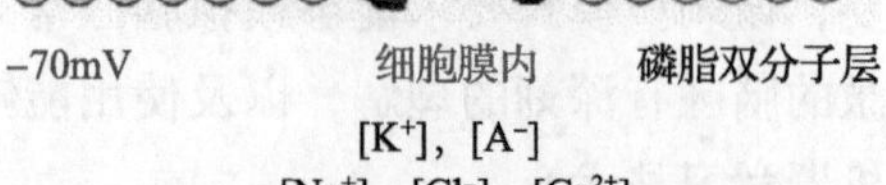

神经元存在于水介质中，其细胞外的钠离子（Na^+）、氯离子（Cl^-）和钙离子（Ca^{2+}）浓度大于细胞内，而细胞内的钾离子（K^+）和阴离子（A^-）浓度则大于细胞外（如图 2-1）。由于离子浓度的不平衡，神经元细胞存在约 $-60mV$ 到 $-70mV$ 的跨膜静息电位差，该电位差由细胞消耗能量来保持。

图 2-1　神经元中离子的电化学行为。图中，细胞膜外钠离子、氯离子和钙离子的浓度较大，而细胞膜内的钾离子、阴离子（通过主动运输来维持）的浓度较大，这使得磷脂双分子层内外有大约 $-70mV$ 的跨膜静息电位差。嵌于细胞膜中的蛋白质就是离子通道，它是离子进出神经元细胞的门户

2.2 动作电位或锋电位

当神经元从其他神经元处接收到足够强的输入之后（见2.4节），将会触发一连串的事件：Na^+ 离子迅速流入细胞内，造成细胞膜电位迅速升高，直到 K^+ 离子通道打开，触发 K^+ 离子流出细胞，使得膜电位下降。膜电位快速上升和下降的现象称为动作电位或锋电位（如图2-2），这是神经元间通信的主要模式。锋电位波形基本是固定的，其波形本身仅携带少量信息或者完全不携带信息，真正携带信息的是锋电位的放电率（每秒钟出现的锋电位的数量）和锋电位出现的时间。因而神经元可以用具有 0 或 1 数字输出的模型来表示。类似地，在对清醒状态下的动物所进行的细胞记录实验中（见3.1.1节），锋电位常用在其出现时刻的一根短柱条来表示。

4
~
8

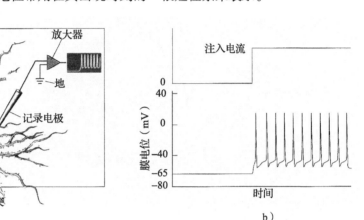

图 2-2 锋电位或动作电位的产生。a) 图描述了用刺激电极向神经元细胞体内注入电流（阳离子）和用记录电极记录细胞膜电位变化的实验过程；b) 图展示了在注入足够大的电流之后产生的一系列锋电位或动作电位。每个锋电位具有固定的波形，它快速上升到 0mV 以上，又迅速下降回初值。每次下降后，稳定的注入电流又使得电位呈斜坡上升至稍低于 −40mV（对该神经元）的阈值处，此时细胞将再次放电（Bear 等人，2007）

2.3 树突和轴突

大脑不同脑区的神经元有着不同的形态结构，但都包括一些典型结构。其中，细胞体（称为神经元胞体）连接带分支的树形结构的树突，树突的一个分支称为轴突，轴突源于神经元胞体，并将神经元的输出锋电位传送到其他神经元（如图2-3）。锋电位起始于神经元胞体和轴突的连接点附近，并沿轴突方向向下传播。许多轴突被髓磷脂覆盖，髓磷脂是一种白色的髓鞘，它能显著提高锋电位长距离传输的速度。白质由连接大脑不同区域的带髓鞘的轴突聚集而成，而灰质主要由细胞体聚集而成。

2.4 突触

神经元间通过称为突触的连接进行交流。突触表现出电特性，但更多表现为典型的化学特性。突触本质上是一个神经元（称为突触前神经元）的轴突与另一个神经元

（称为突触后神经元）树突（或神经元胞体）的间隙或裂缝（如图 2-3）。当从突触前神经元产生的动作电位到达突触间隙时，会向间隙释放一种称为神经递质的化学物质。这些化学物质附着于突触后神经元的离子通道（也称受体）上，使离子通道打开，从而影响突触后细胞的局部膜电位。

9

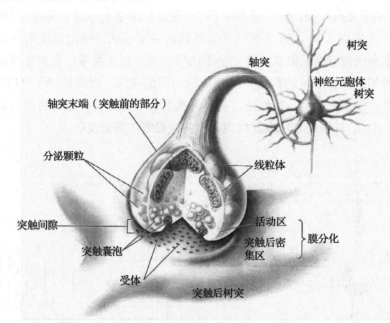

图 2-3 树突、神经元胞体、轴突与突触。图中描述了两个神经元细胞之间的连接情况。展示出前一神经元的树突、细胞体（神经元胞体）和轴突。该轴突沿着突触与后一神经元的树突相连接。前一神经元传送来的锋电位引起存储在突触前神经元轴突端部突触囊泡中的神经递质释放。这些神经递质附着于后一神经元树突的受体上，造成离子通道的打开。从而使离子流进或流出细胞，导致突触后神经元局部膜电位的变化（改编自 Bear 等人，2007）

突触可以处于兴奋或抑制的状态。顾名思义，兴奋性突触使突触后细胞的局部膜电位瞬时上升。这个上升电位称为兴奋性突触后电位（excitatory postsynaptic potential, EPSP）。EPSP 提高了突触后细胞产生锋电位的可能性。相反，抑制性突触产生抑制性突触后电位（inhibitory postsynaptic potential, IPSP），可以暂时降低突触后细胞的局部膜电位。一个神经元处于兴奋还是抑制状态，是根据它形成的突触类型以及突触后神经元来决定的。每个神经元只形成一种突触，因此一个兴奋性神经元需要抑制另一个神经元，那它必须先使一个抑制性的"中间神经元"兴奋，然后通过其去抑制目标神经元。

2.5 锋电位的产生

神经元产生锋电位是一个复杂的过程，涉及如前所述的钠离子、钾离子流入、流出离子通道等一连串的事件。然而在很多情况下，这一过程可以简化为一个简单的锋电位产生的阈值模型。当神经元从突触那里获得足以使其膜电位超过一个特定阈值的输入时，就会产生锋电位（如图 2-2b）。这样，神经元可以看成是一台混合的模－数

10

计算设备，它将数字输入 0/1 转换成局部膜电位的模拟变化，这些模拟变化在神经元胞体中进行求和，如果总和超过阈值则产生锋电位。当然，这种简化模型忽略了与树突相关的信号处理中的一些复杂而又潜在的重要模式，但神经元的阈值模型在神经元建模与人工神经网络的应用中可以作为神经元的有效抽象。

2.6　神经连接的调节：突触可塑性

大脑具有适应能力，其关键原因在于神经元可以通过突触可塑性来改变神经元之间的连接强度。研究人员通过实验观察到了突触可塑性的多种形式，其中研究最多的形式是长时程增强（long-term potentiation，LTP）和长时程抑制（long-term depression，LTD），这两种形式中突触的变化均可持续数小时甚至数天。最近，研究人员又发现了其他类型的突触可塑性，其中包括时序锋电位的可塑性（spike timing dependent plasticity，STDP），在这种形式中，输入与输出锋电位的相对时间决定了突触变化的极性；另外还有短时易化或抑制，这种形式的突触可塑性速度快，但持续时间不长。

2.6.1　LTP

LTP 是突触可塑性中最重要的形式之一（如图 2-4）。LTP 最简单的一种形式是以两个神经元间相关的放电活动来增强它们之间突触连接的强度。LTP 从生物学方面实现了 Donald Hebb 的著名假说（也称为 Hebbian 学习或 Hebbian 可塑性）。根据 Hebb 的假说，如果 A 神经元持续地参与激发 B 神经元的活动，那么 A、B 神经元之间的连接强度就会增加。在海马和新皮质等脑区中已经发现了 LTP 的存在。

2.6.2　LTD

LTD（如图 2-4）是通过两个神经元间不相关的放电活动来缩减它们之间突触连接的强度。虽然 LTD 在海马体、新皮质以及其他区域与 LTP 共存，但它主要存在于小脑中。

2.6.3　STDP

验证 LTP/LTD 的传统实验采用的是同步刺激突触前神经元和突触后神经元的方式。实验中会控制突触前神经元和突触后神经元的放电率，但不会控制突触前与突触后锋电位的时间间隔。近来的研究表明，对突触前与突触后锋电位精确的时间控制能决定突触强度的变化是正的还是负的。这种形式的突触可塑性被定义为 STDP。在 Hebbian STDP 这种形式中，当突触前锋电位稍稍超前于突触后锋电位时（例如，超前 1~40ms），突触强度增加；而当突触前锋电位稍稍滞后于突触后锋电位时（例如，滞后 1~40ms），突触强度减弱。在哺乳动物的大脑皮质和海马体中已经发现了 Hebbian STDP 的存在。反 Hebbian STDP 则会出现完全相反的现象，当突触前锋电位滞后于突触后锋电位时，突触强度增强，反之亦然。在一些结构中可以观察到这种现象，特别是在小脑的抑制性突触中，弱电鱼就有这种结构。

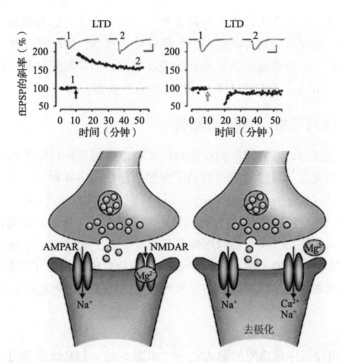

图 2-4　突触可塑性。上面两图证明海马体中存在 LTP 和 LTD 的实验数据。突触强度定义为兴奋性突触后电位（slope of the excitatory postsynaptic potential, fEPSP）的斜率。其中左图表示 LTP，高频刺激（100Hz 持续刺激 1 秒；用黑色箭头指示刺激的时刻）引起突触强度长时间持续增加。右图表示由低频刺激引起的 LTD（进行两次 5Hz 的刺激，每次刺激持续 3 分钟，之间有 3 分钟的间隔；用空心箭头指示刺激时刻）。图中比例尺为：0.5mV 与 10ms。下面两图是突触可塑性的模型。AMPAR 和 NMDAR 是两种离子通道。在弱刺激下（左图），由于 NMDAR 通道中 Mg^{2+} 离子的阻碍作用，Na^+ 离子能从 AMPAR 通道通过，但是不能从 NMDAR 通道通过。如果突触后细胞发生去极化（右图），则消除了 Mg^{2+} 离子对 NMDAR 通道的堵塞，这样 Na^+ 离子和 Ca^{2+} 离子都可以流入。Ca^{2+} 离子浓度的增加是产生突触可塑性的必要条件（改编自 Citri & Malenka, 2008）

2.6.4　短期激励和抑制

　　前面讨论的突触可塑性都属于长期可塑性，这是由于所引起的变化能长达数小时、数天，甚至更长的时间。第二类突触可塑性是具有短暂影响的可塑性。这种可塑性称为短期可塑性，相应的突触对输入的锋电位模式起着时域滤波器的作用。例如，在新皮质中发现的短期抑制（STD）中，输入锋电位序列中的每一个锋电位产生的影响都比它前一个锋电位产生的影响有所减弱。因此，当神经元接收到一串锋电位时，第一个锋电位对膜电位变化产生的影响最强，随后的锋电位产生的影响依次减弱，直到达到平衡点为止。随后的锋电位对突触后神经元产生的影响相同，而短期激励（STF）则起着相反的作用，每个锋电位都比它前一个锋电位产生的影响要强，直至达到饱和点为止。通过控制输入锋电位序列对突触后神经元的影响作用，STD 与 STP 对于调控皮质网络的动态特性起着重要的作用。

2.7　大脑组织、解剖学结构和功能

在 BCI 的设计中通常会涉及选择从哪个脑区采集信号，在某些情况下，选择对哪个脑区给予刺激。本节对大脑的组织和解剖学结构进行简要的回顾。如需深入了解，读者可以参考 Bear（2007）和 Kandel（2012）等人主编的神经科学教材。

人类的神经系统可以大致分为中枢神经系统（central nervous system，CNS）和外周神经系统（peripheral nervous system，PNS）。PNS 包括躯体神经系统（连接骨骼肌、皮肤和感觉器官的神经）和自主神经系统（能控制诸如心脏泵血、呼吸等内脏功能的神经）。

CNS 由大脑和脊髓构成。脊髓是大脑向全身的肌肉传达运动控制信号以及肌肉、皮肤向大脑反馈感知信息的主要通道。除了从大脑接收信息并向大脑发送信息以外，脊髓中的神经也是局部反馈环上的一部分，参与控制条件反射，例如，当你的手指突然碰到烫的东西时就会迅速缩回来。

大脑由不同的神经核（神经元簇）和分区组成（如图 2-5）。在大脑底部，由髓质、脑桥与中脑共同组成脑干。大脑通过脑干向身体其他部位传达所有的信息。髓质和脑桥则参与基本的调节功能，如呼吸、肌肉张力、血压、睡觉和觉醒。中脑的主要组成部分为顶盖，而顶盖又由下丘和上丘构成，参与眼球运动的控制以及视觉、听觉反射。大脑脚盖也存在于中脑区域，它由网状结构及其他的神经核组成，能调节肌肉反射、疼痛感知、呼吸等其他一些功能。

12 ～ 13

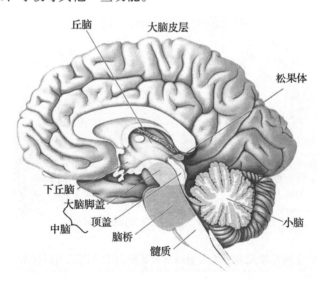

图 2-5　主要的脑区。图中给出了人脑的主要脑区。髓质、脑桥和中脑共同组成了脑干，负责向身体传达大部分的信息。丘脑和下丘脑组成间脑，前者负责向大脑传递感觉信息，后者则调节机体的基本需要。大脑底部是小脑，负责运动的协调。大脑顶部则是大脑皮质，包括新皮质和海马体，与知觉、认知等众多功能相关

小脑是位于大脑底部高度结构化的神经元网络（如图 2-5），负责运动的协调。

14 大脑底部往上是间脑，包括丘脑和下丘脑。传统的观点认为丘脑是感觉器官传达所有信息到新皮质的主要"中继站"（也有例外，嗅觉作为所有感觉中最古老的一种，可以绕开丘脑直接向嗅觉皮质传达信息）。最新的研究发现，丘脑不仅仅是中继站，它还通过和新皮质之间的很多皮质–丘脑反馈连接参与构建主动反馈环。间脑的另一个主要部分是下丘脑，用于调节机体的基本需要，如进食、打架、逃跑和交配。

离大脑底部最远的是两个大脑半球，由新皮质、基底神经节、杏仁核及海马体组成。基底神经节在运动控制和行为选择上起着重要作用，杏仁核参与情绪的调节，海马体则是负责记忆、学习、空间认知的关键结构。

新皮质是位于大脑顶部有复杂沟回的区域（如图2-5），厚度约为1/8英寸（1英寸合2.54厘米）。它由分布于6层的300亿个神经元组成，每个神经元和其他神经元之间有大约10 000个突触，从而产生总共约300万亿个连接。皮质中最普遍的神经元类型为椎体神经元，它们沿垂直于皮质表面的方向排成纵列。皮质表面沟壑纵横，有称为脑沟的裂纹和称为脑回的凸起。

新皮质展现出了功能特化（如图2-6），即皮质的每个区域都负责特定的功能。例如，在头部后侧的枕叶区专门负责基本的视觉信息处理，头顶部的顶叶区则专门负责进行空间推理和运动信息处理。大脑颞叶区（头部两侧）负责视觉与听觉的识别，额叶区则与计划以及更高级的认知能力有关。

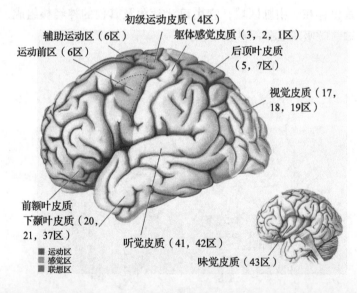

图2-6　新皮质的主要分区和功能划分。图中展示了新皮质的不同区域如何专门实现感觉、运动以及更高级的功能（"联络"）。主要的感觉区域是视觉皮质、躯体感觉皮质、听觉皮质以及味觉皮质。主要的运动区域包括初级运动皮质、运动前区皮质以及辅助运动区皮质。位于下颞叶皮质和前额叶皮质的联络区域与诸如人脸识别、语言和计划等认知功能有关。括号中的区域编号是按照神经解剖学家 Korbinian Brodmann 于 1909 年提出的皮质编号方案进行的（来自 Bear 等人，2007）

皮质区域的输入信号大部分都进入中间层，然后从上层和下层输出。基于这种输入-输出模式，可以粗略地将皮质视为感知和运动区域的分层组织网络。例如，在进行视觉信息处理时，信息从视网膜经由丘脑（外侧膝状体核，即 LGN）的视觉区到达皮质。这些信息首先到达初级视觉皮质（也称为 V1 或 17 区）的中间层。V1 中含有能够选择移动块和边缘等基元特征的神经元。进一步的处理则越来越复杂，包括沿着一条视觉通道（即"腹侧通路"）的视觉区 V2、V4 及 IT（下颞叶皮质），以及沿着另一条视觉通道（即"背侧通路"）的 MT、MST 和顶叶皮质区。腹侧通路专门处理物体的形状和颜色，参与物体和人脸的识别。背侧通路处理运动以及与空间相关的推理。这些皮质区虽然功能上有区别，但解剖学结构却非常相似，因此有人提出这些皮质采用了典型的算法进行信息处理，当每个区域接收到的输入有差别时，就会形成特定的功能。

2.8 小结

本章介绍了大脑的基本计算单元：神经元。了解了神经元间如何通过电化学过程互相交流，如何通过锋电位或动作电位"数字化"地传递信息。了解了这种交流是如何通过神经元之间称为突触的连接来调控的。突触能在不同时段调整自身以适应输入和输出信号。突触强度的长期变化被认为是大脑记忆和学习的基础。

在接下来的章节中我们将看到，大脑中信息传播的实质是电信号的传播，这就为构建各种各样的记录大脑信息或者刺激大脑活动的 BCI 提供了可能。另外，调节突触强度可以实现大脑的可塑性，这使得初次接触 BCI 的使用者可以学习通过调节大脑活动来控制这种新型设备。

2.9 问题和习题

1. 什么是皮质神经元的典型跨膜静息电位差？请解释神经元保持这一电位差的生化机理。
2. 描述引起动作电位的过程。从动作电位沿着输入的轴突传到神经元开始，说明产生输出动作电位的生化过程和电过程。
3. 大脑中能观察到的四种主要的突触可塑性是什么？解释它们如何调控突触前锋电位对突触后神经元的影响。
4. CNS 和 PNS 的主要组成部分是什么？
5. 描述脑干和小脑的功能。
6. 间脑的主要组成部分及功能是什么？
7. 基底神经节和海马体实现了哪些功能？
8. 新皮质大约含有多少脑细胞？平均一个神经元与其他神经元间有多少突触？
9. 新皮质的主要分区及各分区的功能是什么？
10. (★探索题) 皮质是分层组织的吗？讨论支持与反对这一假说的证据。

记录大脑信号和刺激大脑

如前一章所述，大脑是利用锋电位进行通信的，当神经元通过突触连接收到从其他神经元传送来的足够的输入电流时，就会产生锋电位这种反差巨大的电脉冲。因而，在最早使用的记录大脑活动的技术中，就有基于检测神经元的电位变化（基于电极的侵入式技术）或神经元集群的电位变化（非侵入式技术，例如脑电图或称为 EEG）的技术。较新的技术是通过测量在一个区域中由增加的神经活动所引起的血流量变化（fMRI），或是通过测量由神经活动在颅骨周围引起的很小的磁场变化（MEG）。

本章对用于获取 BCI 输入信号的技术进行了综述。同时也简要阐述了可以用于刺激神经元或脑区的技术，这些技术使 BCI 可能通过与物理世界之间的相互作用向大脑提供直接的反馈。

3.1 记录大脑信号

3.1.1 侵入式技术

能从大脑的单个神经元记录信号的技术往往是侵入式的，需要借助一定形式的外科手术来实现，其过程为移除一部分颅骨，在大脑中植入电极或植入物，再将移除的颅骨部分放回原处。侵入式的记录方式往往用于动物，例如猴子和老鼠。因为大脑没有内部疼痛感受器，所以记录本身并不会带来痛苦，但是手术和恢复过程中会产生疼痛以及感染等风险。记录可以在麻醉或者清醒的动物身上实施，然而在清醒的状态下进行记录时，动物的活动往往是受限的，以使由动物大的动作引起的伪迹最小化。对人类而言，侵入式记录只在临床中应用，比如在脑外科手术中或在手术前监控病人的异常大脑活动（如癫痫）。对于一些动物（如猴子）而言，记录时间可持续几周、几个月甚至几年，而对于人类，记录时间从几周、几个月到临床环境下的几天或者几分钟不等。侵入式记录的一个主要优点是该方法可以记录毫秒级的动作电位（公认的神经元输出信号）。与侵入式技术相比较，非侵入式技术测量与神经活动间接相关的时间尺度更大（几百毫秒）的信号，如血流量。应用于人和动物的侵入式记录都是基于电极的技术。

1. 微电极

微电极是一种用于连接脑组织的极细金属丝或者其他导电体。一个典型的微电极由钨或者铂铱合金制成，除了端部，其余部分绝缘，测量直径约为 $1\mu m$（一个神经元的直径在几十微米范围内）。在某些情况下（特别是细胞内记录，见下一节），神经学家也使用一个填充了弱电解质溶液的玻璃微管电极，该电解质溶液与细胞内液类似。

2. 细胞内记录

测量神经元活动最直接的方法是测量神经元细胞膜电压或电流的细胞内记录。最常用的技术称为膜片钳记录（图3-1），该技术采用了一个端部直径为 $1\mu m$ 或者更小的玻璃微管，其中填充了类似于细胞中的细胞内液离子组成的弱电解质溶液。一根银丝插入移液管中用于连接电解质和放大器。电压是相对于一个放置在细胞外的细胞外液中的参考电极进行测量的。为记录细胞信号，玻璃微电极放置于细胞旁，并用温和的吸力将一片细胞膜（一个"膜片"）吸入电极端部，从而在细胞膜上形成高阻抗的密封。鉴于这一过程的精巧性，细胞内记录通常只在脑组织切片上（"体外"）进行，很少在活体动物的完整大脑上（"体内"）进行。因此，相较于细胞外记录，这种技术在 BCI 中较少使用。

3. 细胞外记录

一种最常见的侵入式技术，特别是在动物的完整大脑上实施的，是单个神经元（或"单个细胞"）的细胞外记录：将端部尺寸不到 10 微米的由钨或者铂铱合金制成的微电极插入到目标脑区。调整微电极的深度直至足够接近一个细胞体，以采集由细胞动作电位引起的电压波动（图3-2）。电压波动是以相对于连接至颅

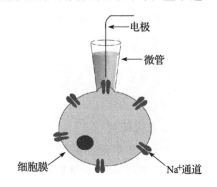

图 3-1　使用膜片钳技术的细胞外记录。该技术可以在一小片细胞膜或者整个细胞上进行离子电流的测量（图片源自 T. Knott 的 Creative Commons）

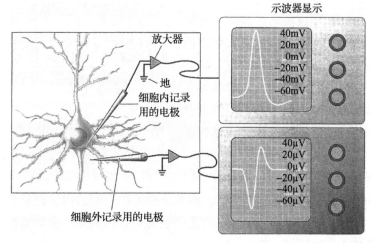

图 3-2　细胞内与细胞外锋电位的记录。右边两个示波器图比较了用细胞内（顶部）和细胞外（底部）方式记录的动作电位（锋电位）。细胞内记录测量细胞内（电极的端部）和置于神经元外溶液中的外部电极（"地"）之间的电位差。细胞外记录测量细胞外电极端部（置于紧邻神经元外侧的位置）与地电极之间的电位差。当神经元产生一个锋电位时，正离子从细胞外电极流入神经元内，引起示波器中的初始负偏差。当动作电位降低时，正电荷从神经元流向细胞外电极，紧接着就出现一个正偏差。注意细胞内和细胞外信号在尺度上的差异。在每个锋电位出现的时候，细胞外锋电位通常用一根短的垂直竖条简单表示（如图 7-5a）（源自 Bear 等人，2007）

骨螺钉的"地"或基准点来测量的。记录到的信号幅值通常不到 1 毫伏,因而需要使用放大器来检测信号。因为电压波动同动作电位直接相关,所以即使电极没有插入细胞,记录的信号也显得和动作电位一样:当产生一个动作电位时,带正电荷的钠离子进入细胞,会在细胞附近区域产生一个相对于参考电极的负电压波动(见图 3-2 下方的示波器显示)。这一波动被记录电极采集到。将放大器的信号输入给计算机,由计算机对信号进行进一步的处理,比如滤除噪声和分离锋电位(动作电位)。

4. 四极管和多电极记录

使用多个电极可以同时记录多个神经元的信号。一种常用的配置称为四极管,其中的四根导线紧紧捆在一起。四极管的优点是在四极管导线附近的每个神经元对于四个记录位置都有一个唯一的标签(由神经元到记录点的距离来确定),这使得隔离和记录大量的神经元成为可能。例如,通过识别神经元的标签,单个四极管可以记录多达 20 个神经元。

5. 多电极阵列

为记录更多数量的神经元,微电极可以排成一个网状结构,形成一个 $m \times n$ 的多电极阵列,其中 m 和 n 的取值范围通常在 1 到 10 之间(图 3-3)。这种阵列已经被用于体外和体内的记录中。这里我们只关注用于体内记录的植入阵列,因为它与 BCI 的关联最密切。植入阵列中最常见的类型是微导线、硅基和柔性微电极阵列。微导线阵列采用钨、铂合金或者不锈钢电极,与前一节讨论的四极管类似。硅基阵列包括称为 Michigan 和 Utah 的阵列。前者允许通过整个电极记录信号,而不仅仅由电极端部进行记录。这两种阵列都比微导线阵列具有更高的密度和空间分辨率。柔性阵列进行记录时依靠的是聚酰亚胺、聚对二甲苯或者苯并环丁烯而非硅,从而更好地匹配了脑组织的力学性能,降低了由硅基阵列造成的剪切诱导炎症的可能性。

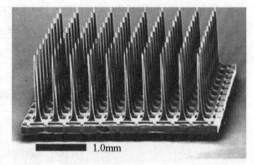

图 3-3 多电极阵列示例。图片显示了一个 10×10 电极 Utah 阵列的扫描电子显微图(改编自 Hochberg 等人,2006)

多电极阵列基于与单电极记录时的相同现象来检测动作电位:动作电位产生时,钠离子快速涌入细胞内,造成细胞外空间的电压急剧变化,这一变化由阵列中与该细胞邻近的电极检测到。多数情况下,由于一些电极不能提供可用的信号,能够同时记录的神经元数量比阵列中电极的实际数量少 10% 到 50%。

多电极阵列优于更常规的单电极系统的原因主要在于其更高的空间分辨率。能同时记录几十个神经元的能力使提取复杂类型的信息成为可能,比如提取可以用于控制假肢设备的位置或速度信号。

植入阵列也有缺点,尤其是当植入设备长期存在于脑组织中(因为要求长期控制假肢)。特别是神经胶质细胞这种非神经元细胞包围着植入设备,会导致早期疤痕组织的形成,从而在阵列周围形成绝缘护套,增加了电极的阻抗。这种对植入设备的生物反应会导致记录信号的质量随着时间的推移显著下降,降低了其在 BCI 中的有效性。对植入物的生物相容性进行的研究试图通过在设备外涂抹一层聚合物或者其他物质来解决这些问题。

6. 皮质脑电图

皮质脑电图(Electrocorticography,ECoG)是一种将电极放置在大脑表面来记录大脑信号的技术。这种技术需要在颅骨上开一个手术切口以将电极植入在大脑表面(图 3-4)。ECoG 通常仅应用于临床,如癫痫病患者癫痫发作的住院监测。通常,植入 $m \times n$ 的电极网或电极带,其中 m 和 n 的取值在 1 到 8 之间。ECoG 电极的端部由碳、铂金或者金合金制成,直径通常为 $2 \sim 5mm$。网格中电极的间距一般为 10mm 到 1cm。并且电极有足够的柔性来适应大脑的正常运动。

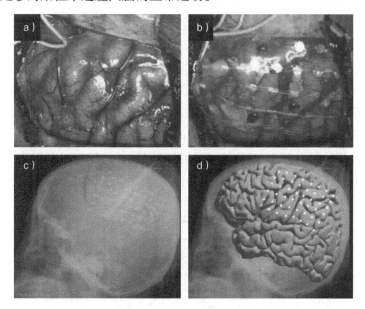

图 3-4　人脑中的 ECoG。a) 和 b) 是植入的 ECoG 阵列。手术中看到的大脑 a),植入到大脑表面的硬脑膜下的电极阵列 b);电极直径为 2mm,彼此间隔 1cm;c) 颅骨的 X 光照片展示了电极阵列的位置;d) 在标准的大脑模型中显示的电极位置(引自 Miller 等人,2007)

与单细胞电极或多电极阵列不同,ECoG 电极能够记录神经元集群(好几万个神经元)一致性活动引起的电位波动。虽然 ECoG 电极不能直接测量锋电位,但其记录到的信号与皮质神经元的树突接收到的输入电流直接相关,特别是在大脑皮质的上层。

ECoG 作为侵入式多电极阵列和非侵入式 EEG(见 3.1.2 节)之间折中的一种部分侵入式技术,已经获得 BCI 研究团队的关注。不像多电极阵列,某些形式的 ECoG 没有穿透血脑屏障,因而比植入大脑内部的阵列更为安全。相较于侵入大脑的电极,随着时间的推移,ECoG 电极不易受到神经胶质累积和疤痕组织形成的影响而产生磨损

23 （见前面的多电极阵列一节）。因为与神经元活动更接近，ECoG 比在 3.1.2 节中介绍的诸如 EEG 的非侵入技术具有更高的空间分辨率（ECoG 为零点几毫米，EEG 为几厘米）、更宽的带宽（ECoG 为 0～200Hz，EEG 为 0～40Hz）、更高的振幅（ECoG 为 50～100μV，EEG 为几十 μV），并且大大减少了诸如肌肉活动和环境噪声等伪迹带来的影响。

ECoG 的局限性包括：（1）目前只在临床中应用；（2）只能对大脑进行手术的相关部位进行记录；（3）可能受到药物或者病人自身状况（如癫痫）的干扰。

7. 微皮质脑电图

研究者们使用微皮质脑电图（microECoG）电极来克服 ECoG 需要较大尺寸电极（直径几毫米）的缺点。这种微电极的直径只有零点几毫米，在网格中仅间隔 2～3 毫米。相比于传统的 ECoG，它检测神经元活动的分辨率更高。

8. 光学记录：电压敏感染料和双光子钙成像

在过去的 20 年中，已经开始研究用于体内神经活动成像的一系列侵入式光学技术。其中最著名的是基于电压敏感染料和双光子荧光显微镜的成像技术。基于电压敏感染料的成像技术的工作原理是：染料通过改变其吸收率和荧光来反映细胞膜电位的变化，使神经元一旦染上电压敏感染料，就能将其电活动成像。例如，苯乙烯基染料或 oxonol 染料用于给大鼠感觉皮质的上层区域染色，显微镜物镜借由光电二极管阵列来对染色的皮质区域进行成像。由于阵列中的每一个探测器接收来自多个神经元的光，因而记录到的光信号对应于几个同时活动的神经元的总体反应。利用这项技术，研究员已经能够在视觉、嗅觉、体觉刺激下对完整的大鼠大脑中的神经元群进行成像（图 3-5）。

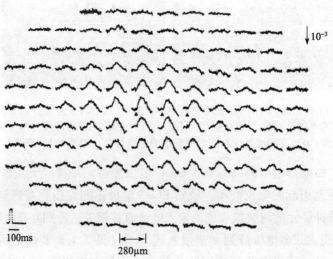

图 3-5　大鼠躯体感觉皮质的光学成像。光学信号是通过测量麻醉后的大鼠躯体感觉皮质的荧光变化来检测的，其躯体感觉皮质用苯乙烯基染料染色。晶须活动引起如图中心区域所示的光学信号（图片源自 Scholarpedia http://www.scholarpedia.org/article/Voltage-sensitive_dye）

基于电压敏感和染料的光学成像在将大脑的宏观特征成像时特别有用（比如大脑皮质的特征图），但是对于神经元的多目标成像，双光子显微镜获得了更多的关注。双光子钙成像是一种卓有成效的技术（图3-6）。这项技术基于神经元中的电活动通常与钙浓度的变化相关的事实：例如，由于神经元细胞膜中多种电压门控性钙通道的开放，神经元去极化伴随着钙离子的流入。此外，钙离子也可能从细胞内的钙存储区释放出来。因此通过对电压变化引起的钙离子活动进行成像，能够观察到单个神经元的电活动。双光子钙成像技术包括：（1）采用压力喷射将带荧光钙指示剂的染料（如OGB-1 AM）注入神经元；（2）使用双光子显微镜监测神经元活动时钙荧光的变化。双光子显微镜将红外激光束通过物镜聚焦到神经组织上。红外激光扫描系统能够检测到钙荧光的变化（详见Denk等人，1990）。

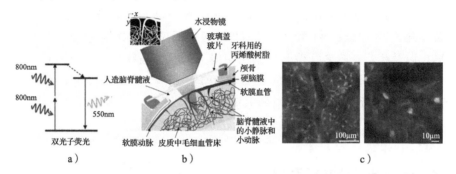

图3-6　使用双光子显微镜的光学成像。a）双光子显微镜基本原理图，图中显示两个光子被吸收后产生荧光；b）实验装置图，显示了用密封玻璃窗和显微镜物镜观察到的裸露皮质。阴影三角的顶端（穿过颅骨和硬脑膜）指示双光子荧光所在位置；c）神经元和血管信号的双光子成像：（左）由俄勒冈绿BAPTA-1 AM（OGB-1 AM）钙敏感染料染色的神经元；（右）转基因小鼠神经元表达绿色荧光蛋白（改编自Kherlopian等人，2008）

3.1.2　非侵入式技术

1. 脑电图

脑电图（Electroencephalography，EEG）是一种流行的非侵入式技术，它通过放置在头皮上的电极来记录大脑信号。回顾一下前一章的知识：神经元的锋电位或者动作电位导致在神经突触中释放神经递质，进而在接收输入的神经元树突中产生突触后电位（见第2章）。EEG信号反映了放射状地面向头皮的上千个神经元产生的突触后电位的总和。EEG不能检测与头皮关系不大的电流。另外，因为电势场按照到场源距离平方的规律衰减，EEG也不能检测大脑中电流起源的深度。因此，EEG主要采集大脑皮质中的电活动，大脑皮质中神经元呈柱状排列且靠近颅骨，支持EEG记录。通常EEG的空间分辨率不好（在1平方厘米范围内），但其时间分辨率好（在毫秒范围内）。

EEG空间分辨率低的主要原因是信号源（大脑皮质中的神经活动）与安置在头皮上的电极之间夹着不同的分层组织（脑膜、脑脊液、颅骨、头皮）。这些分层充当了影响原始信号的容积导体和低通滤波器。测量的信号在几十微伏范围内，从而需要使用大功率放大器和信号处理方法来放大信号和滤除噪声。底层大脑信号微弱的幅度也意味着 EEG 信号容易被肌肉活动干扰，被附近的电气设备（例如 60Hz 电力频率干扰）污染。比如眼动、眨眼、眉毛运动、说话、咀嚼和头部动作都能在 EEG 信号中引起大的伪迹。因而通常提示受试者避免做任何动作，并采用强有力的伪迹去除算法来滤除肌电伪迹所影响的 EEG 信号部分。其他噪声源包括电极阻抗的变化，以及由于无聊、注意力分散、紧张或者挫折（如因 BCI 的错误分类引起）引起的用户心理状态的改变。

EEG 记录中，受试者戴上一个安置了记录电极的帽子或者网（图 3-7a）。在一些情况下，头皮上要记录信号的位置通过预先轻微摩擦来减小由死皮细胞引起的阻抗。在安放电极之前，将导电胶或者导电膏注入帽子上安放电极的孔中。国际 10-20 系统是用于规定头皮上标准化电极位置的一种约定（图 3-7b）。乳突参考电极位置在每只耳朵后面（图 3-7b 中位置 A1 和 A2）。其他参考电极位置有鼻根（位于鼻子顶部，与眼睛齐平）以及枕外隆凸尖（位于后脑勺中线上，颅骨底部）。在这些点所在正中的横截面上测量颅骨周长。将周长分成 10% 和 20% 的间隔，以此来决定电极位置。国际 10-20 系统确保了各个实验室所使用的电极命名是一致的。实际应用中使用的电极数从几个（有针对性的 BCI 应用）到 256 个的高密度阵列不等。

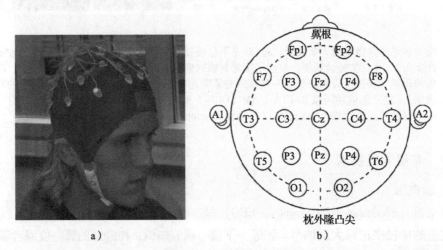

图 3-7 脑电图（EEG）。a）受试者戴着 32 导电极的脑电帽；b）规定头皮上标准化
电极位置的国际 10-20 系统。C = 中央，P = 顶，T = 颞，F = 额，Fp = 额极，
O = 枕，A = 乳突（图 A 源自 K. Miller；图 B 源自 Wikimedia Commons）

测量 EEG 可采用双极或单极电极。第一种方法是测量一对电极之间的电位差。第二种方法是将各个电极的电位与一个中性电极或者所有电极的平均值（共同平均参考或者 CAR）进行比较。在典型的实验设置中，每一个 EEG 电极与一个差分放大器的输入相连，其他输入与参考电极相连，比如鼻根或者连接的乳突（两个乳突的平均）。主动电极和参考电极之间的电压放大倍数通常是 1000 ~ 100 000 倍。放大后的信号经过一个抗混叠滤波器后，再由 A/D（模/数）转换器进行数字化处理。根据应用的需要，

A/D 转换器的采样频率最大可达 20kHz（BCI 应用中的典型采样频率在 256Hz ~ 1kHz 之间）。数字化后，EEG 信号可以再由一个 1 ~ 50Hz 的带通滤波器进行滤波处理。这样可以去除 EEG 信号中包含在非常低和非常高频率范围内的噪声和动作伪迹。通常再用一个陷波滤波器去除供电电源（美国为 60Hz）所带来的"工频噪声"。 27

　　EEG 记录非常适合于捕捉振荡的大脑活动或多种频率的"脑电波"（见图 3-8 中的例子）。这些脑电波（例如由神经元集群的同步活动产生）有特征频率范围和空间分布，它们往往与大脑的不同功能状态相关联。alpha 波（或 alpha 节律）在 8 ~ 13Hz 范围内，当清醒的人处于放松或者闭眼状态时，可以在枕叶区记录的 EEG 中检测到。在 BCI 应用中，一种特殊的 alpha 波称为 mu 节律（8 ~ 12Hz）。当受试者不运动时，mu 节律会出现于感觉运动区域，当受试者进行运动或者想象进行运动时，mu 节律会减小或者消失。

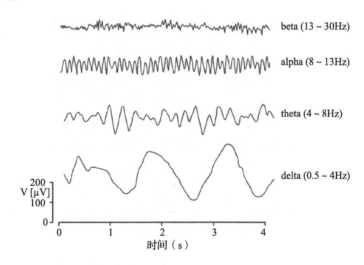

图 3-8　EEG 节律信号及其频率范围示例（改编自 http://www. bem. fi/book/13/13/htm）

　　当人处于警觉或者专注的状态时，beta 波（13 ~ 30Hz）可以在顶叶和额叶检测到。delta 波频率范围为 0.5 ~ 4Hz，可在婴儿身上检测到，也可在成人慢波睡眠时检测到。频率范围为 4 ~ 8Hz 的 theta 波与儿童和成人的困倦或"空闲"状态有关。gamma 波的频率范围为 30 ~ 100Hz 或者更高。据报道，在完成短期记忆和多感官整合任务时可记录到 gamma 波。最近也有执行运动任务时出现 High gamma 活动（70Hz 及以上）的报告，并且该活动已用于基于 ECoG 的 BCI（见第 8 章）研究中。

2. 脑磁图

　　脑磁图（Magnetoencephalography，MEG）利用超导量子干涉仪（SQUID）来测量 28 大脑电活动产生的磁场。图 3-9 展示了一个典型的 MEG 实验设置，受试者坐在椅子上，通过按下手持设备上的按钮来对屏幕上显示的刺激做出反应。

　　MEG 和 EEG 信号都是源自其他神经元突触的离子电流流入神经元树突所产生的净效应。如图 3-9a 所示，这些电流产生一个正交磁场（由麦克斯韦方程决定的）。为

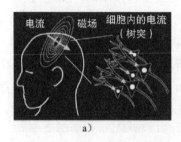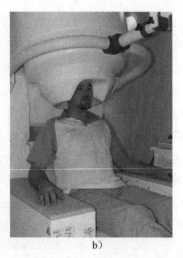

a) b)

图3-9 脑磁图（MEG）。a) 图中，与皮质神经元方向相同的树突中电流产生了正交于电流方向的磁场；b) 一台 MEG 系统（图 a 源自 Wikimedia Commons；图 b 源自 http://dateline.ucdavis.edu/photos_images/dateline_images/040309/DondersMEGOle_W2.jpg）

了使 MEG 可检测到这一磁场，电流源应有相同的方向（否则它们会相互抵消），因此，可以认为 MEG 检测到的磁场活动是大脑新皮质中垂直于皮质表面方向的成千上万个椎体神经元同时活动的结果（2.7 节）。由于 MEG 检测正交磁场，所以它只对流向头皮切线方向的电流敏感。因此，MEG 优先测量来自脑沟（皮质表面的沟纹）而不是脑回（皮质表面的凸起）的活动，而 EEG 对两者都敏感。

与 EEG 一样，由于 MEG 直接反映了神经元活动，而不是后面小节中描述的诸如 fMRI、fNIR 或 PET 等技术反映的代谢活动，所以 MEG 有高的时间分辨率。MEG 优于 EEG 的一点是神经元活动产生的磁场不会因其间的有机物（如颅骨和头皮）出现 EEG 测量电场时产生的失真。因此，MEG 提供了比 EEG 更好的空间分辨率，并且与头部的几何结构无关。另一方面，MEG 系统比 EEG 系统更加昂贵、庞大、不易携带，并且需要电磁屏蔽室屏蔽包括地球磁场在内的外部磁场信号。

3. 功能性磁共振成像

功能性磁共振成像（functional magnetic resonance imaging，fMRI）通过检测在执行具体任务时特定脑区中由于神经元活动的增强而产生的血流量变化来间接测量大脑中的神经元活动。

神经元变得活跃时需要消耗更多的氧气，这些氧气通过血液送达大脑。神经元活动引起局部毛细血管的扩张，导致高含氧血的流量增加，取代了含氧少的血。这一血流动力学反应相对缓慢，它出现在神经元活动之后的几百毫秒，在第 3 ~ 6 秒达到峰值，20 秒之后回落到基线位置。氧气的载体是红细胞中的血红蛋白分子。fMRI 利用去氧合血红蛋白比氧合血红蛋白更有磁性这一事实来生成大脑不同横截面的图像，这些图像展示出在执行具体任务时，特定区域的活性增强。鉴于 fMRI 测量的是血液中的氧水平，所以由 fMRI 记录的信号被称为血氧水平依赖（blood oxygenation level dependent，

BOLD）反应。

在典型的实验设置中，受试者平躺下，其头部位于 fMRI 扫描器中（图 3-10a）。受试者接受诸如图像、声音、触觉的刺激，并执行诸如按按钮或者移动操作杆的简单操作。

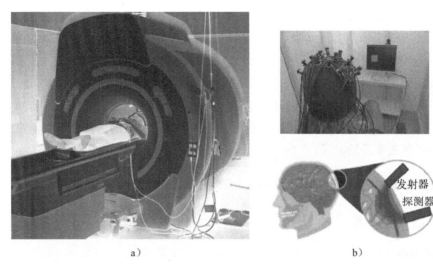

a)　　　　　　　　　　　　　　　　　　b)

图 3-10　用 fMRI 和 fNIR 记录大脑活动。a）实验中，fMRI 设备正在扫描受试者的脑部。受试者手持一个带按钮的设备来进行选择或输出信号；b）上图：受试者戴着 fNIR 的帽子。下图：说明了 fNIR 系统如何通过发射器和探测器来检测当神经元活动增强时血氧水平的变化（图 a 源自 Creative Commons；图 b 源自 http://neuropsychology. uni-graz. at/methods_nirs. htm）

fMRI 的一个主要优点是它的空间分辨率（通常在 1 ~ 3mm 内）比诸如 EEG 和 MEG 等其他非侵入式技术的空间分辨率高得多。但是，fMRI 的时间分辨率低。

4. 功能性近红外成像

功能性近红外（functional near infrared，fNIR）成像（图 3-9b）是一种用于测量大脑中由于神经元活动增强引起的血氧水平变化的光学技术。这一类型的成像是基于有氧或无氧时血液中血红蛋白对近红外光吸收率的检测。这种成像提供了一种与 fMRI 相似的间接测量正在进行的大脑活动的方法。尽管 fNIR 成像比 fMRI 更容易受噪声影响，并且空间分辨率更低，但它也更为轻便。

fNIR 成像基于红外光可以穿透颅骨进入到几厘米深的皮质这样一个事实。安置在头皮上的红外发射器发射穿过颅骨的红外光。它们中的一部分被吸收了，另一部分透过颅骨反射回来，被红外探测器检测到。吸收红外光的量是由血液中的含氧量决定的，这就提供了一种测量相关神经元活动的方法。同 EEG 相似，利用头上均匀分布的"光极"（发射器和接收器）可以构造大脑表面神经元活动的二维图。

但是 fNIR 成像由于设计的原因，只能用于检测靠近颅骨的神经元活动，不像 fMRI 能够对大脑的深部区域进行成像。另一方面，不同于 fMRI，受试者不需要躺在 MR 扫描器中，因此他们的行动不受限制。因为 fNIR 成像是基于光学测量而非电测量，所以与 EEG 相比，它不易受肌电伪迹的影响。fNIR 成像设备比 fMRI 设备要便宜得多，并且跟 EEG 设备一样便携。

5. 正电子发射断层成像

正电子发射断层成像（positron emission tomography，PET）是一种比较老的技术，它通过检测代谢活动来间接测量大脑活动。PET 测量带放射性标记和代谢活跃的化合物的放射量，这些化合物是通过注射到血液中传送到大脑的。标记的化合物叫做放射性示踪剂。放射性化合物因大脑活动引起的代谢活动进入大脑的多个区域，通过 PET 扫描器中的传感器可检测到这些放射性化合物。得到的信息用于产生显示大脑活动的二维或者三维图像。最常用的放射性示踪剂是带标记的葡萄糖。

30
~
31

PET 的空间分辨率与 fMRI 差不多，但其时间分辨率是相当低的（约为几十秒）。其他缺点包括需要将放射性化合物注射到体内，以及放射性的快速衰减，这些缺点都限制了可以开展实验的时间。

3.2 刺激大脑

3.2.1 侵入式技术

1. 微电极

18 世纪 80 年代，Luigi Galvani 开展了对神经系统进行电刺激的第一次实验。在他那至今仍被奉为经典的实验中，电流通过莱顿瓶或者旋转静电发生器送至脊髓神经，使解剖的青蛙腿部肌肉收缩。

目前，用于神经元电刺激的主导技术所采用的电极与记录神经元的电极相同。例如，用于细胞内记录的玻璃微电极也可用于向细胞内注入电流，以此来去极化或高度极化细胞（增加或减少锋电位产生概率）。

用于细胞外记录的铂铱微电极也能用于神经元的刺激，只是细胞外刺激往往激活电极附近的局部神经元集群，而非单个神经元。这类电极已在实验中得到应用，例如，猴子在一个决策任务中做出的决定可以通过刺激皮质区的神经元而改变（Hanks 等人，2006）。更为突出的例子是脑深度电刺激（deep brain stimulation，DBS）。这种方法通过手术在帕金森病人的大脑中植入厚度约为一毫米的稍大一些的电极。根据患者的情况，持续输入电脉冲以缓解症状，如颤动和步态异常（DBS 将在 10.2.1 节中进行更详细的讨论）。微电极阵列也用于耳蜗植入来刺激听觉神经（详见 10.1.1 节）。BCI 中刺激微电极的使用开始呈增长趋势，尤其是在对猴子的研究中，一组微电极用于记录，另一组用于刺激。本书将在第 11 章讨论这种双向的 BCI。

2. 直接皮质电刺激

用于刺激大脑神经元的半侵入式方法采用如前文所述的 ECoG 方法中在皮质表面使用的电极。电流（通常小于 15mA）一般以交替变化极性的短脉冲形式流过大脑表面的双极性电极。这一影响仅限于电极对附近的局部皮质组织中数千个神经元上。刺激在出现和消失时起效迅速，产生的影响与刺激的持续时间一致。

直接皮质电刺激（direct cortical electrical stimulation，DCES）可产生诸如引起运动或特定感觉的"正"影响，也可产生诸如中断运动或行为的"负"影响。在临床中，DCES 通常用于确定神经外科病人大脑中的感知、运动、记忆和语言功能所对应的脑区部位。DCES 在 BCI 中提供直接反馈的可能性还有待讨论。

3. 光刺激

自 Fork 的研究工作（1971）以来，人们就了解到激光照射能够使神经元兴奋。后来的研究表明，双光子激光照射可以比早期技术更精确地聚焦激光，比如可以让来自小鼠视觉皮质大脑切片中的单个神经元兴奋。照射从细胞膜的切线方向进行。神经元兴奋发生在短暂的延迟之后，并且由光照的亮度和波长来调节。虽然还不清楚准确的机理，但是有观点认为兴奋的发生是由于细胞膜瞬间穿孔，并且在照射中断时迅速重新封闭。

另一种被称为光感基因刺激的方法是用基因操作仅使某些神经元响应照射。例如，可以对海马体神经元中无脊椎动物视网膜的特定细胞进行基因编码。于是这些感光细胞在受影响的神经元中产生兴奋性电流的光控源。当暴露在光照之下时，转染感光细胞的神经元发生去极化，经过一到几秒的延迟，产生动作电位。此外，增加光强会增加神经元的放电率。

总之，虽然双光子激光照射提供了一种有选择性地使单一神经元兴奋的方法，但是光感基因刺激能提供有选择性地使特定的一类或者多类神经元兴奋的方法，这些神经元已事先通过细胞特异性方法改变了基因。光遗传学是一种有前景的新兴技术，但其在脑机接口中的应用有待更深入的研究，因为到目前为止的大多数研究只证明了这项技术能在大脑切片或人工培养的细胞上应用，还没有应用于活体动物的完整大脑上。Diester、Shenoy 以及其他研究者（2011）正在研究如何解决这一局限性。

3.2.2 非侵入式技术

1. 经颅磁刺激

经颅磁刺激（transcranial magnetic stimulation，TMS）依赖于电、磁以及电磁感应过程之间的紧密关系：当电流通过线圈时，将产生垂直于线圈电流的磁场。如果另一个线圈置于磁场内，则会产生与第一个线圈电流方向相反的电流。TMS 利用了这一现象，通过将一个塑料封装的线圈紧挨着颅骨放置，产生一个正交于线圈平面的快速变化的磁场。该磁场畅通无阻地穿过皮肤和颅骨，依据电磁感应原理在大脑中产生用于激活神经元集群的电流（见图 3-11）。

在直接与线圈毗邻的区域中，由 TMS 产生的磁场可穿透大脑的最大深度为 3 ~ 5 厘米。因此这项技术只适用于激活大脑表层的神经元。TMS 的主要优点在于它是非侵入式的技术，且使用范围不局限于病人。TMS 的缺点包括较高的功率需求和与诸如微电极和 DCES 等侵入式技术相比，其定位刺激区域的能力较差。

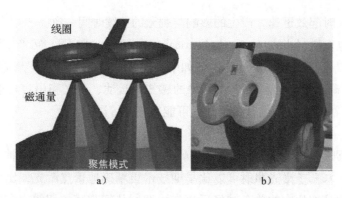

图 3-11   经颅磁刺激（TMS）。a）图示为利用"蝴蝶"线圈通过电磁感应产生电刺激；
b）用蝴蝶线圈对一个受试者的视觉皮质进行 TMS（图片源自 Creative Com-
mons，http://www. princeton. edu/ ~napl/）

2. 经颅超声

一种更新的刺激大脑回路的非侵入式技术为经颅脉冲超声波。超声波是一种机械压力波（声波），其频率超过人类听觉范围（ >20kHz）。超声波具有穿过固体结构（包括骨头和软组织）的良好特性，这使其非常适合非侵入式的医疗应用。众所周知，高强度的超声波（ >1W/cm^2）通过热效应影响神经活动，但是这种刺激会导致组织损伤。幸运的是，研究人员发现低强度（ <500mW/cm^2）的脉冲超声也能影响神经活动，却不发生热效应或组织损伤。例如，Tufail 等人（2010）的研究工作表明，对小鼠整个运动皮质进行低强度脉冲超声波（频率 0.35MHz，80 周/脉冲，脉冲重复频率 1.5kHz）刺激，其中有 92% 的实验小鼠运动皮质的锋电位频率增加，肌肉产生收缩和动作。

超声波影响神经活动的具体机理尚不明确，但是有观点认为，超声波可能通过力敏性门控动力影响神经离子通道，或者在神经元的细胞环境中产生流体力学效应，由此影响静息膜电位。脉冲超声波在空间分辨率方面优于 TMS，它可刺激直径为 1~2mm 的大脑区域，而 TMS 能刺激的大脑区域直径为 1cm 或者更大。脉冲超声波能否用做非侵入式 BCI 系统的一部分，在闭环 BCI 任务中为特定脑区提供有针对性的反馈，还有待进一步观察。

3.3   同步记录和刺激

尽管目前大多数 BCI 只记录持续的神经活动来控制设备并提供视觉或触觉反馈，但是一些研究人员正在研究同步进行神经信号记录和通过神经刺激提供直接反馈的可能性。正在研究的两种可能的方法包括使用微电极阵列和更复杂的植入芯片，如神经芯片通过芯片自身而非连接计算机来实现信号处理及其他算法，处理神经活动并提供刺激。

3.3.1   多电极阵列

如上所述，用于记录锋电位活动的微电极也可以用来传送去极化或者高度极化电流以使神经元兴奋或抑制。因此在多电极阵列中，一些电极可用于记录，其他电极可用于刺激。本书将在第 11 章探讨这一应用。

3.3.2　神经芯片

神经芯片（Neurochip）（图 3-12）是一种集成芯片实例，用于从一个或者多个神经元记录信息，执行有效的信号处理和其他计算，并且基于这些计算结果向一个或者多个神经元传递刺激（Mavoori 等人，2005）。这种芯片是一个独立的装置，它允许植入芯片后的受试者自由走动以及进行正常活动。靠电池供电的芯片由 12 个可移动的微钨丝电极阵列组成（直径 50mm；阻抗 0.5MV；电极间距 500mm）。该芯片包含一个微处理器，它能对来自一组电极的信号进行锋电位分类（4.1 节），并命令刺激器电路通过另一组电极传送电脉冲。记录信号的短片段和所需的刺激模式可以存储在芯片的存储器上。

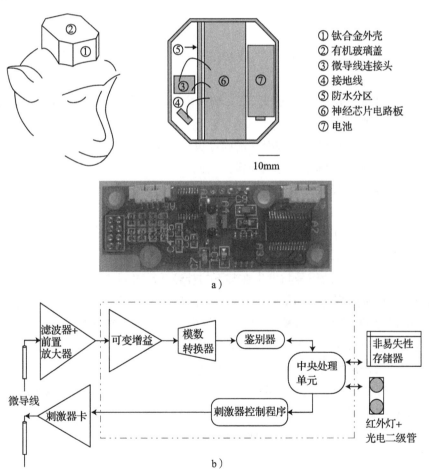

图 3-12　对神经元进行同步记录和刺激的神经芯片。a）植入神经芯片的组成；b）无线通信距离能达到 1 米的神经芯片结构，展示了模拟和数字组件、片上存储器、红外灯和光电二极管（改编自 Mavoori 等人，2005）

神经芯片已经用在猴子身上，证明了一组神经元的一致激活和另一组神经元激活的关联会导致两组神经元群之间的联系增强。本书将在第 11 章考察神经芯片在 BCI 中的应用。

3.4 小结

本章介绍了当前可用于记录大脑信号和刺激大脑的一些主要方法。侵入式方法通常利用植入到大脑中的一个或者多个微电极以锋电位的形式记录电活动。新开发的技术综合利用基因操作和光学成像来记录神经元集群的活动。

诸如 ECoG 的半侵入式技术记录来自大脑表面由神经元集群产生的集体电活动。非侵入式技术已被开发用于记录头皮脑电图活动（EEG），大脑中由电活动引起的磁场波动（MEG）以及由神经活动引起的血氧水平变化（fMRI 和 fNIR）。在后续章节中，我们将更详细地考察这些技术为 BCI 应用提供有用信号的能力。

3.5 问题和习题

1. 目前可用于记录大脑信号的侵入式技术有哪些？说明各项技术能否从单个神经元记录锋电位。
2. 解释细胞内和细胞外记录之间的区别。哪一个技术通常用于记录清醒的活体动物？
3. 判断下面语句的真假：
   a. 细胞内记录可以记录单个神经元的膜电位。
   b. 膜片钳技术是一种细胞外记录技术的实例。
   c. 微电极的端部直径通常等于或小于 10^{-6} m。
   d. 四极管最多可同时记录四个神经元。
   e. 多电极阵列可用于同步记录几十个神经元的锋电位。
   f. ECoG 能记录大脑表面的电位。
4. 讨论 ECoG 电极记录的信号与发生在其下的神经活动之间的关系。
5. 比较采用多电极阵列与 ECoG 阵列记录大脑活动的优缺点。
6. 采用微电极与 ECoG 电极测量神经信号的近似电压范围是多少？
7. 解释电压敏感染料如何能用于对神经元集群活动的成像。
8. 描述基于荧光钙指示剂染料的神经活动双光子成像的原理。
9. EEG 测量的神经活动由哪些成分组成？大脑的哪些区域对 EEG 信号起的作用最大？
10. EEG 采用的 10-20 系统是什么？
11. 描述与下列 EEG 波相关的频率范围和大脑现象：
    a. alpha
    b. beta
    c. gamma
    d. mu

    e. Theta

12. 列举同为非侵入式大脑记录技术的 MEG 与 EEG 相比的优缺点。

13. 描述由 fMRI 测量的信号与其下发生的神经活动之间的关系。

14. fNIR 与 EEG 相比有哪些优点和缺点？尤其是对这两种方法提供的空间和时间分辨率进行评论。

15. 比较用于记录大脑活动的 fNIR 成像和 fMRI。

16. 描述用于刺激完整大脑中神经元的两种侵入式技术和两种非侵入式技术，解释如何权衡刺激时的特异性和侵袭性。

17. 与标准微电极阵列相比，用于同步记录和刺激的植入式芯片（如神经芯片）有哪些优点？

信 号 处 理

本章将回顾 BCI 中对记录的大脑信号的处理方法，信号处理的任务包括从侵入式电极所记录的原始信号中提取锋电位，以及提取用于分类的特征。本章利用非侵入式的记录形式 EEG 来说明众多技术所涉及的概念。当然，这些信号处理技术也可用于其他信号源，例如 ECoG 和 MEG。

4.1 锋电位分类

用于 BCI 的侵入式方法通常依赖于由微电极阵列记录到的锋电位。对这样一种输入信号进行信号处理的目的是可靠地分离和提取每个记录电极采集的由单个神经元发出的锋电位，这一过程通常被称为锋电位分类。

由植入大脑的细胞外电极记录的信号通常是由电极附近的数个神经元所产生的信号混合而成，距离越近的神经元产生的锋电位在记录信号中产生的幅值偏差越大。这些信号称为多单元混合信号或神经混合信号（图 4-1a）。虽然这种信号也可能作为 BCI 的输入信号，但更传统的输入信号形式仍是来自单个神经元的锋电位。锋电位分类方法就是将单个神经元产生的锋电位从混合信号中提取出来。

锋电位分类方法中最简单的一种是根据峰值幅度来对锋电位进行分类。当细胞外电极从距离相近的几个神经元处获取到很强的信号时，会得到不同的信号幅度，该方法在这种情况下是有效的。然而在很多情况下，不同神经元产生的锋电位的峰值幅度可能是相同的，这使得按峰值幅度分类的方法不可行。很多商业化的系统都采用了一

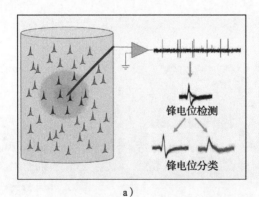
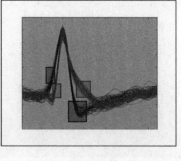

a)   b)

图 4-1　锋电位分类。a) 图中说明了细胞外记录如何能产生包含多个神经元锋电位的信号（称为多单元混合信号）。这些锋电位表现出不同的幅值和波形；b) 最常用的窗型鉴别器方法是由实验员在示例锋电位上放置不同的窗口，使计算机能依据锋电位（图中有两种锋电位）穿过的窗口来分离它们（改编自 http://www.scholarpedia.org/article/Spike_sorting）

种称为窗型鉴别器的方法。在这种方法中，实验员通过肉眼来观察数据，并在一排具有相同波形的锋电位上加窗（图 4-1b）。该方法将之后穿过一个或多个相同窗的锋电位归为由同一个神经元产生。这种方法的缺点是需要实验员人工标记不同神经元产生的锋电位。最近的趋势是根据波形将锋电位自动归类为不同的组，其中每一组锋电位视为由同一个神经元产生。锋电位的波形可由一些特征来定义，通过小波或主成分分析（principal component analysis，PCA）来提取这些特征（见 4.3 节和 4.5 节）。

4.2 频域分析

诸如 EEG 的非侵入式方法是基于能反映数千个神经元活动的信号（见第 3 章）。记录的信号能捕捉到大量神经元相互关联的活动，比如振荡活动。举例来说，明显的运动和想象的运动都能激活运动前区和主要运动感觉区，引起 EEG/ECoG 中 mu 节律（8～12Hz）、beta 节律（13～30Hz）和 gamma 节律（>30Hz）幅值和功率的变化。这些振荡活动的存在使得对信号进行频域分析（如傅里叶分析）特别有用。

4.2.1 傅里叶分析

傅里叶分析的基本思想是将一个信号分解为不同频率的正弦和余弦波的加权和。用图 4-2 中的例子来说明，假设有一个阶跃函数，该函数在一段时间内为正的常数值，在另一段时间内为负的常数值，紧接着又恢复为原来的正值（图 4-2a）。从图 4-2b ~ 图 4-2f 可以看出，阶跃函数可以用不同频率的正弦波的和来近似，每一个正弦波由不同的系数（即幅值）进行加权。因此，阶跃函数可以分解为一系列具有特定频率和幅值的正弦函数（可能有无限个）。

傅里叶分析是将一个定义在区间 $t = -T/2$ 到 $t = T/2$ 内的时变信号 $s(t)$ 分解为一系列不同频率的正弦和余弦波的加权和：

$$
\begin{aligned}
s(t) &= \frac{a_0}{2} + a_1\cos(\omega t) + a_2\cos(2\omega t) + \cdots + b_1\sin(\omega t) + b_2\sin(2\omega t) + \cdots \\
&= \frac{a_0}{2} + \sum_{n=1}^{\infty} a_n\cos(n\omega t) + \sum_{n=1}^{\infty} b_n\sin(n\omega t) \\
&= \frac{a_0}{2} + \sum_{n=1}^{\infty} a_n\cos(2\pi n f t) + \sum_{n=1}^{\infty} b_n\sin(2\pi n f t)
\end{aligned}
\tag{4-1}
$$

式中，ω 是角频率，定义为 $\omega = 2\pi/T$；f 是频率（单位是 Hz 或周/每秒），定义为 $f = 1/T$；时间间隔 T 可视为周期信号 $s(t)$ 的周期。上述将 $s(t)$ 分成无数项之和的展开式称为傅里叶级数或傅里叶展开。这里不描述具体的展开过程，但需要说明的是，信号 $s(t)$ 只有满足一定的合理条件（例如有界的）才能展开为傅里叶级数。

公式（4-1）中余弦和正弦波可以视为"基本函数"。将这些基本函数乘以不同的权值 a_n 和 b_n 后再相加，可以生成不同的信号，这一过程即为信号的"合成"。反过来，一个给定的输入信号 $s(t)$，其权值 a_n 和 b_n（也称为系数或幅值）能由输入信号计算得

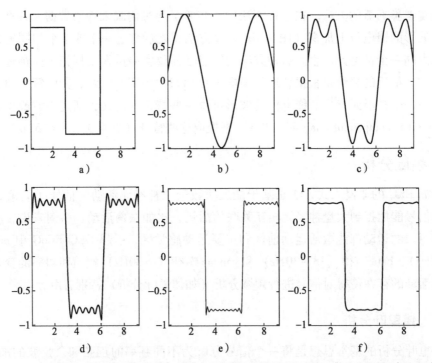

图4-2 用正弦波来近似阶跃函数。图中显示了如何将阶跃函数近似为不同频率和幅值
的正弦函数的加权和。a) 阶跃函数, 其幅值正 (+0.8)、负 (−0.8) 交替;
b) $\sin(x)$; c) $\sin(x) + (1/3)\sin(3x)$; d) $\sin(x) + (1/3)\sin(3x) + (1/5)\sin(5x) + \cdots + (1/11)\sin(11x)$; e) $\sin(x) + (1/3)\sin(3x) + \cdots + (1/51)\sin(51x)$;
f) $\sin(x) + (1/3)\sin(3x) + \cdots + (1/151)\sin(151x)$

到 (如下), 这一过程可以视为对给定信号的"分析"。信号分析十分有用, 因为计算出的幅值能展示出信号的主要频率成分。信号分解让我们可以进行基于频率的多种类型的滤波处理。例如, 由于60Hz (美国) 交流电源的使用, EEG 信号常受到60Hz 的"工频噪声"的干扰。利用"陷波"滤波器可以有效地滤除这一噪声, 即从 EEG 信号中去除60Hz 的频率成分, 这样使重构或分析的信号中不再包含这一噪声。

估计公式 (4-1) 中的系数 (或傅里叶幅值) a_n 和 b_n, 需要将原信号 $s(t)$ 乘以相应的正弦或余弦波, 再求和 (连续的情况下求积分):

$$a_n = \frac{2}{T} \int_{-T/2}^{T/2} s(t)\cos(n\omega t)\,\mathrm{d}t$$
$$b_n = \frac{2}{T} \int_{-T/2}^{T/2} s(t)\sin(n\omega t)\,\mathrm{d}t \tag{4-2}$$

可以将上述公式当作输入信号与特定频率的余弦、正弦波的互相关, 互相关 ("相似性") 的程度则用相应的系数 a_n 或 b_n 表示。

当 $n = 0$ 时, $\cos(0 \cdot \omega t) = 1$。因而, 傅里叶分解 (公式4-1) 中的第一项 $a_0/2$ 即为输入信号在区间 $t = -T/2$ 到 $t = T/2$ 内的平均值 ("直流"分量或零频率分量):

$$\frac{a_0}{2} = \frac{1}{T} \int_{-T/2}^{T/2} s(t)\,\mathrm{d}t \tag{4-3}$$

类似地，$\cos(2\pi ft)$ 项的系数 a_1 是频率为 f 的余弦分量的幅值，系数 a_2 是频率为 $2f$ 的余弦分量的幅值等。

41
∼
42

将信号分解为频率幅值的傅里叶分解能有效地从频域而不是时域来表示信号。图 4-3 给出了几种时变信号及其傅里叶分解。值得注意的是持续时间短的信号（例如方波或冲激函数）具有宽的，甚至是无限宽的频带范围。

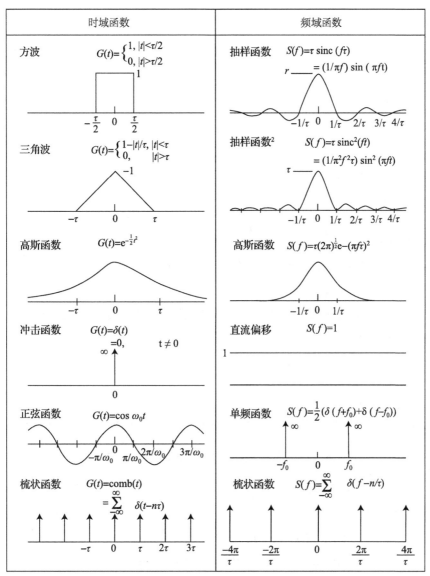

图 4-3　时变信号及其傅里叶变换（图片源自 Creative Commons，
http://wiki.seg.org/index.php/File:Segf19.jpg）

将傅里叶系数以复数来表示，可以得到一种更简单的傅里叶级数表示形式。回想一下复数的形式是 $a+jb$，其中 $j=\sqrt{-1}$，另外还有恒等式 $e^{j\theta}=\cos\theta+j\sin\theta$。这样可以定义一个单一的系数集 c_n：

$$c_n = \frac{a_n - \mathrm{j}b_n}{2} \quad n > 0$$

$$= \frac{a_0}{2} \quad n = 0 \tag{4-4}$$

$$= \frac{a_n + \mathrm{j}b_n}{2} \quad n < 0$$

于是，信号 $s(t)$ 的傅里叶级数变成：

$$s(t) = \sum_{n=-\infty}^{\infty} c_n \mathrm{e}^{-\mathrm{j}n\omega t} \tag{4-5}$$

其中，

$$c_n = \frac{1}{T} \int_{-T/2}^{T/2} s(t)\mathrm{e}^{-\mathrm{j}n\omega t}\mathrm{d}t \tag{4-6}$$

公式（4-6）给出的系数集 c_n 的变换式也称为信号 $s(t)$ 的傅里叶变换（Fourier transform，FT）。该变换是可逆的：可以利用公式（4-5）由已知系数 c_n 重构出原信号，这一变换称为傅里叶反变换（inverse Fourier transform，IFT）。

4.2.2　离散傅里叶变换

BCI 应用中，通常是在离散时间间隔对大脑信号进行采样的，上一节中讨论的傅里叶级数经修改后也可用于离散采样信号。输入时间序列 $S(t)$ 只在时间点 $t = 0$，$\cdots$，$T-1$ 有采样值，将该序列转换成相应的复数形式的傅里叶系数，称为离散傅里叶变换（discrete Fourier transform，DFT）：

$$C(n) = \frac{1}{T} \sum_{t=0}^{T-1} S(t)\mathrm{e}^{-\mathrm{j}n\omega t} \quad n = 0,\cdots,T-1 \tag{4-7}$$

同前面一样，式中 $\omega = 2\pi/T$。

类似地，离散傅里叶反变换（inverse discrete Fourier transform，IDFT）定义如下：

$$S(t) = \sum_{n=0}^{T-1} C(n)\mathrm{e}^{\mathrm{j}n\omega t} \quad n = 0,\cdots,T-1 \tag{4-8}$$

在上一节中，傅里叶复系数 $C(n)$ 中包含了第 n 个正弦分量的幅值和相位信息，幅值和相位可由复系数的极坐标形式表示为：

$$\text{幅值 } A(n) = \sqrt{\mathrm{Re}\,(C(n))^2 + \mathrm{Im}\,(C(n))^2} \tag{4-9}$$

$$\text{相位 } \varphi(n) = \arctan(\mathrm{Im}(C(n)),\mathrm{Re}(C(n))) \tag{4-10}$$

式中，$\mathrm{Re}(x)$ 和 $\mathrm{Im}(x)$ 是 x 的实部和虚部。$n = 0$，$\cdots$，$T-1$ 时的幅值 $A(n)$ 定义为信号的幅度谱，$\varphi(n)$ 定义为相位谱。在典型的 BCI 应用中，我们感兴趣的是任务过程中不同频率分量的幅值变化。尽管幅度谱可以用来实现这一目的，但更为普遍的做法是计算幅值的平方，使用信号的功率谱：

$$\text{Power}P(n) = A(n)^2 = \mathrm{Re}(C(n))^2 + \mathrm{Im}(C(n))^2 \tag{4-11}$$

43
$\sim$
44

4.2.3 快速傅里叶变换

计算 DFT 可以根据前面的定义来完成，但对于一个 T 点信号，需要 T^2 次算术运算。因而，运算的执行时间是信号长度 T 的平方。当 T 非常大时（如百万数量级），运算会十分缓慢。

快速傅里叶变换（fast Fourier transform，FFT）是计算 DFT 的一种更有效率的方式。它的运算时间大约是 $T\log T$，当 T 很大时可以大大缩短计算时间。最通用的 FFT 算法是 Cooley-Tukey FFT 算法，该算法采用了"分而治之"的策略，用递归的方法将一个 DFT 分成许多更小型的 DFT。大多数信号处理包都用 FFT 来实现，这使得 FFT 成为将时变信号变换到频域的最常用方法。

4.2.4 频谱特征

许多 BCI 系统从一段时间间隔内大脑信号（如 EEG 或 ECoG）的功率谱中提取特征。首先利用 FFT 计算功率谱，然后将特定频带的能量作为进一步分析（例如分类）的频谱特征。例如，考虑实际运动和运动想象均能引起 mu 频带（8～12Hz）能量的减小，因此可以将 mu 频带的能量作为 BCI 的特征，以实现让受试者通过运动想象来移动光标。另一种常用的方法是通过运动筛选找到受试者特有的频带：受试者按要求进行多种运动，将运动过程中发生较强能量变化的频带用于后续的 BCI 运动想象实验中。更复杂的办法是用机器学习算法从一堆频谱特征中自动选择适合的特征，以增加测试数据的分类正确率。

4.3 小波分析

傅里叶变换是用"基函数"集来表示一个信号，这些"基函数"是不同频率的正弦和余弦函数。然而，正弦和余弦函数的时域范围为无限长，因此傅里叶变换用于表示有限长的非周期函数或是有尖峰和不连续点的函数的效果较差。而且，EEG 等大脑信号是非平稳信号（即统计特性随时间改变），这就不满足傅里叶分析的平稳性假设。解决这一问题的一种方法是在短时窗内进行傅里叶分析，这种方法称为短时傅里叶变换（short-time/short-term Fourier transform，STFT）。然而，STFT 也存在选择窗口宽度的问题，窄窗口的时间分辨率高，但频率分辨率低；宽窗口的频率分辨率高，但时间分辨率低。这一矛盾推动了小波变换的发展，小波变换试图在时间分辨率和频率分辨率之间寻找最佳的平衡点。

小波变换（wavelet transform，WT）的基函数不再是正弦和余弦函数，而是有限长的称为小波的函数，小波函数是由一个有限长的母小波（如图 4-4 所示）通过伸缩和平移得到的。小波变换通过使用不同尺度的基函数实现对信号的多分辨率解析，较大尺度的基函数展示输入信号较为粗糙的特征，较小尺度的基函数则展示更精细的特征。此外，小波函数（不同于傅里叶分析中的正弦和余弦函数）有限的长度使其可以用来表示非周期信号或是有陡变不连续点的信号。

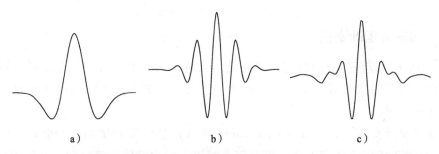

图 4-4　不同类型的母小波。a）墨西哥帽；b）Morlet；c）Meyer。母小波的伸缩和平移的线性组合能够用以表示任何信号

正如傅里叶变换一样，小波变换用基函数（小波）的线性组合来表示原信号（如图 4-5）。小波变换用相应的小波系数来分析信号。当前大部分的信号处理包都包含小波变换这一可用选项，并且提供了多种可选的母小波。

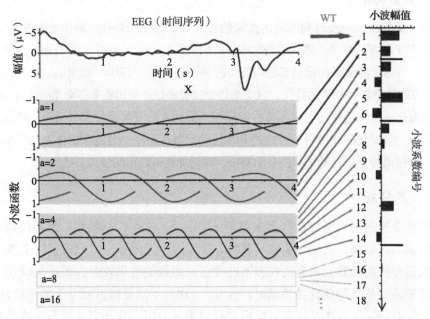

图 4-5　小波变换示例。顶部的 EEG 信号是数次试验的平均值，这个信号可以分解成图下方所示小波（图中给出了 a=1 到 a=4 的小波，a=8 到 a=16 的小波没给出）的加权线性组合，每个小波都由母小波经过伸缩和平移变换得到（图中给出了尺度 a=1 时两种平移变换后的小波）。比例因子随着 a 下降每次下降为 a 的 2 倍，直至 a=16。这样，在 a=1、a=2 和 a=4 时分别产生 2、4 和 8 个小波，以此类推。右侧的条形图展示了用以表示信号小波变换的小波系数或权值。值得注意的是这些系数包含信号的多种特征，例如，3s 和 4s 之间的负向波动是一个"事件相关电位"（event related potential，ERP），从 5 号小波和 12 号小波的大系数可以得到这一信息（源自 Hinterberger 等人，2003）

4.4　时域分析

4.4.1　Hjorth 参数

B. Hjorth 于 1970 年提出了 Hjorth 参数，这为计算时变信号的三个重要特征提供了

一种快速的方法，这三个特征为：平均功率、均方根频率以及均方根频率展开。这些参数可以由信号的一阶导数和二阶导数求得，所以也称为"归一化斜率描述符"。

三个 Hjorth 参数称为"活动性""移动性"和"复杂性"，三者的数学定义如下：

$$A = a_0$$

$$M = \sqrt{\frac{a_2}{a_0}}$$

$$C = \sqrt{\frac{a_4}{a_0}}$$

(4-12)

其中，a_0 表示所测量时段内信号的方差（相当于平均功率），a_2 表示信号一阶导数的方差，a_4 表示信号二阶导数的方差。可以证明这些量分别等于信号功率谱的零阶矩、二阶矩和四阶矩（见公式 4-11）。

基于方差的 Hjorth 参数比其他方法拥有更快的计算速度，因而其在 EEG 分析中应用得十分普遍。该方法适用于需要快速持续地获取时变信号特征的应用场合。

4.4.2 分形维数

一般说来，如果一个信号表现出自相似性，则认为它是分形的：信号的一部分与整个信号具有相似性，并且这种相似性以递归的方式重复。分形维数是对这种相似性的定量测量。分形维数存在几种不同的定义，但常用于大脑信号（尤其是 EEG）的测量是基于 Higuchi 提出的方法。

从感觉上来说，测量一个输入数据序列的自相似性，可以仅考虑数据的子序列。给定一个时变信号的 N 点离散样本序列 $X(1)$，$X(2)$，$\cdots$，$X(N)$，Higuchi 的方法通过改变样本间的时间间隔 k，构造出子序列：

$$X_k^m : X(m), X(m+k), X(m+2k), \cdots$$

对应于起始时间 $m = 1$，$\cdots$，k。

其目的是计算在不同时间间隔 k 的情况下输入信号的"长度" $L(k)$，并由下式描述的关系估计分形维数 D：

$$L(k) \propto k^{-D}$$

(4-13)

对某个 X_k^m 的长度估计如下：

$$L_m(k) = \frac{1}{k} \left(\sum_{i=1}^{M} \left| X(m+ik) - X(m+(i-1)k) \right| \right) \left(\frac{N-1}{Mk} \right)$$

(4-14)

式中，M 是不大于 $(N-m)/k$ 的最大整数。对于每个间隔 k，计算平均长度 $\langle L(k) \rangle$，并在双对数坐标中绘出以 k 为自变量的函数波形。若输入数据满足 $\langle L(k) \rangle \approx k^{-D}$，则绘出的双对数坐标图应近似于一条斜率为 $-D$ 的直线。因此，可以用由标准最小二乘拟合法找到的最合适拟合直线的斜率重新获得分形维数 D。这种方法产生的分形维数在 $1 \sim 2$ 之间，对于简单的曲线（例如平坦的线），$D \approx 1$，对于遍布整个二维平面的高度不规则曲线，D 接近于 2。

诸如 EEG 的大脑信号的分形维数 D 一般在 1.4 到 1.7 之间，值越大表明发生了高锋电位的活动，例如癫痫。在典型的 BCI 应用中，使用滑窗（例如宽度为 100ms）计算 D 值，并将其用于描绘时变脑信号"复杂度"的局部特征。

4.4.3 自回归模型

自回归（AR）模型建立在这样的事实之上：自然信号在时间（或空间等其他维度）上有着相关联的趋势。因此常常能够利用之前的一些测量值来预测下一个测量值。传统的 AR 模型是基于之前的测量值并利用一组系数 a_i 来预测当前的信号值 x_t：

$$x_t = \sum_{i=1}^{p} a_i x_{t-i} + \varepsilon \tag{4-15}$$

式中，ε 是零均值的白噪声，表示原信号与它的线性加权和近似值之间的差值。参数 p 称为 AR 模型的阶数，它决定了使用多少之前的输入来预测当前的输入。参数 p 可以通过交叉验证（见 5.1.4 节）等优化过程来选择，或用一个较小的任意数作为先验值。

传统的 AR 模型假设信号的统计特性是平稳的，以便可以使用单一的一组系数 a_i。然而大脑信号是非平稳的，因而需要一组时变的系数 $a_{i,t}$。这就产生了自适应自回归（AAR）模型：

$$x_t = \sum_{i=1}^{p} a_{i,t} x_{t-i} + \varepsilon_t \tag{4-16}$$

用递归最小二乘优化方法如卡尔曼滤波（见后面章节）可以实时更新时变系数 $a_{i,t}$。由于系数 $a_{i,t}$ 随时间而变化，它包含了信号的局部统计结构，在 BCI 中可以用做进一步处理（例如分类）的特征。

4.4.4 贝叶斯滤波

前面讨论的时域方法不能明确地保持对在时域计算的信号特性的不确定性估计。在 BCI 中，保持对信号不确定性的表示是十分重要的，因为在决策前考虑了估计的不确定性，可以避免因错误估计可能导致的灾难性动作的发生。贝叶斯滤波技术提供了一种对信号特性及其不确定性进行估计的统计上合理的方法。

首先考虑在给定一个随机变量 y 时，随机变量 x 条件概率的定义（见附录，公式 A-10）：

$$P(x \mid y) = \frac{P(x,y)}{P(y)} \tag{4-17}$$

式中，$P(x, y)$ 是 x 和 y 的联合概率，$P(y)$ 是 y 的概率。相似的定义有：

$$P(y \mid x) = \frac{P(y,x)}{P(x)} = \frac{P(x,y)}{P(x)}$$

因此，

$$P(x,y) = P(x \mid y)P(y) = P(y \mid x)P(x)$$

这个简单的发现催生了概率与统计学中一条最重要的定理，即贝叶斯定理或贝叶斯法则：

$$P(x \mid y) = \frac{P(y \mid x)P(x)}{P(y)} \tag{4-18}$$

式中，$P(x \mid y)$ 称为给定 y 条件下 x 的后验概率，$P(y \mid x)$ 称为似然函数，$P(x)$ 是 x 的先验概率。概率 $P(y)$ 可以通过对 x 求和来计算：

$$P(y) = \sum_x P(x,y) = \sum_x P(y \mid x)P(x)$$

因此，贝叶斯法则可表示为：

$$P(x \mid y) = \frac{P(y \mid x)P(x)}{\sum_x P(y \mid x)P(x)} \tag{4-19}$$

贝叶斯法则对信号特性的统计估计有着深远的影响，因为它指出了测量值 $P(y \mid x)$ 如何能与先验知识 $P(x)$ 相结合。例如，假设 y 为 EEG 测量值，x 为可引起大脑反应的刺激。在 BCI 应用中，研究人员感兴趣的是找到产生测量到的 EEG 信号的原因，这就相当于估计后验概率 $P(\text{stimulus} \mid \text{EEG})$。这个概率很难直接估计，但可以通过多次试验让受试者接受刺激，并收集其刺激反应数据，以此估计概率 $P(\text{EEG} \mid \text{stimulus})$。刺激的先验概率 $P(x)$ 可由实验员事先给定，或由实验数据估计得到。

　　贝叶斯法则还可以用于估计一段时间内测得数据的后验概率。假设在 i 时刻测得的数据为 y_i，并且已知到目前为止的所有测量值，希望知道的是未知状态或事件 x 的后验概率，即 $P(x \mid y_1, \cdots, y_t)$。这可以通过再次应用贝叶斯法则得到：

$$P(x \mid y_1, \cdots, y_t) = \frac{P(y_t \mid x, y_1, \cdots, y_{t-1})P(x \mid y_1, \cdots, y_{t-1})}{P(y_t \mid y_1, \cdots, y_{t-1})} \tag{4-20}$$

50

若假设在给定状态 x 的条件下，测量值 y_t 有条件地独立于之前所有的测量值，则可对上式进行化简。化简后得到如下的贝叶斯滤波器或更新规则：

$$P(x \mid y_1, \cdots, y_t) = \alpha P(y_t \mid x)P(x \mid y_1, \cdots, y_{t-1}) \tag{4-21}$$

式中，$\alpha = 1 / P(y_t \mid y_1, \cdots, y_{t-1})$ 为规范化常数。值得注意的是贝叶斯滤波公式是递归的：t 时刻的后验概率估计值是结合 $t-1$ 时刻的估计值与当前测量值 y_t 的似然函数计算得到的。

　　对上述贝叶斯模型做最后一点补充，即允许状态 x 随时间变化。这样更加符合一般情况，例如大脑信号的刺激和其他的源信号是动态变化的。在最简单也是最一般的情况中，这种动态变化是一种马尔科夫过程，即下一状态的概率仅仅取决于当前状态，而不是之前的状态，这种状态用 $P(x_t \mid x_{t-1})$ 来表示。要导出关于 x_t 的贝叶斯滤波方程的一般形式，先考虑前面的公式（4-21）：

$$P(x_t \mid y_1, \cdots, y_t) = \alpha P(y_t \mid x_t)P(x_t \mid y_1, \cdots, y_{t-1})$$

上式仅仅是贝叶斯法则的一个应用，但也描述了滤波算法的"预测－校正"特性：先由之前的测量值得出预测值 $P(x_t \mid y_1, \cdots, y_{t-1})$，再用新的测量值即似然函数 $P(y_t \mid x_t)$ 对预测值进行校正。预测值也能根据滤波器在之前时刻的估计值递归计算得到：

$$P(x_t \mid y_1, \cdots, y_t) = \alpha P(y_l \mid x_t) P(x_t \mid y_1, \cdots, y_{t-1})$$
$$= \alpha P(y_t \mid x_t) \sum_{x_{t-1}} P(x_t, x_{t-1} \mid y_1, \cdots, y_{t-1}) \qquad (4\text{-}22)$$

再由马尔科夫假设，可以得到贝叶斯滤波的一般表达式：

$$P(x_t \mid y_1, \cdots, y_t) = \alpha P(y_t \mid x_t) \sum_{x_{t-1}} P(x_t \mid x_{t-1}) P(x_{t-1} \mid y_1, \cdots, y_{t-1}) \qquad (4\text{-}23)$$

上式说明了应如何将新的测量值 y_t 与之前的后验概率 $P(x_{t-1} \mid y_1, \cdots, y_{t-1})$ 相结合，以求得 t 时刻后验概率的分布。正如我们将看到的，常用的统计滤波方法，如卡尔曼滤波和粒子滤波，可以当做公式（4-23）的特例。

在更一般的情况下，贝叶斯滤波可以被认为是在动态贝叶斯网络（Dynamic Bayesian Network，DBN）中做概率推断。DBN 是一种图模型，其中的节点代表随机变量（即前文中的状态 x_t 和观测值 y_t），从一个节点到另一个节点的箭头代表条件概率（即前文中的 $P(x_t \mid x_{t-1})$ 和 $P(y_t \mid x_t)$）。感兴趣的读者可以参考 Koller 和 Friedman（2009）编写的教材，以便更深入地了解贝叶斯网络和图模型。

4.4.5　卡尔曼滤波

卡尔曼滤波器也许是贝叶斯滤波中最知名的算法，它是在假设动态概率和测量概率均为线性高斯模型的基础上导出的：

$$x_t = A x_{t-1} + n_t$$
$$y_t = B x_t + m_t \qquad (4\text{-}24)$$

式中，n_t 和 m_t 都表示均值为零的高斯噪声过程，它们的协方差矩阵分别是 Q 和 R（见附录中关于向量、矩阵、协方差和多变量高斯分布的介绍）。从这些公式可以得出：

$$P(x_t \mid x_{t-1}) = N(A x_{t-1}, Q)$$
$$P(y_t \mid x_t) = N(B x_t, R) \qquad (4\text{-}25)$$

式中，N 表示正态（或高斯）分布，其均值和协方差由括号中的值来指定。首先假设 $P(x_{t-1} \mid y_1, \cdots, y_{t-1})$ 服从高斯分布，在连续的情况下，通过积分运算实现对 x_{t-1} 的求和来预测分布：

$$P(x_t \mid y_1, \cdots, y_{t-1}) = \int_{x_{t-1}} P(x_t \mid x_{t-1}) P(x_{t-1} \mid y_1, \cdots, y_{t-1}) \, \mathrm{d} x_{t-1} \qquad (4\text{-}26)$$

由于 $P(x_t \mid x_{t-1})$ 和 $P(x_{t-1} \mid y_1, \cdots, y_{t-1})$ 都服从高斯分布，上式意味着 $P(x_t \mid y_1, \cdots, y_{t-1})$ 也服从高斯分布。贝叶斯滤波方程改写为：

$$P(x_t \mid y_1, \cdots, y_t) = \alpha P(y_t \mid x_t) P(x_t \mid y_1, \cdots, y_{t-1})$$
$$= \alpha P(y_t \mid x_t) \int_{x_{t-1}} P(x_t \mid x_{t-1}) P(x_{t-1} \mid y_1, \cdots, y_{t-1}) \, \mathrm{d} x_{t-1} \qquad (4\text{-}27)$$

因为 $P(y_t \mid x_t)$ 服从高斯分布（和 $P(x_t \mid y_1, \cdots, y_{t-1})$ 一样），那么后验概率 $P(x_t \mid y_1, \cdots, y_t)$ 也服从高斯分布，它完全可以用均值和协方差来定义：

$$P(x_t \mid y_1, \cdots, y_t) = N(\hat{x}_t, S_t)$$

这种情况下的贝叶斯滤波也称为卡尔曼滤波器，可简化为如下所示的方程来递归更新每个 t 时刻下的均值 $\hat{x}_t$ 和协方差 S_t（可以参考 Bryson 和 Ho 在 1975 年的推导）：

$$\hat{x}_t = \bar{x}_t + K_t(y_t - B\bar{x}_t)$$
$$S_t = (B^T R^{-1} B + M_t^{-1})^{-1}$$
$$\bar{x}_t = A\hat{x}_{t-1} \tag{4-28}$$
$$M_t = AS_{t-1}A^T + Q$$

式中，$K_t = S_t B^T R^{-1}$ 称为卡尔曼增益。

52

尽管卡尔曼滤波器方程（4-28）看上去有一些复杂，但实际上非常容易理解。在测量 y_t 之前，先预测均值 $\bar{x}_t$ 和协方差 M_t，它们由卡尔曼滤波器在 $t-1$ 时刻估计的均值和协方差计算得到。然后计算预测误差（$y_t - B\bar{x}_t$），将校正项 $K_t(y_t - B\bar{x}_t)$ 与之前的预测均值 $\bar{x}_t$ 相加即可得到新的估计值 $\hat{x}_t$。图 4-6 说明了卡尔曼滤波器的预测 – 校正周期。

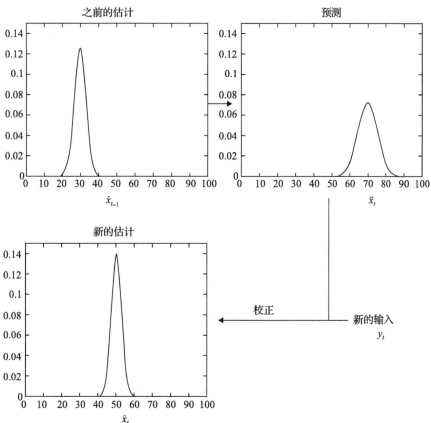

图 4-6 卡尔曼滤波。卡尔曼滤波器将环境的隐藏状态都估计为用均值和方差（或协方差）定义的高斯分布。使用已知的描述动态过程的线性方程可以由之前时刻的估计值（如图，均值为 30）对下一时刻做出预测，得到新的高斯分布（如上图所示，均值为 70，有较大方差）。用 t 时刻的新输入对预测的均值和方差进行校正，从而得到由校正后的均值和方差定义的新估计值（改编自 Rao, 1999）

卡尔曼增益 K_t 决定赋予新值 y_t 的权值大小，K_t 是动态过程和测量过程的噪声协方差 Q 和 R 的函数。例如，如果测量噪声 R 较大，K_t 变小，则赋予测量相关的项（y_t − $B\bar{x}_t$）更小的权值。有一个从滑动平均的观点解释卡尔曼滤波器的简单例子，其具体信息可以参考 Rao 的文章（1999）。在第 7 章中，我们将探讨卡尔曼滤波在 BCI 中应用的问题。

4.4.6　粒子滤波

卡尔曼滤波器假设其动态和测量过程为线性的，并服从高斯分布。基于这种简化的假设能导出贝叶斯滤波中更新方程的解析表达式，但在许多实际情况下，这种假设可能并不适用。一种适用于分析非线性非高斯过程，在隐藏状态下对后验概率分布进行估计的较新方法就是粒子滤波。

与卡尔曼滤波类似，粒子滤波也是基于贝叶斯滤波方程（公式 4-27）：

$$P(x_t \mid y_1,\cdots,y_t) = \alpha P(y_t \mid x_t)\int_{x_{t-1}} P(x_t \mid x_{t-1})P(x_{t-1} \mid y_1,\cdots,y_{t-1})\,\mathrm{d}x_{t-1}$$

卡尔曼滤波器基于线性高斯分布假设得到更新方程，与之相反，粒子滤波器则通过一群样本（或称"粒子"）来逼近后验概率 $P(x_t \mid y_1, \cdots, y_t)$。

粒子滤波器首先从先验分布 $P(x_0)$ 中获取 N 个样本，然后在每个时刻 t 重复以下的预测 – 重采样步骤（图 4-7）：

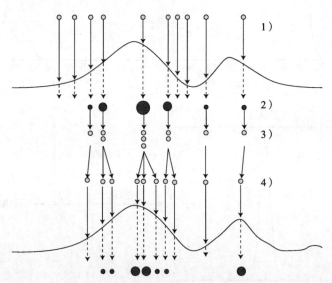

图 4-7　粒子滤波。步骤 1 到 4 详细描述了粒子滤波的整个过程。首先有一组粒子（步骤 1 中 10 个相同尺寸的小圆），这些粒子代表来自预测分布的样本。步骤 2 中，获得新的测量值，并用似然函数值（步骤 2 中不同尺寸的圆）对每个样本进行加权；上方具有两个峰值的曲线表示似然密度。步骤 3 中，对粒子进行重采样，每个粒子被采样的概率正比于它们的权值。步骤 4 中，根据转移概率分布（动态）将每个粒子随时间向前扩展，得到一组表示预测分布的新粒子（步骤 4 中 10 个相同尺寸的小圆）。然后重复上述步骤（测量 – 加权 – 重采样 – 预测）（源自 Bellavista 等人，2006）

1. 从 $P(x_t \mid \hat{x}_{t-1}^i)$ 逐次采样，得到前向扩展的样本 $\hat{x}_{t-1}^i$，产生一个逼近预测分布 $P(x_t \mid y_1, \cdots, y_{t-1})$ 的样本集 $\overline{x}_t^i$。

2. 得到新的测量值 y_t，对每个样本 $\overline{x}_t^i$ 进行加权，权值为样本的似然函数 $P(y_t \mid \overline{x}_t^i)$。

3. 对样本集重采样，产生 N 个样本 $\hat{x}_t^i$ 组成的新样本集，样本 $\overline{x}_t^i$ 被选中的概率正比于其权值，此时新的样本 $\hat{x}_t^i$ 未加权。

由以上过程可知，当样本数 N 趋于无穷大时，粒子滤波算法计算出的样本能正确表示后验概率 $P(x_t \mid y_1, \cdots, y_t)$。实际上，使用的样本数取决于特定的应用及可获得的计算能力，样本数一般在 1000～5000 之间。

4.5 空间滤波

空间滤波将不同位置（或称"通道"，channel）记录的大脑信号通过几种方式进行信号转换，可能的目标包括增强局部活动、减弱各通道中的共有噪声、降低数据维数、识别隐含的源、找到能最大程度区分不同类别的投影。下面讨论一些常用的空间滤波方法。

4.5.1 双极、拉普拉斯和共同平均参考

对 EEG 等连续的脑电信号，常常选用一种简单的基于重新选择参考点的空间滤波方法来进行处理。用 s_i 表示第 i 个通道的信号，于是可计算双极信号 $\widetilde{s}_{i,j} = s_i - s_j$，用以突显两个感兴趣的电极（第 i 通道和第 j 通道）之间的电位差。

第二种空间滤波方法是拉普拉斯滤波。这种方法提取的是发生在第 i 个电极的局部活动，它是用第 i 个电极的信号减去四个正交的最近邻电极信号的平均值，这四个电极记为 Θ：

$$\widetilde{s}_i = s_i - \frac{1}{4} \sum_{i \in \Theta} s_i \tag{4-29}$$

这可以去除所感兴趣的电极上存在的一些普遍活动，如与肌肉相关的活动。另一种与此类似的空间滤波方法是共同平均参考（common average referencing，CAR）。该方法用第 i 个电极的信号减去其他所有电极信号的平均值，以增强第 i 个电极上的局部活动：

$$\widetilde{s}_i = s_i - \frac{1}{N} \sum_{i=1}^{N} s_i \tag{4-30}$$

图 4-8 对这三种基本的空间滤波技术进行了总结。

4.5.2 主成分分析

假设有 N 个数据点，每个数据点是 L 维的。例如，一个数据点可以是在某时刻 t 从 L 个电极采集到的大脑电信号（例如 EEG）组成的向量，那么这个数据集可以由在

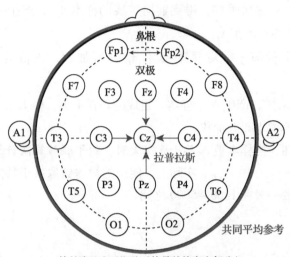

图4-8　基本的空间滤波。图中展示了三种基本的空间滤波技术。双极滤波是计算两电极之间的电位差。拉普拉斯滤波用每个电极的信号减去四个最近邻电极信号的均值。共同平均参考（CAR，标于图中圆外）则用每个电极信号减去其他所有电极信号的平均值

一次实验中获得的 N 个这样的 L 维向量组成。主成分分析（principal component analysis，PCA；也称为 Karhunen-Loève 变换或 Hotelling 变换）的目标是发现数据中潜在的统计变化性，并将数据从 L 维降为更低的 M 维（$M \ll L$）。PCA 实现这一目标是通过寻找 L 维数据中方差最大的方向，再将原坐标旋转变换到最大方差的方向上（如图4-9）。如果原数据是冗余的，并且仅保留一些方差大的方向，那么可以丢弃方差小的方向上的坐标，使数据维数显著降低。

大多数自然信号，包括从多个位置记录到的大脑信号，都可能是冗余的，因而可以对其进行降维处理。例如，对放置在头上的 N 个电极测量到的 EEG 信号而言，邻近电极测量到的信号可能是相关的，或者从多个电极得到的信号含有相似的节律。PCA 可以利用这些冗余，试图去寻找数据差异性的主方向。一旦找到这些对应于原始 L 维空间的低维"子空间"的主方向，新的数据点就能沿着这些主方向进行投影。每个投影称为一个"主成分"，得到的 M 维向量就能用做分类的特征向量，或在 BCI 中用于其他用途。

那该如何寻找对应数据最大方差方向的低维子空间呢？用向量 x_i 表示第 i 个数据点，$\bar{x}$ 表示向量 x_i 的均值，考虑减去均值后的数据点沿单位向量 v 方向上的方差（见附录中对向量和其他线性代数概念的介绍）：

$$\mathrm{var}(v) = \frac{1}{N} \sum_{i=1}^{N} \| (x_i - \bar{x})^{\mathrm{T}} v \|^2 \tag{4-31}$$

式中，$\|z\|$ 表示向量 z 的长度（L_2 范数）。

希望找到的向量 v_1 能使方差最大，即 $v_1 = \underset{v}{\mathrm{argmax}}\ \mathrm{var}(v)$，这可以通过一些数学推导来实现：

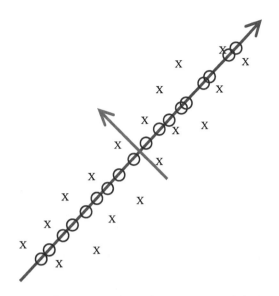

图 4-9　主成分分析（PCA）。图中表明了 PCA 的基本思想，即寻找数据中方差最大的方向。对图中
　　　　所示的二维数据（用 X 标记的点），方差最大的方向是对角向量的方向（长箭头表示），由
　　　　PCA 确定的第二方向向量与之垂直，图中用短箭头表示。由于大部分方差都在第一向量方
　　　　向上，因而可以把所有数据都投影到这个方向上，用沿着该向量的一维坐标（图中圆圈）
　　　　来表示数据。这就实现了数据从二维变到一维的降维（虽然丢失了用短箭头表示的向量方
　　　　向上的少量数据信息）。对诸如图像和多通道脑电信号等高维数据，可实现相似的降维处
　　　　理，但降维效果会更明显

$$
\begin{aligned}
\mathrm{var}(\boldsymbol{v}) &= \frac{1}{N} \sum_{i=1}^{N} \left\| (\boldsymbol{x}_i - \overline{\boldsymbol{x}})^{\mathrm{T}} \boldsymbol{v} \right\|^2 \\
&= \frac{1}{N} \sum_{i=1}^{N} \boldsymbol{v}^{\mathrm{T}} (\boldsymbol{x}_i - \overline{\boldsymbol{x}}) (\boldsymbol{x}_i - \overline{\boldsymbol{x}})^{\mathrm{T}} \boldsymbol{v} \\
&= \boldsymbol{v}^{\mathrm{T}} \left(\frac{1}{N} \sum_{i=1}^{N} (\boldsymbol{x}_i - \overline{\boldsymbol{x}}) (\boldsymbol{x}_i - \overline{\boldsymbol{x}})^{\mathrm{T}} \right) \boldsymbol{v} \\
&= \boldsymbol{v}^{\mathrm{T}} \boldsymbol{A} \boldsymbol{v}
\end{aligned}
\tag{4-32}
$$

式中，$\boldsymbol{A}$ 为 $L \times L$ 的输入数据的样本协方差矩阵。通过最大化 $\boldsymbol{v}^{\mathrm{T}} \boldsymbol{A} \boldsymbol{v}$ 使 var（$\boldsymbol{v}$）达到最
大，其约束条件为 $\boldsymbol{v}$ 是单位向量，即 $\boldsymbol{v}^{\mathrm{T}} \boldsymbol{v} = 1$。可以用拉格朗日乘子法来进行计算：找
到能使 $\boldsymbol{v}^{\mathrm{T}} \boldsymbol{A} \boldsymbol{v} - \lambda (\boldsymbol{v}^{\mathrm{T}} \boldsymbol{v} - 1)$ 达到最大的向量 $\boldsymbol{v}_1$，式中 λ 是通过优化计算得到的拉格朗
日乘子。设该表达式关于 $\boldsymbol{v}$ 的导数为 0，则可得：

$$
\boldsymbol{A} \boldsymbol{v} = \lambda \boldsymbol{v}
\tag{4-33}
$$

公式（4-33）是线性代数中关于矩阵 $\boldsymbol{A}$ 的经典特征向量 – 特征值表达式（见附录中对
特征向量和特征值的介绍）。

　　因此，为了找到数据中方差最大的方向，需要计算出数据协方差矩阵 $\boldsymbol{A}$ 的特征向
量。使用标准线性代数方法求解公式（4-33）可以得到特征值和特征向量，或者直接
利用一些有效的算法来进行矩阵的特征值分解。求解出的特征向量是单位正交向量，
即这些特征向量都具有单位长度且相互正交。

　　一个 L 维的输入数据集可以有 L 个不同的特征向量。根据它们所对应的特征值对这些特征向量进行排序：最大的特征值 λ_1 对应的特征向量 v_1 包含了数据的最大差异，而对应于最小特征值的特征向量则相反。对于具有规律性和冗余性的自然数据集，一般仅有少数几个特征值 λ_1，$\cdots$，λ_M 较大，其余的特征值都趋近于零。它们所对应的特征向量 v_1，$\cdots$，v_M 称为主成分向量，由这些向量可定义输入空间的一个低维子空间。对于输入 x，用计算得到的 M 维表达式来表示 L 维输入即可实现降维，这可通过将输入投影到 M 个主成分向量上来实现：

$$a = \begin{bmatrix} (x - \bar{x})^{\mathrm{T}} v_1 \\ \vdots \\ (x - \bar{x})^{\mathrm{T}} v_M \end{bmatrix} \qquad (4\text{-}34)$$

有意思的是这种变换是可逆的，可以将原输入 x 重构为特征向量的线性组合：

$$\hat{x} = \sum_{i=1}^{M} a_i v_i \qquad (4\text{-}35)$$

式中，a_i 是向量 a 的元素。除非用上全部 L 个特征向量，否则重构出的 x 和原输入有一定差异，但用所有较大的特征值对应的特征向量能很好地重构出 x。

　　PCA 除了用于降维，还可用于对输入去相关化：x 分量间的相关性在变换的向量 a 中不复存在。为了验证这一说法，可将 a 的方程改写为矩阵 – 向量形式：

$$a = V^{\mathrm{T}}(x - \bar{x}) \qquad (4\text{-}36)$$

式中，矩阵 V 的列向量是特征向量 v_1，$\cdots$，v_M。因此 a 的协方差为：

$$\begin{aligned} C = \mathrm{cov}(a) = E(aa^{\mathrm{T}}) &= E(V^{\mathrm{T}}(x - \bar{x})(x - \bar{x})^{\mathrm{T}} V) \\ &= V^{\mathrm{T}} A V \\ &= D \end{aligned}$$

式中，D 是对角矩阵（非对角线的元素为零），对角线元素为特征值 λ_1，$\cdots$，λ_M。V 中的每个 v_i 满足 $A v_i = \lambda_i v_i$（公式 4-33），且这些特征向量 v_i 是相互正交的，故最后的等式成立。因此，由于 a 的协方差矩阵为对角矩阵，当 $i \neq j$ 时 a_i 和 a_j 之间没有相关性。PCA 实现了对输入信号 x 的去相关化。

　　总之，PCA 生成了一个低维且不相关的向量 a。该向量可以作为有效的"特征向量"用于 BCI 的分类或其他类型的分析。图 4-10 给出了用 PCA 处理 EEG 数据的结果。

4.5.3　独立分量分析

　　PCA 寻找能去除输入数据之间相关性的矩阵 V，但计算结果中，特征向量 a 可能仍保持着高阶的统计依赖性（超出了相关性的范畴）。特殊情况下，对任意两个不同的随机变量 a_1 和 a_2，PCA 能确保它们的协方差为零，即 $E(a_1 a_2) - E(a_1)E(a_2) = 0$，但这不意味着它们具有高阶的独立性，即可能存在 $E(a_1^2 a_2^2) - E(a_1^2)E(a_2^2) \neq 0$（见附录概率论中关于独立性的介绍）。

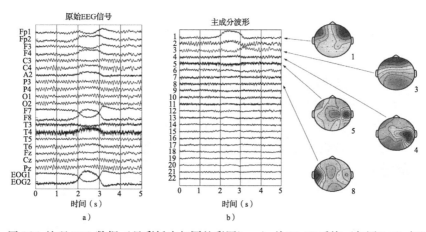

图 4-10　用 PCA 处理 EEG 数据（见彩插中相同的彩图）。a）从 10-20 系统（如图 3-7）标记的 20 个头皮位置记录的 5 秒 EEG 数据，以及由检测眼动的两导电极记录的 5 秒 EEG 数据。注意由眼动产生的伪迹如何影响 2 ~ 4s 的数据；b）对 a）中的 EEG 数据进行 PCA 处理的结果。主成分"波形"是每个时刻向量 a 的分量 a_1，$\cdots$，a_{22}，是将输入投影到 22 个主成分向量 v_1，$\cdots$，v_{22} 的方向上得到的。主成分向量中的其中五个向量（v_1，v_3，v_4，v_5，v_8）用二维脑地形图（对每个 v_i 中的 22 个值进行插值得到）表示出来，红色代表正值，蓝色代表负值。注意前三个 PCA 成分（通道 1 ~ 3）是如何捕捉到眼动的，这是通过对前额和眼睛（见脑地形图 1 和 3）附近的主成分向量进行大的正值和负值加权来实现的（改编自 Jung 等人，1998）

为什么独立性具有重要的作用呢？在处理 EEG 等大脑信号时，一个合理的出发点是使用一个简单的模型，用头皮测得的信号作为模型的输入向量 x，它是大脑中一组统计独立的信号源线性混合的结果：

$$x = My \tag{4-37}$$

式中，M 是未知混合矩阵，y 表示隐含的独立源向量。

60

独立分量分析（Independent Component Analysis，ICA）通过寻找矩阵 W 来恢复隐含的源：

$$a = Wx \tag{4-38}$$

特征向量 a 的分量保持最大程度的统计独立，即

$$P(a) \approx \prod_{i=1}^{M} P(a_i) \tag{4-39}$$

矩阵 W 有时也称为解混矩阵，因为它试图将混合的源分离开来。事实上，当 a 和 x 矩阵大小相同时，最优的 $W = M^{-1}$。

目前存在多种计算 W 的算法，其中最常用的是 Bell-Sejnowski "infomax" 算法（Bell & Sejnowski，1995）以及 FastICA（Hyvärinen，1999）。Bell-Sejnowski 算法通过使分量 a_i 之间的互信息最小化来估计 W。不难发现独立源信号的线性混合几乎总是服从高斯分布（由中心极限定理得到）。这样可以得到一个合理的假设：源的分布是非高斯的，例如高度的峰态分布，即在零点处有高峰值且具有大的拖尾。因此，ICA 的算法将一个合适的非高斯分布作为待求的 $P(a_i)$，从得到的最优化函数推导出 W 的估算准则。关于这些算

法的推导过程和更多细节, 读者可以参考 Hyvärinen & Oja (2000) 的著作。

PCA 中向量 a 的维度小于 (或最多等于) 输入 x 的维数, 而 ICA 与此不同, 其特征向量的维数可以小于、等于或大于输入的维数。此外, 矩阵 W 中的行向量不再需要满足正交的条件。因此, 无论是将 ICA 的输出向量 a 作为分类的特征向量和用于分离出感兴趣的大脑节律信号, 还是去除 EEG 中的肌电伪迹, ICA 被证明可用于 BCI 的多个组成部分。

图 4-11 说明了利用 ICA 从 EEG 信号中分离出眼电 (EOG) 伪迹 (与眼睛有关)、肌电 (EMG) 伪迹 (与肌肉有关) 和心电 (ECG) 伪迹 (与心脏有关), 并分离出大脑中假定的源信号。

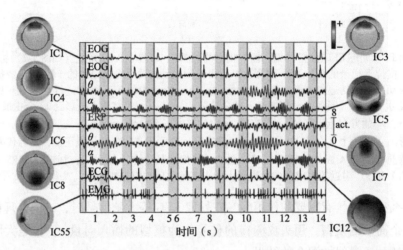

图 4-11　用 ICA 处理 EEG 数据 (见彩插中相同的彩图)。图中展示了 9 个不同的分量 (ICA 的输出) a_i, 这是在每一时刻通过将 EEG 数据投影到 9 个不同的 ICA 向量上 (解混矩阵 W 的行向量) 得到的。图中两侧用二维脑地形图描绘了 9 个 ICA 向量, 脑地形图的绘制规则与图 4-10 中的相同。注意图中如何将一部分独立分量标记为伪迹 (如眼动信号, EOG), 而将另一部分分量标记为大脑节律信号, 如 alpha 和 theta, 或是事件相关电位 (ERP) (改编自 Onton & Makeig, 2006)

4.5.4 共空间模式

与 PCA 和 ICA 不同, 共空间模式 (common spatial pattern, CSP) 是一种监督方法, 即训练数据集被标记过, 每个数据向量的类别是已知的。例如, 大脑信号是在受试者执行两种不同的任务 (如手和脚的运动想象) 时采集的。CSP 寻找空间滤波器, 使滤波处理后的数据与其中一类的方差达到最大, 而与另一类的方差达到最小, 因而, 得到的特征向量增强了两类之间的差别。CSP 已经成为基于 EEG 的 BCI (见 9.1 节) 的一种常用滤波方法, 因为这类 BCI 依赖于频带能量来实现控制。对特定频带进行滤波处理得到的 EEG 信号的方差对应该频带的能量, 因此, CSP 实质上使得 BCI 所使用特征的可区分程度最大化 (Ramoser 等, 2000)。

已知第 i 次试验的输入数据 $\{X_c^i\}_{i=1}^K$ 属于类别 $c \in \{1, 2\}$。每个 X_c^i 是 $N \times T$ 的矩阵, N 是通道数, T 是每个通道上的样本数。假设 X_c^i 经过中心化和加权处理。

CSP 的目标是寻找 M 个空间滤波器，以根据下式对输入信号进行线性变换，这些滤波器由 $N \times M$ 的矩阵 W（每一列代表一个滤波器）给出。

$$\boldsymbol{x}_{CSP}(t) = \boldsymbol{W}^{T}\boldsymbol{x}(t) \tag{4-40}$$

式中，$\boldsymbol{x}(t)$ 是 t 时刻所有通道上的输入信号的向量。为找到滤波器，首先估计两类的协方差矩阵：

$$\boldsymbol{R}_c = \frac{1}{K} \sum_i \boldsymbol{X}_c^i (\boldsymbol{X}_c^i)^{T} \tag{4-41}$$

$c \in \{1, 2\}$。CSP 技术需要确定矩阵 W 以使下式成立：

$$\boldsymbol{W}^{T}\boldsymbol{R}_1\boldsymbol{W} = \boldsymbol{\Lambda}_1$$
$$\boldsymbol{W}^{T}\boldsymbol{R}_2\boldsymbol{W} = \boldsymbol{\Lambda}_2 \tag{4-42}$$

式中，$\boldsymbol{\Lambda}_i$ 是对角矩阵，$\boldsymbol{\Lambda}_1 + \boldsymbol{\Lambda}_2 = \boldsymbol{I}$，$\boldsymbol{I}$ 是单位矩阵（见附录中对角矩阵和单位矩阵的介绍）。通过求解由下式给出的广义特征值问题可以找到矩阵 W：

$$\boldsymbol{R}_1\boldsymbol{w} = \lambda \boldsymbol{R}_2\boldsymbol{w} \tag{4-43}$$

满足上式的广义特征向量 $\boldsymbol{w} = \boldsymbol{w}_j$ 作为矩阵 W 的列，这些列向量代表了 CSP 空间滤波器。广义特征值 $\lambda_1^j = \boldsymbol{w}_j^{T}\boldsymbol{R}_1\boldsymbol{w}_j$ 和 $\lambda_2^j = \boldsymbol{w}_j^{T}\boldsymbol{R}_2\boldsymbol{w}_j$ 分别作为 $\boldsymbol{\Lambda}_1$ 和 $\boldsymbol{\Lambda}_2$ 的对角元素。因为 $\lambda_1^j + \lambda_2^j = 1$，$\lambda_1^j$ 的值较大意味着第一类的输入信号通过滤波器 $\boldsymbol{w}_j$ 产生的输出得到大的方差，第二类的输入信号得到小的方差（反之亦然）。图 4-12 说明了 CSP 滤波器处理 EEG 数据的特性。这类空间滤波器能显著增加不同类别的可区分性。在 BCI 的应用中，通常使用少数特征向量（如 6 个）作为 CSP 滤波器。更多关于 CSP 方法的内容请参考 Blankertz 等人（2008）的文章。

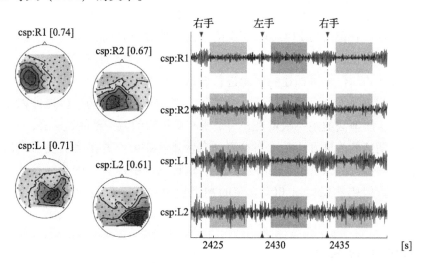

图 4-12　用 CSP 处理 EEG 数据。左侧的脑地形图展示了当受试者进行左、右手想象时，用 CSP 方法处理 EEG 数据得到的四个滤波器。左上角的两个 CSP 滤波器（R1 和 R2）是用于右手想象的；下面两个滤波器（L1 和 L2）则是用于左手想象的。使用这些滤波器得到的空间滤波结果如右侧的图所示。注意 R1 和 R2 通道的方差在进行右手想象时很小，在进行左手想象时则很大（L1 和 L2 则相反）（来自 Müller 等人，2008）

4.6　伪迹去除技术

BCI 中的伪迹来自于大脑外部不需要的信号。比如在基于 EEG 的 BCI 中，经常会遇到 50/60Hz 的电力工频噪声以及肌肉运动或眼动产生的伪迹。在诸如游戏控制或新型人机交互模式的特定应用中，有一些伪迹是允许存在的，甚至可以用来作为控制信号。然而，真正的脑机接口应该具备去除或抑制伪迹的能力，这样才能确保控制外部设备的信号仅来源于大脑。信号处理技术能实现这一目的。

产生于人体外的伪迹，如 50/60Hz 电力工频噪声，通常可以用法拉第笼来抑制，法拉第笼是一个由导电材料制成的外壳，可以阻挡外部的电气干扰。当这种方式无法实现时，可以采用如下所述的软件滤波技术去除这类噪声。

来自于受试者身体的伪迹可能包括以下几种：（1）呼吸和心跳产生的节律性伪迹（后者称为心电伪迹或 ECG 伪迹）；（2）皮肤电传导的改变（出汗等产生的结果）引起的信号畸变或衰减；（3）眼动或眨眼产生的伪迹（也称为眼电伪迹或 EOG 伪迹），它表现为在 EEG 等大脑信号 3~4Hz 频带范围的高幅度偏差；（4）肌肉产生的伪迹（称为肌电伪迹或 EMG 伪迹），它是由头部、脸部、下巴、舌头、颈部或身体其他部位运动而引起的；EMG 伪迹出现在 30Hz 或更高的频带范围。

本节将介绍几种最常用的伪迹处理方法。有关这些方法更详细的探讨请参考 Fatourechi 等人（2007）的文章。

4.6.1　阈值法

一种去除伪迹的方法就是舍弃任何受污染的数据。最简单的一种自动舍弃伪迹的办法就是阈值法：若记录的 EOG 或 EMG 信号的幅度或其他特征量超过了预先设定的阈值，那么就认定在这一时段内采集的大脑信号受到了污染而应予以舍弃。假设已经事先确定了合适的阈值，例如让受试者进行多次眼睛或身体的运动以校准阈值，这种情况下相似的阈值技术可直接应用于大脑信号。考虑到可能的伪迹多样性以及生物信号的非平稳性，阈值法的主要缺点是并不是所有受污染的数据都能被舍弃。

一种处理伪迹的改进方法是，当检测到有伪迹存在时，并不舍弃受污染的所有数据，而是仅去除伪迹并保留有用的神经数据。这种伪迹去除方法的目标是从数据中识别和分离伪迹，但仍然保留对 BCI 有用的神经现象。下面介绍一些重要的伪迹去除方法。

4.6.2　带阻和陷波滤波

带阻滤波是一种有用的伪迹去除技术，这种方法使信号中特定频带的分量得到衰减，而使其余分量通过。使用带阻滤波时，首先将信号变换到频域（如用 FFT），滤除选择的频带，再用 FFT 反变换将信号变换回时域。常用的带阻滤波器是用于滤除 60Hz 电力工频噪声伪迹的陷波滤波器，其阻带设置为 59~61Hz（在美国）。另一种带阻滤波器的阻带设置为较低的频段（如 1～4Hz），有时将其用于消除 EEG 中的 EOG 伪迹。低通滤波有时也用于消除 EMG 伪迹。然而，只有当感兴趣的大脑信号的频带与伪迹所处的频带不同时，上述方法才适用。例如，低通滤波可以去除 EMG 伪迹，但是如果 BCI 使用了信号的高频分量，那么有用的信号分量也会被除去。

4.6.3 线性模型

伪迹对记录的大脑信号产生影响，对这些影响进行建模的一种简单方式是假设这些影响是可叠加的。例如，如果 $EEG_i(t)$ 表示在 t 时刻从电极 i 记录到的 EEG 信号，那么可以用下面的模型表示信号是如何受到干扰的：

$$EEG_i(t) = EEG_i^{\text{true}}(t) + K \cdot EOG(t) \tag{4-44}$$

式中，$EEG_i^{\text{true}}(t)$ 是在 t 时刻从电极 i 记录到的未被污染的（"真实的"）EEG 信号，$EOG(t)$ 是在 t 时刻记录的 EOG 信号，K 是一个常数，可利用最小二乘法（Croft 等人，2005）对数据进行估计得到。若给定 K 的估计值，可以由下式获得对真实 EEG 信号的估计：

$$EEG_i^{\text{true}}(t) = EEG_i(t) - K \cdot EOG(t) \tag{4-45}$$

图 4-13 展示了利用线性模型来修正受眼动伪迹干扰的 EEG 数据。

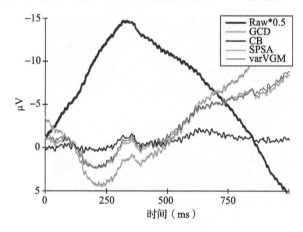

图 4-13　用线性模型去除伪迹。图中给出了从头皮位置 Fp1 处记录的向下眼动时平均原始 EEG 信号波形，以及利用四种线性模型方法得到的修正波形。这几种方法的区别在于如何确定线性模型方程中水平/垂直眼动的常数 K（详细的内容请参考 Croft 等人的文章，2005）。为了和修正波形进行比较，原始信号波形进行了减半处理（源自 Croft 等人，2005）

用线性模型去除 EMG 伪迹则更加困难，因为 EMG 伪迹来源于多个肌群。与处理 EOG 伪迹一样，使用含单一 $EMG(t)$ 信号的加法模型是不恰当的。

4.6.4 主成分分析

PCA 可用于寻找记录的大脑数据方差最大的方向（如 4.5.2 节所讨论的数据协方差矩阵的特征向量）。将新数据投影到特征向量上，可以得到从一组电极上记录到的大脑信号的一组正交"分量"。PCA 已被证明对于去除 EEG 信号中的 EOG 伪迹是有用的（Lins 等人，1993）（也可见图 4-10）。然而在某些情况下，假设伪迹与大脑信号不相关可能并不合适，PCA 可能不能用于分离这些伪迹和真实脑信号。

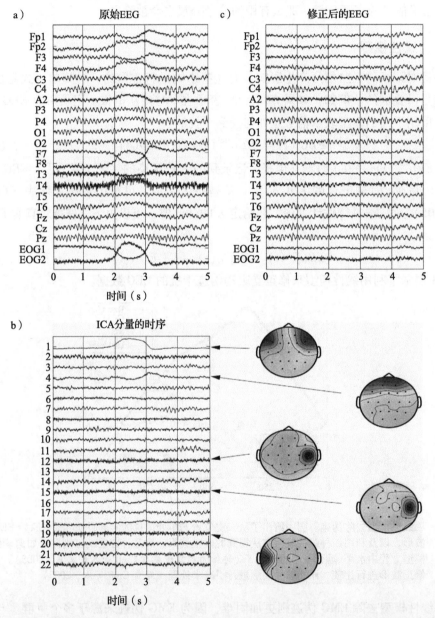

图 4-14 用 ICA 去除伪迹。a）5s 的 EEG 数据（与图 4-10a 一样）；b）用 ICA 处理 a）中数据的输出。图中给出了 22 个 ICA 分量的时序，并将其中 5 个 ICA "分离"向量以插值的脑地形图呈现出来。这 5 个分量对应水平和垂直眼动（上面 2 个分量），以及出现在左/右颞区的肌电伪迹（下面 3 个分量）；c）得到的修正后的 EEG 信号。将对应于眼动和肌电伪迹的 ICA 输出（图 b）中的 5 个分量：1，4，12，15 和 19）置零，并用 ICA 分离矩阵的逆阵将其余分量投影回头皮电极空间中（源自 Jung 等人，1998）

4.6.5 独立分量分析

在之前介绍的空间滤波技术中已经分析过 ICA。ICA 寻找的是数据之间的统计独立性而不是不相关性，从而克服了 PCA 的一些缺点。ICA 将从一组电极记录到的大脑信号（如 EEG）分解成一组尽可能统计独立的"分量"，通过肉眼检查这些分量或是由经过学习的模型自动检测伪迹，可以确认由 EOG、EMG 以及其他伪迹所产生的分量（如图 4-11），再重构出不含这些分量的脑信号（见 Jung 等，1998；Makeig 等，2000）。

图 4-14 给出了如何利用 ICA 去除相应的伪迹分量并重构出"修正的" EEG 信号的例子。

65
~
67

4.7 小结

无论是采用侵入式还是非侵入式的方式记录到的大脑信号，一般都会含有多种噪声或者来自多个神经元的混合信号。本章介绍了从原始信号中提取出有用信号的方法。锋电位分类将单个神经元产生的锋电位与细胞外的电极记录到的多神经元混合信号分离开。

对于非侵入式的方式，有许多种特征提取技术可以使用，这些基于频域、时域或小波分析的技术可与空间滤波技术相结合，以实现降维（PCA），从混合信号中分离出源信号（ICA）或是增加输出的不同类别信号的可区分度（CSP）。

其中的一部分技术还能用于去除源于大脑外部的伪迹（例如工频噪声或肌电伪迹）。正如我们将在后面的章节中看到的，没有一种技术或特征类型对所有 BCI 应用来说都是最好的，这需要根据特定的 BCI 范式和任务类型来选择。大多数情况下，在做出选择以前需要比较多种特征和技术的性能（例如交叉验证，见 5.1.4 节），以使做出的选择为给定的应用提供足够的性能。

4.8 问题和习题

1. 什么是锋电位分类，为什么它是必要的？它是用于细胞内记录还是细胞外记录？

2. 解释用于锋电位分类的窗型鉴别器方法，并将其与基于峰值幅度的分类方法进行比较。

3. 写出将信号 $s(t)$ 展开为正弦、余弦函数的傅里叶方程，再写出使用复系数的展开式，其中的复系数由傅里叶变换来定义。

4. 给出下列定义在 $t = -5$ 秒到 $t = 5$ 秒之间信号的非零值傅里叶系数：

   a. $3\sin(20\pi t)$

   b. $1 - \cos(2\pi t)$

   c. $\cos(4\pi t) + 2\sin(4\pi t)$

   d. $2\sin(5\pi t)\cos(\pi t)$ ［提示：利用三角恒等式将 $\sin(x)\cos(x)$ 表示成两个正弦函数的和］

5. 给出在离散时间间隔采样的时变信号的幅值、相位和功率谱定义。

6. 快速傅里叶变换（FFT）是如何实现"快速"的？

7. 什么是母小波？它是如何用于小波变换中的？根据小波变换和傅里叶变换使用的基函数，解释两种变换的区别。

8. Hjorth 参数用来测量什么？如何计算这些参数？

9. 分形维数用来测量信号的什么特性？如何根据经验来估计它？

10. 写出 3 阶自回归（AR）模型的方程。如何用它来描绘时变信号的统计特性？

11. 从条件概率的定义推导贝叶斯法则。

12. 假设 BCI 使用者从两个可选命令 A 或者 B 中选择一个。在先前的实验中，使用者选 A 的概率是 30%。如果由当前的脑信号确定选 A 的可能性是 0.6，选 B 的可能性是 0.5，那么选择的命令为 A 的后验概率是多少？BCI 应该执行哪个命令？为什么执行该命令？

13. 解释贝叶斯滤波一般方程如何实施本质上是递归的预测 – 校正周期？

14. 卡尔曼滤波对所估计信号的动态过程和测量过程做了什么样的假设？利用动态和测量方程进行解释。

15. 由卡尔曼滤波方程推导计算滑动平均的方程。对动态和测量过程必须做什么假设？（提示：见 Rao（1999）的推导）

16. 在估计一个任意的时变信号时，粒子滤波在哪方面比卡尔曼滤波更有效？

17. 解释粒子滤波器中是如何实施预测 – 校正周期的。将其与卡尔曼滤波器中实施的方式进行比较。

18. (✷探索题) 查阅贝叶斯网络和图模型的资料，画出卡尔曼滤波和粒子滤波的图模型。

19. (✷探索题) 查阅隐马尔科夫模型（Hidden Markov Model，HMM）的资料，该模型是贝叶斯网络模型的一个特例，常用于语音识别中。讨论 HMM 和卡尔曼滤波的关系，特别是有关动态和测量过程所做的假设和由输入数据对隐含状态所做的推断。

20. (✷探索题) 卡尔曼滤波和粒子滤波是贝叶斯滤波算法的推论。查阅下列更一般的推论算法的相关资料并进行解释：

    a. 置信传播

    b. 吉布斯采样

    c. 变分推断

21. 使用诸如双极、拉普拉斯和共同平均参考等简单空间滤波方法的根本动机是什么？

22. 解释 PCA 如何实现以下目的：

    a. 降维

    b. 去相关

    c. 重构输入

23. 从统计特性和输出向量维数说明 ICA 与 PCA 的不同之处是什么?

24. 假设只能选择 PCA 或 ICA 来分析大脑信号,该如何在两种方法中进行选择呢? 解释做出该选择的基本假设。

25. CSP 是一种监督学习技术,而 PCA 和 ICA 是无监督学习技术。解释其含义并说明在哪种情况下适合使用 CSP。

26. CSP 是如何对其输入进行变换,以有助于分类的? 在将 EEG 特定频带能量作为特征的 BCI 中,为什么 CSP 方法特别有用?

27. 列举出基于 EEG 的 BCI 中几种最常见的伪迹,讨论用下列方法中的哪一种来处理每种伪迹会是有效的:

    a. 法拉第笼

    b. 阈值法

    c. 带阻和陷波滤波

    d. 线性模型

    e. PCA

    f. ICA

机 器 学 习

机器学习能够通过学习将神经活动映射为一定的控制命令,它对 BCI 的发展起着举足轻重的作用。机器学习算法可大致分为两类:监督学习和无监督学习。在监督学习中,给定一组包含输入与相应输出的训练数据,算法的目标是从训练数据中获得隐含的函数关系,据此将新的测试输入映射为正确的输出。如果输出是离散的类别,则该问题称为分类。如果输出是连续的,则该问题等效于回归。鉴于监督学习关注于发现隐含的函数关系,它有时也被称为函数逼近。相反,无监督学习则强调在未标记的数据中挖掘隐藏的统计结构:训练数据通常是由高维向量的输入组成,目标是通过学习构建一种紧凑的或对后续分析有用的统计模型。本书已经在前面章节中探讨了两种主要的无监督学习技术(PCA 和 ICA)。

本章的重点是两种主要的监督学习技术:分类与回归。在给定包含已知输入信号和相应输出标签的已标记训练数据的情况下,分类解决从 N 个标签中选择一个分配给新输入信号的问题。回归解决将输入信号映射为连续的输出信号的问题。许多基于 EEG、ECoG、fMRI 和 fNIR 的 BCI 都依靠分类产生离散的控制输出信号(如小范围地向上、向下移动鼠标)。另一方面,基于神经元记录的 BCI 主要利用回归产生连续的输出信号,例如假肢设备的位置或速度信号。一般来说,设计 BCI 时,选择使用分类还是回归取决于记录的大脑信号类型和所控制的应用类型。

5.1 分类技术

5.1.1 二分类

分类器的任务是为 p 维的特征向量 x 分配类别标签 $y \in Y$。最简单的情况是当 $Y = [-1, +1]$ 时,也就是在两类(标记为 -1 和 $+1$)之间进行区分。这种情况称为二分类。我们首先关注二分类方法,然后讨论如何将这些方法应用于多分类(见后面的 5.1.3 节)。

二分类问题简化为在已标记的训练数据的基础上找到两类的边界——目标是找到一个边界,以使新的数据能被正确分类(图 5-1a)。分类方法的区别在于如何由训练数据计算得到这一边界。

1. 线性判别分析

线性判别分析(Linear discriminant analysis, LDA;有时称为 Fisher 线性判别分析)是一种用于 BCI 数据分类的简单而常用的分类技术。LDA 是一个线性二分类器,它将 p 维输入向量 x 映射到一个超平面,该超平面将输入空间划分成两个半空间:每个半空间代表一种类别（+1 或 −1）。决策边界由超平面公式决定（见附录，公式 A-8）：

$$g(\boldsymbol{x}) = \boldsymbol{w}^{\mathrm{T}}\boldsymbol{x} + w_0 = 0 \tag{5-1}$$

两类之间的边界是以超平面的法向量 $\boldsymbol{w}$ 和阈值 w_0 来表示的，它们由标记的训练数据决定。

对于给定的新输入向量 $\boldsymbol{x} \in X^p$，通过如下计算对其进行分类：

$$y = \mathrm{sign}(\boldsymbol{w}^{\mathrm{T}}\boldsymbol{x} + w_0) \tag{5-2}$$

式中，如果 $\boldsymbol{w}^{\mathrm{T}}\boldsymbol{x} + w_0$ 为负，那么 $y = -1$，如果 $\boldsymbol{w}^{\mathrm{T}}\boldsymbol{x} + w_0$ 为正或零（见图 5-1b），那么 $y = +1$。进行在线 BCI 实验时，由 $d(\boldsymbol{x}) = \boldsymbol{w}^{\mathrm{T}}\boldsymbol{x} + w_0$（假定 $\|\boldsymbol{w}\| = 1$）给出的 $\boldsymbol{x}$ 到超平面的距离有时也用来为用户提供反馈，告知用户数据点到超平面的距离有多近。

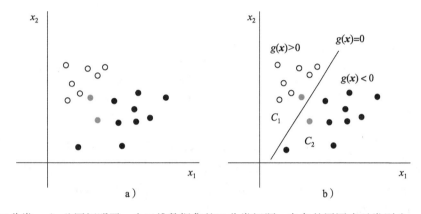

图 5-1　二分类。a）此图阐明了一个二维数据集的二分类问题。白色的圆圈表示类别为 +1 的二维数据点（x_1，x_2），黑色的圆圈表示类别为 −1 的二维数据点。目标是要确定新数据点（用两个灰色圆圈表示）属于类别 +1 还是类别 −1；b）诸如 LDA 的线性二分类器估计出一个超平面（在二维情况下，为图中所示的直线），它将训练数据点分成两类，这个分离超平面是由方程 $g(\boldsymbol{x}) = 0$ 决定的。根据数据点落在超平面的哪一侧来对它进行分类

为计算 $\boldsymbol{w}$，LDA 假设类别 $c \in \{1, 2\}$ 的条件分布 $P(\boldsymbol{x}\,|\,c = 1)$ 和 $P(\boldsymbol{x}\,|\,c = 2)$ 是均值为 μ_c、协方差为 Σ_c 的正态分布（见附录中关于均值、方差和多变量正态（或高斯）分布的介绍）。可以看出，如果对数似然比 $\log[P(\boldsymbol{x}\,|\,c = 1)/P(\boldsymbol{x}\,|\,c = 1)]$ 大于阈值，最优分类策略将输入指定为第一类（如果小于或等于阈值，则将输入指定为第二类）。因为这两个分布均为高斯分布，因此可简化为比较式：

$$(\boldsymbol{x} - \mu_1)^{\mathrm{T}}\Sigma_1^{-1}(\boldsymbol{x} - \mu_1) - (\boldsymbol{x} - \mu_2)^{\mathrm{T}}\Sigma_2^{-1}(\boldsymbol{x} - \mu_2) > K \tag{5-3}$$

式中，K 是阈值。如果现在假设类协方差是相等的，即 $\Sigma_1 = \Sigma_2 = \Sigma$，且是满秩的，则可获得分类准则：

$$\boldsymbol{w}^{\mathrm{T}}\boldsymbol{x} > k \quad \text{其中 } \boldsymbol{w} = \Sigma^{-1}(\mu_1 - \mu_2) \tag{5-4}$$

阈值 k 通常定义为两类均值投影的中间值，即：

$$k = \boldsymbol{w}^{\mathrm{T}}(\mu_1 + \mu_2)/2 \tag{5-5}$$

可以看出，上面对 $\boldsymbol{w}$ 的选择定义了一个决策边界，用以最大化两类投影数据 $\tilde{y} = \boldsymbol{w}^{\mathrm{T}}\boldsymbol{x}$ 均值 m_1 和 m_2 之间的距离，同时最小化投影数据的类内方差（见图 5-2）。更多的细节

可参看 Duda 等人的文章（2000）。

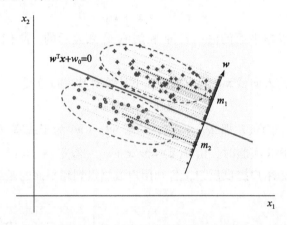

图 5-2　线性判别分析（LDA）。在 LDA 中，两类的数据点通过建模生成两个高斯模型，每个模型都有自己的均值和协方差。这幅图将两个高斯模型描绘为围绕一组二维数据点的虚线椭圆。交叉十字代表类别 1，而圆圈代表类别 2。这些数据点在向量 w 上的投影以更小的十字和图来表示。LDA 寻找向量 w 以最大化投影数据均值 m_1 和 m_2 之间的距离，同时最小化类内方差。这个向量 w 垂直于分离超平面（这里为椭圆间的直线）（源自 Barber，2012）

由于 LDA 实现起来很简单，并且对于在线使用的 BCI 来说，其运算速度足够快，因而 LDA 已成为 BCI 研究中常用的分类器。尽管由于在 LDA 的推导中做了强假设，诸如非高斯分布、异常值、噪声等因素会降低 LDA 的性能（Müller 等人，2003），但总体上 LDA 能产生好的分类结果。

2. 正则化线性判别分析

正则化技术通常用于提升泛化能力和避免过度拟合，特别是在需要估计的参数很多，而可观测的参数很少的情况下。例如对 LDA，我们可能没有足够的数据来准确估计类均值 μ_c 和协方差 Σ_c。特别是协方差 Σ_c 有可能变成奇异的。正则化线性判别分析（Regularized linear discriminant analysis，RDA）（Friedman，1989）是 LDA 的一种简单改进方法，LDA 的协方差 Σ 被它的正则化形式取代：

$$\Sigma_\lambda = (1 - \lambda)\Sigma + \lambda I \tag{5-6}$$

式中，$\lambda \in (0, 1)$ 代表正则化参数，I 是单位矩阵。通过对 Σ 的对角元素加小的常量，可以确保 Σ_λ 的非奇异性和逆阵的存在，这是公式（5-4）中计算 w 的必要参数。正则化参数 λ 可以利用模型选择技术（见后面的内容）进行选择，以得到更好的泛化能力。

RDA 已经在 BCI 中得到应用，例如在基于 ECoG 的 BCI 中对运动想象进行分类（见 8.1.2 节）。通过比较发现在某些情况下，使用 RDA 获得的分类结果与使用 LDA 获得的结果相似（Vidaurre，2007）。

二次判别分析

二次判别分析（Quadratic discriminant analysis，QDA）与 LDA 的假设相同，即各类 $c \in \{1, 2\}$ 的条件分布 $P(x \mid c = 1)$ 和 $P(x \mid c = 2)$ 是均值为 μ_c、协方差为 Σ_c 的正态分布。QDA 不同于 LDA 之处在于 QDA 允许两类有不同的协方差矩阵（Σ_1 和 Σ_2）。

这就导致了基于新的观察变量 x 和类均值 μ_c 之间马氏距离（的平方）的二次决策边界的出现：

$$m_c(\boldsymbol{x}) = (\boldsymbol{x} - \boldsymbol{\mu}_c)^{\mathrm{T}} \boldsymbol{\Sigma}_c^{-1}(\boldsymbol{x} - \boldsymbol{\mu}_c) \tag{5-7}$$

分类是根据公式（5-3）通过比较两个距离与预先设定的阈值 K 之间的差异来实现的：

$$y = \mathrm{sign}(m_1(\boldsymbol{x}) - m_2(\boldsymbol{x}) - K) \tag{5-8}$$

3. 神经网络和感知器

神经网络（也称为人工神经网或 ANN）受到了生物学中神经网络的启发，它力图重建大脑网络的适应能力，以一种强健的方式对输入数据进行分类。一个著名的例子是感知器及其推广——多层感知器。单层感知器计算一个超平面，这与 LDA 类似：

$$\boldsymbol{w}^{\mathrm{T}}\boldsymbol{x} + w_0 = 0 \tag{5-9}$$

式中，向量 w 表示连接输入与神经元的"突触权值"，$-w_0$ 表示神经元的放电阈值。感知器的输出也与 LDA 的输出相同：

$$y = \mathrm{sign}(\boldsymbol{w}^{\mathrm{T}}\boldsymbol{x} + w_0) \tag{5-10}$$

公式（5-10）有一个"神经"方面的解释：神经元的输出是基于对输入的加权和（$\boldsymbol{w}^{\mathrm{T}}\boldsymbol{x} = \sum_i w_i x_i$）计算，以及对加权和与阈值 $-w_0$ 的比较；如果加权和大于（或等于）阈值 $-w_0$，那么神经元的输出为 1（一个"锋电位"），否则输出为 0。值得注意的是，这可视为产生锋电位阈值模型的一种简化形式（2.5 节）。

感知器与 LDA 的不同之处在于权值和阈值参数怎样适应输入。受生物学的启发，感知器以在线的方式调节其参数：给定一个输入 x 和期望的输出 y^d，如果输出误差 $y - y^d$ 为正，那么正输入的权值减小，负输入的权值增大，并且阈值增大，这些变化均为小幅度的。这个"学习"规则的净效应是减少将来类似输入所产生的输出误差。如果输出误差为负，那么正输入的权值增大，阈值降低。虽然这种受神经启发的适应算法简单、有效，但其只适用于数据是线性可分的分类问题。

为解决更难的分类问题，提出了多层感知器，它是感知器的非线性推广。多层感知器使用 sigmoid（"软阈值"）非线性函数（5.2.2 节），而不是使用硬阈值非线性函数来表示它们的神经单元。

$$y = \mathrm{sigmoid}(\boldsymbol{w}^{\mathrm{T}}\boldsymbol{x} + w_0) \tag{5-11}$$

sigmoid 函数的输出（见图 5-10）是 0 到 1 之间的数字，其值接近于 0 则表示属于类别 1，其值接近于 1 则表示属于类别 2。使用 sigmoid 的原因在于它是可微函数，可导出称为"反向传播"（5.2 节）的学习规则来传播信息，将输出误差从网络最外部的输出层传到内部的隐藏层。基于反向传播的神经网络已被证明能够成功地完成一系列的分类任务，包括 BCI 数据的分类，这种神经网络是很多软件包中都有的分类算法。虽然这种神经网络很强大，但是它也存在对训练数据过度拟合，导致其泛化能力变差的问题。因此，较新的技术支持向量机（Support vector machine，SVM）通常比神经网络更受青睐，成为众多 BCI 选择使用的分类算法。

4. 支持向量机

LDA 和感知器通过选择超平面 $\boldsymbol{w}^{\mathrm{T}}\boldsymbol{x} + w_0 = 0$ 来分离两类。这个超平面只是分离两类输入的无数个超平面中的一个（图 5-3a）。可以证明（Vapnik，1995）在这些超平面中，选择两类之间距离（"间隔"）最大的超平面能获得最好的泛化能力（图 5-3b）。

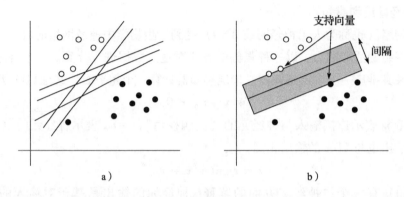

图 5-3   支持向量机（SVM）。a）空心圆和实心圆表示来自于两种不同类别的数据点。有无限多条直线可用于分离这些数据点（黑线表示五条可能的直线）。根据处理新数据点的效果，哪一条直线是"最优"的呢？b）SVM 找到具有最大"间隔"的分界线（在这里指阴影矩形框中间的直线），这样的一条线（或高维空间的超平面）能提供最好的泛化能力。训练数据集中用于定义这个最大间隔的数据点被称为支持向量

SVM 是一种分类器，它能找到使两类样本的间隔最大的分离超平面。由于间隔的宽度与 $\|\boldsymbol{w}\|_2^2$ 成反比（Duda 等人，2000）$^{\ominus}$，寻找最优 $\boldsymbol{w}$ 的问题可构建成二次最优化问题，约束条件为每个训练数据点都能被正确分类。然而，由于 EEG 和 ECoG 数据的特性，不能假定这些数据是线性可分的。在这种情况下，只能力图以最小的错误率来分离训练数据。为了允许误分类和异常值的存在，软间隔 SVM（Cortes 和 Vapnik，1995）使用松弛变量 ξ_i 来衡量对输入 i 的误分类程度（图 5-4）。产生的线性软间隔 SVM 的优化问题表示为：

$$\boldsymbol{w}, \overset{\min}{\xi}, w_0 \left\{ \frac{1}{2} \|\boldsymbol{w}\|_2^2 + \frac{C}{K} \|\xi\|_1 \right\} \tag{5-12}$$

约束条件为：

$$y_i(\boldsymbol{w}^{\mathrm{T}}\boldsymbol{x}_i + w_0) \geqslant 1 - \xi_i$$

其中，$\xi_i \geqslant 0$，$i = 1, \cdots, K$。

这里，$\boldsymbol{x}_i$ 代表第 i 个输入特征向量，K 表示输入样本数量，$y_i \in \{-1, +1\}$ 表示类别。

线性 SVM 已经成功地应用于大量的 BCI 应用中。在线性 SVM 不能解决问题的情

$\|\cdot\|_2$ 用于表示欧几里德（或 L2）范数，$\|\cdot\|_1$ 用于表示 L1 范数，例如，$\|\boldsymbol{w}\|_1 = \sum_i |w_i|$。

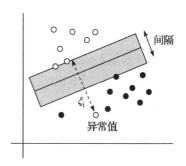

图 5-4　软间隔 SVM。在很多情况下，训练数据可能包含异常值，其原因或者是噪声的影响，或者是数据不能简单地线性可分。在这种情况下，可以使用软间隔 SVM 来寻找最大间隔分界线（阴影矩形框中间的直线），以最少的误分类来分类训练数据。根据数据点与其所属类别对应的间隔边界的距离，软间隔 SVM 使用松弛变量 ξ_i 来衡量误分类程度

况下，可利用核技巧（kernel trick）（Boser 等人，1992）来有效实现数据的非线性映射，将数据映射到更高维的空间中，使数据线性可分。在 BCI 应用中最常用的核是高斯或径向基核函数。关于非线性 SVM 的更多信息可参考 Burges 的文章（1998）。

5.1.2　集成分类技术

分类的集成方法结合多个分类器的输出（对一些训练输入有不同的分类结果），形成一个比任意单一分类器的泛化能力更好的综合分类器。最流行的集成方法 bagging 和 boosting 是通过从训练数据中选择不同的子集来训练不同的分类器，然后使用某种投票方式综合各分类器的输出。

1. bagging

bagging 是一种最简单的集成学习方法，可概括如下：（1）对给定数据集进行有放回抽样，产生 m 个新的训练集，（2）训练 m 个分类器（例如神经网络），每一个分类器对应一个新产生的训练集，（3）通过 m 个分类器对新的输入进行分类，选择获得最多"投票"的类别（也就是大多数分类器选择的类别）。

特别地，对于大小为 N 的训练数据集 D，bagging 通过从 D 中均匀、有放回地选择 N' 个样本（其中 $N' < N$），产生了 m 个新的训练集 D_i。有放回抽样意味着每个 D_i 中的一些样本可能重复。在 $N' = N$ 的典型情况下，D_i 预计有 63% 的独立样本来自于 D，其余的样本是重复的（这种样本集被称作 bootstrap 样本）。这 m 个 bootstrap 样本集各自训练其分类器。这些分类器的输出经过投票产生集成分类器的输出。

2. 随机森林

随机森林可能是当今最流行的 bagging 技术（Breiman，2001）。随机森林这个名字源于它们由许多决策树分类器组成。决策树（Russell 和 Norvig，2009）是一种树形结构的简单分类器类型。树上的一个节点表示对一个输入变量进行测试；根据测试的结果，选择树的其中一个分支。这样，沿着选择的分支一路向下直到树叶，树叶预测出树的输出类别。在随机森林这种方法中，输入向量首先穿过森林中的每一棵树。每棵

树预测出一个输出类别，即树为输出类别"投票"。森林选择获得树投票最多的类别作为它的输出。

在训练过程中，通过以下方式获得随机森林中的每棵树：（1）与其他 bagging 技术一样，bootstrap 样本是通过对原始训练数据集进行 N 次有放回地采样而获得的，N 表示训练数据集的大小；（2）使用样本数据集生成决策树：从根节点开始，在后续的各个节点处，随机选择一个由 m 个输入变量（如特征）构成的子集，在对这 m 个输入变量的测试中，将能够最有效地把样本分为两个单独类别的测试作为对节点的测试。（m 的值对所有的树保持不变）。由于随机森林在具有大量输入变量的大数据集上表现良好、运行高效，使得它近年来愈加流行。但随机森林在 BCI 中的应用依然相对较少。

3. boosting

boosting 是一种集成技术，它寻找一系列分类器，这些分类器给予预测错误的数据点的权重高于预测正确的。这样可以找到新的分类器，对当前分类器不能很好分类的数据点能进行更好的分类。集成分类器的最终输出基于所有分类器输出的加权和。boosting 与 bagging 不同之处在于它的每一个新分类器是根据之前分类器的表现进行选择的，而在 bagging 中，在任何阶段对训练集进行重采样都不依赖之前分类器的表现。boosting 对解决弱分类器的问题非常有用，这些弱分类器的表现仅比碰运气的结果好一些，boosting 的目标是基于弱分类器的输出构建一个强分类器，以提高准确度。

或许最有名的 boosting 算法是 AdaBoost（Freund 和 Schapire，1997）。AdaBoost 在一系列回合 $t=1, \cdots, T$ 中产生集成分类器。在每一轮中，一组表示训练集中第 i 个数据点的权重 $W_t(i)$ 会被更新。每个被错误分类的数据点的权重会增加，而被正确分类的数据点的权重会减少，从而确保在下一轮中选择的分类器在被错误分类的样本上有良好的表现。

AdaBoost 算法可概括如下。给定由 m 个数据点 (x_i, y_i) 组成的训练集，其中 x_i 表示输入，y_i 表示输出类别（ $+1$ 或 -1 ）的标签。第 i 个数据点的权重初始化为 $W_1(i) = \dfrac{1}{m}$。在每一轮 t 中，$t=1, \cdots, T$：

1. 以 W_t 为权重进行加权，使总体分类误差最小化，从给定的弱分类器中找出分类器 f_t：

$$f_t^* = \underset{f_t}{\operatorname{argmin}} E_t, \quad 式中 E_t = \sum_{i=1}^{m} W_t(i)\left[f_t(x_i) \neq y_i\right]$$

如果 $[.]$ 中的表达式为真，则值为 1，否则为 0。

2. 如果 $E_t \geqslant 0.5$，循环停止。

3. 否则，选择 $\alpha_t = \dfrac{1}{2}\ln\dfrac{1-E_t}{E_t}$。

4. 更新下一轮中的权重:

$$W_{t+1}(i) = \frac{W_t(i)\mathrm{e}^{-\alpha_t y_i f_t(x_i)}}{Z_t}$$

式中, Z_t 是选择的归一化因子, 使得 W_{t+1} 的和为 1。

最终的 AdaBoost 分类器为:

$$F(x) = \mathrm{sign}\Big(\sum_{t=1}^{T}\alpha_t f_t(x)\Big)$$

式中, 如果 $x \geqslant 0$, $\mathrm{sign}(x) = +1$, 如果 $x < 0$, $\mathrm{sign}(x) = -1$。因此, 最终的输出是所有单一分类器加权的多数投票。

使 AdaBoost 成为一个强大的集成分类器的关键是步骤 1, 在该步骤中, 分类器 f_t 是根据权重 W_t 来选择的: 错误分类样本上的权重确保选择到更好的分类器, 它在以前的分类器可能误分的样本上表现得更好。

5.1.3 多分类

到目前为止, 所讨论的分类器都是用于将数据分为两类的。在 BCI 应用中, 期望的输出信号个数通常大于二, 这就需要使用多分类方法。现在已有多种将二分类器用于多分类问题的策略。

1. 二分类器的结合

多分类的一个策略是训练几个二分类器, 并使用多数投票机制。若给定 N_Y 类, 总共要训练 $N_Y(N_Y-1)/2$ 个二分类器, 每个二分类器用于一个两类组合。分类时, 每个分类器对给定输入进行分类, 选择得票最多的类别, 即大多数分类器选择的类别作为输出。这一方法的缺点是在分类过程中, 需要训练和使用相当数量的分类器。

使用二分类器进行多分类的另外一个策略是一对多法。对于每一类, 训练一个独立的分类器来分离该类数据和其他类别的数据。用这 N_Y 个分类器分别处理给定输入, 选择拥有最高输出值的类别作为分类结果。

2. 最近邻和 k-最近邻

或许最简单的多分类技术是最近邻 (nearest neighbor, NN) 分类。顾名思义, 输入被简单指定为其最近邻的类别。最近邻是由一种度量标准来决定的, 如向量间 (这里标注为 x 和 y) 的欧氏距离:

$$d_{x,y} = \sqrt{\sum_{n=1}^{M}(x_n - y_n)^2} \tag{5-13}$$

图 5-5 说明了 NN 分类是如何作用于来自三个类别的二维数据点的。这一技术隐式地定义了一个分段线性的决策边界, 每段与属于不同类别的两个数据点之间的中垂线对应。输入空间因而被划分为属于不同类别的不同区域 (图 5-5 中的有色区域)。值得注意的是这些区域可能不连续, 而且边界是高度非线性的 (即使是分段线性的)。

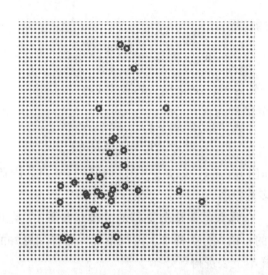

图 5-5   最近邻（NN）分类。（见本图对应的彩插）这个图说明了将 NN 分类应用于一个训练数据集，该训练集包含来自三种不同类别（分别用红色、绿色和蓝色圆圈表示）的二维数据点。小点表示新的数据点，这些数据点已经根据在训练集中它们的最近邻标签完成了分类（点的颜色表示所属类别）。注意不同类别的边界是非线性的（与图 5-1 至 5-3 比较）但却是分段线性的，任何类别的区域都是非连续的（如红色和绿色所代表的类别）（源自 Barber, 2012）

NN 分类存在的一个问题是它对噪声和异常值是相当敏感的（见图 5-6a）。这种技术通过使用 k- 最近邻（k-nearest neighbors, k-NN）能变得更加稳健：输入被指定为 k 个最近邻中最普遍的一种类别，其中 k 是小的正整数。图 5-6b 说明了 k-NN 如何能克服异常值的问题，使分类更加稳健。

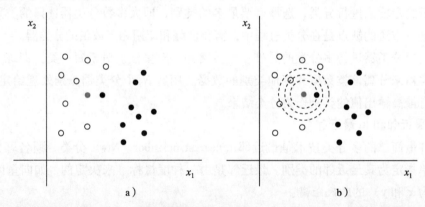

图 5-6   k- 最近邻（k-NN）。a）二维数据集的点属于两种类别（类 1：白色；类 2：黑色）。灰色的点是需要分类的新数据点；b）简单的最近邻技术（$k=1$）将灰色的点分类为类别 2，这是因为它离一个黑色的点最近（最里层虚线圈）。然后，可以看到这个黑色点是训练集中的一个异常值。一个 3-NN 分类器能够正确地将灰色的点分类为类别 1，因为它的大多数最近邻点属于类别 1（$k=3$，对比两个白色点与一个黑色点）

k-NN 技术存在的一个潜在问题是它偏向于训练集中最多样本所属的类别。该技术的一种变型通过考虑输入到 k 个最近邻的距离和对 k 个最近邻预测的类别，使用反距离加权平均解决了这个问题。

3. 学习矢量量化与 DSLVQ

学习矢量量化（Learning vector quantization，LVQ）中，分类是基于标签 $Y_i \in [1, \cdots, N_Y]$ 标记的特征向量 $\{m_i, Y_i\}_{i=1}^N$（也称为码本向量，lodebook vector）构成的小集合。新样本的分类通过将与它距离最近的码本向量 m_k 的标签 Y_k 赋予样本来实现。输入样本 x 与一个码本向量 m 有多接近是通过诸如向量间的欧氏距离等方式来决定的（公式5-13）。

随机初始化码本（或特征）向量 m_i 及其对应的标签。根据训练数据改变码本向量以继续进行学习，其进程如下所述。为每个训练样本选择最近的码本向量。如果码本向量正确地分类样本，向量会变得与样本更加相似，否则它会被移走，使其与样本的相似度降低。

注意在 LVQ 中，每个码本或特征向量的贡献是相等的。BCI 中更常见的情况是：给定一组固定的特征 f_i（如功率谱特征），但会根据它们的识别能力来对它们进行相应的加权。LVQ 算法的一种称作区分敏感 LVQ（distinction sensitive，DSLVQ）的改进算法能用于这种情况。DSLVQ 利用了一个加权距离函数在分类中有区别地加权特征。权向量 w 的调整方式与码本向量在 LVQ 中进行调整的方式相似（详见 Pregenzer，1997）。

$$d_{w,x,m} = \sqrt{\sum_{n=1}^{M} (w_n \cdot (x_n - m_n))^2} \tag{5-14}$$

4. 朴素贝叶斯分类器

朴素贝叶斯分类器是一种基于强独立性（朴素）假设（有时也称作"独立特征模型"）贝叶斯准则的概率分类器。假设目标是要根据输入计算得到的大量特征 F_1，F_2，$\cdots$，F_n 确定特定输入的所属类别（从 N 种可能的类别中选择）。实现这个目标的一种方式是选择具有最大后验概率的类别 i：

$$P(C = i \mid F_1, \cdots, F_n)$$

使用贝叶斯准则可按如下公式计算后验概率：

$$P(C = i \mid F_1, \cdots, F_n) = \frac{P(C = i)P(F_1, \cdots, F_n \mid C = i)}{P(F_1, \cdots, F_n)}$$

式中，分子中的两项是类 i 的先验概率和类 i 输入特征的联合似然函数。如果没有进一步的假设，估计和储存所有可能特征组合的联合似然函数在计算上是不切实际的，尤其是在特征数量很大的情况下。

朴素贝叶斯模型做出的假设是给定类别的特征相互独立：

$$P(F_1, \cdots, F_n \mid C = i) = P(F_1 \mid C = i)P(F_2 \mid C = i) \cdots P(F_n \mid C = i)$$

在这种情况下，只需要估计每个特征的似然函数并将它们相乘，而不用估计每种特征组合的联合似然函数，从而得到如下的后验概率表达式：

$$P(C = i \mid F_1, \cdots, F_n) = \frac{P(C = i)P(F_1 \mid C = i)P(F_2 \mid C = i) \cdots P(F_n \mid C = i)}{P(F_1, \cdots, F_n)}$$

$$\propto P(C = i)P(F_1 \mid C = i)P(F_2 \mid C = i) \cdots P(F_n \mid C = i)$$

在这一简化并易于处理的模型中，分类简化为计算每一种类别所对应的右侧表达式的值，并选择最大的值（最大后验概率，MAP）所对应的类别。

5.1.4 分类性能的评估

分类器在 BCI 中的应用与在其他应用中一样，重要的是要评估所选分类器的正确率和泛化能力。下面简要回顾一些主要的评估技术。

1. 混淆矩阵与 ROC 曲线

计算 $N_Y \times N_Y$ 的混淆矩阵 M 在评估分类器性能时非常有用，其中 N_Y 表示类别数。M 矩阵的行表示真实的类标签，列表示分类器的输出。二分类（$N_Y = 2$）的情况如表 5-1 所示。矩阵中的四项对应于：真阳性（TP）的数目或正确判断为某类别的样本数；假阴性（FN）的数目或没有检测到的属于某类别的样本数（有时也称为第二类错误）；假阳性（FP）的数目或错误判断为某类别的样本数（也称为第一类错误）；真阴性（TN）的数目或正确判断为不属于某类别的样本数。矩阵 M 的对角元素 M_{ii} 表示正确分类的样本的数。矩阵 M 的非对角元素 M_{ij} 给出了有多少类 i 的样本被误分为类 j。

表 5-1 两类问题的混淆矩阵

真实类别	分类	
	正	负
正	真阳性（TP）	假阴性（FN）
负	假阳性（FP）	真阴性（TN）

当我们改变分类器的一些参数时（如阈值），我们得到不同数目的真阳性和假阳性。当分类器的一些参数变化时，真阳性比例与假阳性比例的对比图即为 ROC 曲线（"受试者操作特征"曲线，源自信号检测理论的术语）。图 5-7 说明了存在于 ROC 空间中不同类型的分类器，包括与机会水平（随机）相比，表现更好、更差或者相当的分类器，以及很少取得最好性能的分类器（见图 9-13，非侵入式 BCI 的实际 ROC 曲线）。

2. 分类正确率

分类正确率（classification accuracy，ACC）定义为正确分类的样本数与样本总数的比值，可通过如下公式由混淆矩阵 M 得到：

$$ACC = \frac{TP + TN}{TP + FN + FP + TN} \tag{5-15}$$

于是，可定义错误率 $err = 1 - ACC$。当每一类的样本数目相同时，机会水平 $ACC_0 = 1/N_Y$，其中 N_Y 表示类别数。

3. Kappa 系数

另一种有用的性能评估方法是 kappa 系数（Cohen's κ）：

$$\kappa = \frac{ACC - ACC_0}{1 - ACC_0} \tag{5-16}$$

由定义可知，kappa 系数与每类样本的数目和类别数无关。$\kappa = 0$ 意味着机会水平的表现，$\kappa = 1$ 意味着最好的分类。$\kappa < 0$ 意味着分类性能差于机会水平。

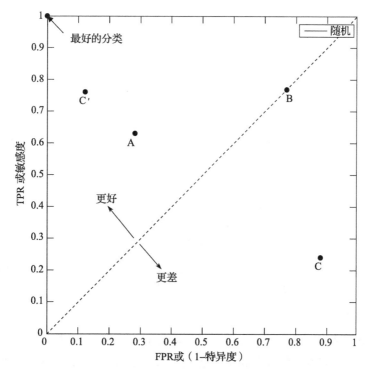

图 5-7　ROC 空间。TPR 表示真阳性率，或者正值被正确判断为正值的比例（有时称为"敏感度"或"召回率"）。FPR 表示假阳性率（它等于 1 减去特异度，特异度指负值被正确判断为负值的比例）。A 和 C' 是比机会水平（随机）表现得更好的分类器，而 B 是指处于机会水平的分类器。C 表现得比机会水平明显更差。最好的分类器位于左上角的位置，其 TPR 为 1，FPR 为 0。理想情况下，我们希望分类器尽可能地接近左上角的位置（图：改编自维基百科）

4. 信息传输率

为了比较 BCI 的性能，同时考虑 BCI 的正确率和速度是非常重要的。BCI 可以视为一种通信渠道，因此可以利用信息理论的概念，根据比特率或者信息传输率（information transfer rate，ITR）来量化 BCI 的性能，比特率或 ITR 表示系统在单位时间内传输的信息量。这种评估方法同时考虑了速度和正确率。

假设 BCI 在每次试验中提供了 N 个可能的选择（或类别），并且每一类成为受试者期望选择的那一类的概率相同。同样再假设想选择的类别实际上被选择的概率 P 总是相同的（注意 $P = ACC$）。其他类别（如不想选择的类别）中的每一类有着相同的被选择概率（如 $(1 - P)/(N - 1)$）。于是，利用信息论的概念（见 Pierce [1980]、Shannon 和 Weaver [1964]），ITR（或比特率）可表示为：

$$B = \log_2(N) + P \log_2(P) + (1 - P) \log_2(1 - P)/(N - 1) \tag{5-17}$$

用 bit/trial 来评估（B 除以用分钟表示的试验持续时间得到 bit/min 表示的传输率）。

图 5-8 将 ITR 描绘为不同 N 值下的 BCI 正确率（如 P）函数。虽然不一定总能满足推导 B 时所做的上述假设，但是 B 提供了一个能够获得的性能上限。

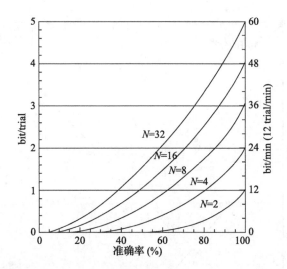

图 5-8   信息传输率（ITR）。当可能的类别数目（如 N）为 2，4，8，16 或 32 时，ITR 以 bit/trial 和 bit/min 表示（数据显示为 12 trial/min）（源自 Wolpaw 等人，2000）

5. 交叉验证

这里要简要讨论的最后但也很重要的问题是对错误率 err 的估计。为了获得对错误率的真实估计，分类器通常在测试数据上进行测试，该测试数据不同于训练分类器的数据。一种方法是将给定的输入数据集简单地划分为两个子集，一个子集用于训练，另一个子集用于测试（hold out 方法），但是这种方法对数据怎样划分很敏感。一种更复杂的方法是 K 折交叉验证：将数据集划分为 K 个维数大致相同的子集，其中 $K-1$ 个子集用于训练分类器，剩下的子集用于测试。对分类器进行 K 次训练和测试，产生 K 个不同的错误率 err_k。总的错误率可通过计算各 err_k 的平均值得到：

$$err = \frac{1}{K} \sum_{k=1}^{K} err_k \tag{5-18}$$

上述 K 折交叉验证存在不同的变型。比如留一法交叉验证是 K 折交叉验证的一种极端形式，该方法中的 K 等于训练样本的数目。另一种改进方法试图减少数据具体分割方式的影响，K 折交叉验证重复 N 次，产生 $N \cdot K$ 个错误率 err_i，最终错误率为 $N \cdot K$ 个错误率的平均值。

在很多的应用中，一般将数据集划分为三个子集：一个用于确定分类器参数的训练子集，一个用于调整分器参数的验证子集，一个用于报告优化分类器性能的测试子集。虽然这些过程的计算量大，但它们对提高分类器的泛化能力起着重要作用。

5.2   回归方法

在 5.1 节中，分类是将输入映射为有限个数类别中的一个。它可视为函数逼近问题在输出为离散情况下的一个特例。当输出是连续的，即输出是实值标量或矢量，这一问题就等效于回归。与分类的情况一样，给定一个包含 N 个样本的训练集，样本表示为输入输出向量对（$\boldsymbol{u}^m$，$\boldsymbol{d}^m$），其中 $m = 1$，…，N，希望构建一个函数将任意的输入向量映射为适合的输出。在讨论非线性和概率回归方法之前，先讨论最简单的回归形式，线性回归（如图5-9）。

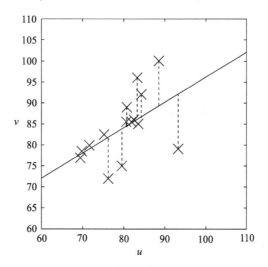

图5-9　线性回归。线性回归寻找 u 的线性函数（图中的直线）来减少输出误差的平方和（如数据点到直线的垂直距离）（改编自 Barber，2012）

5.2.1　线性回归

　　线性回归假设产生数据的向量函数是线性的，如输出向量是输入向量的线性函数。为了更好地说明线性回归，考虑输入 $\boldsymbol{u}$ 是 K 维向量（如 K 个神经元的放电率），输出 v 是标量值（如末端效应器位置）的特殊情况。于是，输出由线性函数给出：

$$v = \sum_{i=1}^{K} w_i u_i = \boldsymbol{w}^\mathrm{T} \boldsymbol{u} \tag{5-19}$$

式中，$\boldsymbol{w}$ 是需要由训练数据来确定的"权"向量或线性滤波器[⊖]。线性最小二乘回归寻找能减少所有训练样本的输出误差平方和（见图5-9）的权向量 $\boldsymbol{w}$：

$$E(\boldsymbol{w}) = \sum_m \left(d^m - v^m \right)^2$$
$$= \| \boldsymbol{d} - \boldsymbol{U}\boldsymbol{w} \|^2 \tag{5-20}$$

式中，$\boldsymbol{d}$ 是训练输出向量，$\boldsymbol{U}$ 是输入矩阵，矩阵的行是来自训练集的输入向量 $\boldsymbol{u}$，$\| \ \|$ 是向量中各个元素平方和的平方根。为了减少误差，对关于 $\boldsymbol{w}$ 的 E 求导，并将求导结果置为0，得到：

$$2 \cdot \boldsymbol{U}^\mathrm{T} (\boldsymbol{d} - \boldsymbol{U}\boldsymbol{w}) = 0,$$

可以构造一个恒定的偏移量，如，$v = \boldsymbol{w}^\mathrm{T}\boldsymbol{u} + c$，用 $\begin{bmatrix} \boldsymbol{u} \\ 1 \end{bmatrix}$ 替代公式（5-19）中的 $\boldsymbol{u}$，将 c 作为 $\boldsymbol{w}$ 中的一部分来进行估计。

$$即\ U^T U w\ =\ U^T d,$$
$$即\ w\ =\ (U^T U)^{-1} U^T d \tag{5-21}$$

上式的最后一步假定 $(U^T U)^{-1}$ 存在。用于减少输出误差的权向量是由训练数据规定的输入和期望的输出的函数。估计权向量的上述方法有时也被称作广义逆法（矩阵 $(U^T U)^{-1} U^T$ 是"伪逆"的）。

正如将在本书后面的章节中看到的，已经证明线性回归在很多侵入式 BCI 中是非常有效的。它速度快且易于计算，主要缺点是在某些应用中对模型过于简化，例如，在非侵入式 BCI 应用中，大脑信号转化为控制是典型的非线性映射。此外，它也没有在输出中提供任何关于不确定性的估计。

5.2.2 神经网络与反向传播算法

自二十世纪八十年代发现反向传播学习算法以来，神经网络就成为了用于非线性函数逼近的流行算法。本节简要回顾用于非线性回归的多层 sigmoid 神经网络，并从第一原理推导了反向传播算法。

当讨论分类技术的时候（5.1 节），涉及了感知器，它是一种神经网络，其中的每个"神经元"使用阈值输出函数对输入的加权和进行处理。阈值函数对分类是有用的，但对非线性回归没有用，对回归来说，流行的选择是 sigmoid（或逻辑）输出函数：

$$v\ =\ g(w^T u) \tag{5-22}$$

式中，

$$g(x)\ =\ \frac{1}{1 + e^{-\beta x}} \tag{5-23}$$

如图 5-10 所示，sigmoid 函数可以看做阈值函数更平滑的版本：它将输入压缩到 0 到 1 之间，用参数 β 控制函数的斜率（β 值越大，sigmoid 函数越接近阈值函数）。sigmoid 函数也容易求导，当要对反向传播学习规则进行如下的推导时，这一点将变得很重要。

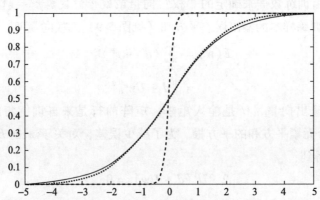

图 5-10   sigmoid 函数。实线表示 $\beta = 1$ 时的 sigmoid 函数，虚线表示 $\beta = 10$ 时的 sigmoid 函数。β 越大，sigmoid 越接近阈值为 0 的阈值（或阶梯）函数。为了便于比较，标准正态分布的累积分布如点划线（接近实线）所示（源自 Barber，2012）

对非线性回归来说，我们感兴趣的是包括多层神经元的网络，网络中上一层的输出作为下一层神经元的输入。最常见的一种多层网络是包含一个输入层、一个"隐藏"层和一个输出层的三层网络。至少在理论上已经证明，这种网络能够通过隐藏层中足够多的神经元逼近任何非线性函数。下面我们将关注这种网络（使用一个隐藏层）。

假定有一个由 sigmoid 神经元构成的三层网络（图 5-11），矩阵 V 表示输入层到隐藏层的权重，矩阵 W 表示从隐藏层到输出层的权重。输出层中第 i 个神经元的输出可表示为：

$$v_i = g\Big(\sum_j W_{ji} g\big(\sum_k V_{kj} u_k \big) \Big) \tag{5-24}$$

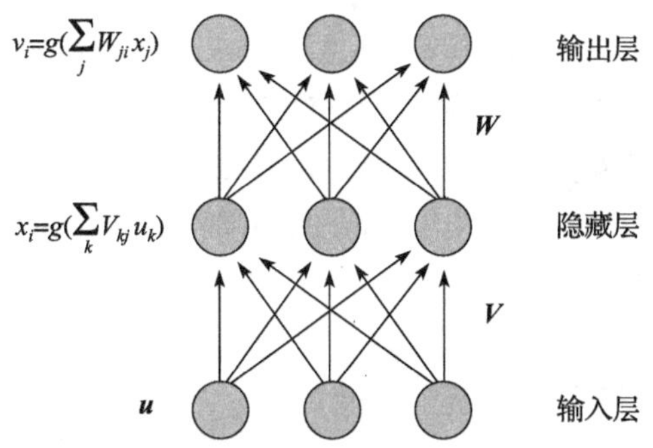

图 5-11 三层神经网络。隐藏层的每个神经元将其输入的加权和通过非线性函数 g 产生输出 x_j。输出层神经元将这些 x_j 加权求和，并将结果通过函数 g 产生神经网络的输出

正如上面介绍的线性回归那样，目标也是要减少训练数据期望的输出向量与由网络产生的实际输出向量之间的误差。对训练数据中每个输入，其误差如下：

$$E(W, V) = \frac{1}{2} \sum_i (d_i - v_i)^2 \tag{5-25}$$

这里需要注意两点：（1）由于 sigmoid 非线性函数的存在，不能像之前在线性回归中的处理一样，通过将 E 的导数置零来导出权重的解析表达式。（2）只知道输出层的误差（前面求 E 的表达式）；因此，需要反向传播误差信息到网络的更低层，以便能够根据它们对输出误差的贡献，成比例地修正权重（这一问题有时也称为"信任分配"问题）。反向传播算法可作为这两个问题的解决方案。

反向传播算法试图通过让权重 W 和 V 的函数 E 的梯度下降来减小输出误差函数 $E(W, V)$。这意味着更新与 $-\frac{\partial E}{\partial W}$ 和 $-\frac{\partial E}{\partial V}$ 成正比的权重，直到权重的变化变小，表明已经达到了误差函数的局部最小值。如下所示，利用微积分的链式法则能很容易地导出用于更新权重 W 外层的表达式：

$$W_{ji} \leftarrow W_{ji} - \varepsilon \frac{\mathrm{d}E}{\mathrm{d}W_{ji}}$$

$$\frac{dE}{dW_{ji}} = -(d_i - v_i)g'\left(\sum_m W_{mi}x_m\right)x_j \tag{5-26}$$

式中，←表示左边的表达式被右边的表达式代替，ε 是 "学习率"（0 到 1 之间的正数），g' 是 sigmoid 函数 g 的导数，x_j 是隐藏层神经元 j 的输出：$x_j = g\left(\sum_k v_{kj}u_k\right)$。

用于更新权重 V 内层的表达式也能利用链式法则获得：

$$V_{kj} \leftarrow V_{kj} - \varepsilon \frac{dE}{dV_{kj}} \quad \text{但是} \frac{dE}{dV_{kj}} = \frac{dE}{d_{x_j}} \cdot \frac{dx_j}{dV_{kj}}$$

$$\text{因此} \frac{dE}{dV_{kj}} = \left[-\sum_i (d_i - v_i)g'\left(\sum_m W_{mi}x_m\right)W_{ji}\right] \cdot \left[g'\left(\sum_n V_{nj}u_n\right)u_k\right] \tag{5-27}$$

可以看到，输出误差 $(d_i - v_i)$ 影响了权重内层的更新，可以在每一层中通过对非线性激活函数（sigmoid）求导来适当调整输出误差。误差被反向传播到更低层，因而算法由此得名。尽管这种网络容易对训练数据过度拟合而导致泛化能力差，这种学习过程还是可以推广到任意数量的层，包括含有很多隐藏层的 "深层" 网络。大多数的 BCI 应用趋向于使用三层网络，如前面介绍的那种，并使用交叉验证（见 5.1.4 节）来决定隐藏层神经元的数量。

5.2.3　径向基函数网络

考虑前面已经讨论过的线性回归模型：

$$v = \mathbf{w}^T\mathbf{u} \tag{5-28}$$

提高这种线性模型功效的一种方式是使用一组 M 维固定的非线性基函数（或 "特征"）φ_i，它们是由输入向量 $\mathbf{u}$ 定义的：

$$v = \mathbf{w}^T\boldsymbol{\varphi}(\mathbf{u}) \tag{5-29}$$

式中，$\boldsymbol{\varphi}(\mathbf{u})$ 为 M 维向量 $[\varphi_1(\mathbf{u}) \cdots \varphi_M(\mathbf{u})]^T$。

然后可以使用前面讨论的线性回归中所用的方法来估计给定的一组基函数的权向量 $\mathbf{w}$。如果每个基函数 φ_i 仅与到 "中心" $\boldsymbol{\mu}_i$ 的径向距离（如欧氏距离）有关，那么 $\varphi_i(\mathbf{u}) = f(\|\mathbf{u} - \boldsymbol{\mu}_i\|)$，生成的模型称为径向基函数（radial basis function，RBF）网络。RBF 网络可以看做三层神经网络，其中输入层与隐含层之间的连接存储着均值 $\boldsymbol{\mu}_i$，隐含层神经元的输出为 $\varphi_i(\mathbf{u})$，网络的输出 v 是隐含层神经元输出的线性加权组合（见图 5-12a）：

$$v = \sum_{i=1}^{M} w_i\varphi_i(\mathbf{u}) = \mathbf{w}^T\boldsymbol{\varphi}(\mathbf{u}) \tag{5-30}$$

常用的基函数是 "高斯核"（图 5-12b）：

$$\varphi_i(\mathbf{u}) = \exp(-\|\mathbf{u} - \mathbf{u}_i\|^2/2\sigma^2) \tag{5-31}$$

这就产生一个将输入映射为输出的混合高斯表达式。

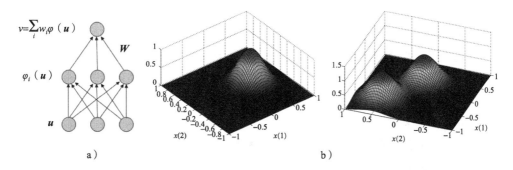

图 5-12 径向基函数（RBF）网络。a）三层神经网络实现的径向基函数网络。隐含层神经元代表基函数，输出神经元计算隐含层输出的线性加权和；b）（左图）$\mu = [0\ 0.3]^{\mathrm{T}}$，$\sigma = 0.25$ 的高斯基函数的输出。（右图）$\mu_1 = [0\ 0.3]^{\mathrm{T}}$，$\mu_2 = [0.5\ -0.5]^{\mathrm{T}}$ 的两个高斯基函数的组合输出（b 部分改编自 Barber, 2012）

5.2.4 高斯过程

前面讨论的回归方法的主要缺点是它们无法估计输出预测值的置信度。例如，在训练样本很多的输入空间区域，期望算法的输出结果是比较确定的；而在训练样本不足或不存在的输入空间区域，期望算法的输出结果是不确定的。高斯过程回归为其输出结果提供了不确定性的测量。该方法还具有非参数化的优点，即该模型结构能随着数据的变化而变化，而不会保持固定，以适应数据的复杂度。

假设我们使用上一节 RBF 网络中使用过的同一个模型：

$$v = w^{\mathrm{T}}\varphi(u) \tag{5-32}$$

然而，现在采用一种概率方法，假设 w 服从以下分布：

$$p(w) = G(w \mid 0, \sigma^2 I) \tag{5-33}$$

式中，G 表示平均值为 0，协方差为 $\sigma^2 I$ 的多变量高斯（或正态）分布（见附录中关于多变量高斯分布的介绍）。贝叶斯定理中，公式（5-33）中的分布被认为是关于 w 的先验分布。注意到公式（5-33）中关于 w 的概率分布通过公式（5-32）定义了关于函数 $v(u)$ 的概率分布。

给定一组输入数据点 $u_1, \cdots, u_N$，输出值 $v(u_1), \cdots, v(u_N)$ 的联合分布是什么呢？我们可以用向量 v 表示 $[v(u_1), \cdots, v(u_N)]^{\mathrm{T}}$，公式（5-32）可重写为：

$$v = \Phi w \tag{5-34}$$

式中，Φ 为矩阵，其元素为 $\Phi_{ji} = \varphi_i(u_j)$。

由于 v 是高斯分布变量（由 w 的元素给出）的线性组合，因此 v 也是服从高斯分布的，它可由下面公式给出的均值和协方差来完全定义：

$$\mathrm{mean}(v) = E(\Phi w) = \Phi E(w) = 0 \tag{5-35}$$

$$\mathrm{cov}(v) = E(vv^{\mathrm{T}}) = \Phi E(ww^{\mathrm{T}})\Phi^{\mathrm{T}} = \sigma^2 \Phi \Phi^{\mathrm{T}} = K \tag{5-36}$$

式中，K 称为 Gram 矩阵，其元素为：

93

$$K_{ij} = k(\boldsymbol{u}_i, \boldsymbol{u}_j) = \sigma^2 \boldsymbol{\varphi}(\boldsymbol{u}_i)^{\mathrm{T}} \boldsymbol{\varphi}(\boldsymbol{u}_j) \tag{5-37}$$

函数 $k(\boldsymbol{u}_i,\ \boldsymbol{u}_j)$ 称为核函数。

以上关于 $\boldsymbol{v}$ 的模型是高斯过程的一个实例，它可以定义为关于函数 $v(\boldsymbol{u})$ 的概率分布，这使得对任意 N 值关于 $v(\boldsymbol{u}_1),\ \cdots,\ v(\boldsymbol{u}_N)$ 的联合分布都是高斯分布。

在对函数 $v(\boldsymbol{u})$ 无任何先验知识的条件下，假设其均值为 $\boldsymbol{0}$，这意味着高斯过程完全由协方差函数 K 或等效的核函数 $k(\boldsymbol{u}_i,\ \boldsymbol{u}_j)$ 确定。上述例子中的核函数可以通过假设定义于输入 $\boldsymbol{u}$ 的基函数 φ_i 获得，但核函数也可以直接定义。例如，可以使用由下式给出的高斯核函数：

$$k(\boldsymbol{u}_i, \boldsymbol{u}_j) = \exp(-\|\boldsymbol{u}_i - \boldsymbol{u}_j\|^2 / 2\sigma^2) \tag{5-38}$$

核函数可以看做对两个输入之间相似度的测量，它影响函数的平滑度等属性。图 5-13a 与 5-13c 给出了两种不同核（或协方差）函数的样本函数 $v(\boldsymbol{u})$。

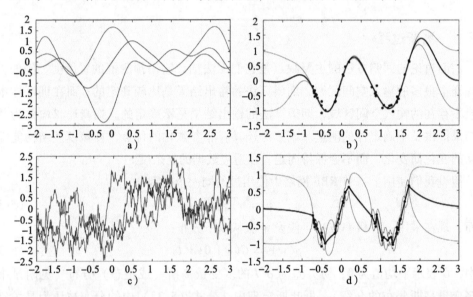

图 5-13　高斯过程（GP）。a) 给出了基于高斯核（或协方差）函数（$\sigma^2 = 1/2$）的先验概率分布得出的三个样本函数；b) 基于一组训练数据（黑色圆点）和 a) 图中高斯协方差函数的后验预测函数。中间的黑色曲线是均值预测，两边的灰色曲线表示标准误差线；c) 与 d) 图分别表示使用 Ornstein-Uhlenbeck 先验函数（见 Barber，2012）的样本和后验预测。这些样本与预测函数不如 a) 与 b) 中的平滑。请注意，b) 与 d) 展现了高斯过程回归的一个优良特性：在训练数据较少的输入空间区域中，函数表现出更大的不确定性（源自 Barber，2012）

一般来说，任意函数都可以用做核函数，只要对于任意输入其相关矩阵 $\boldsymbol{K}$ 是半正定的。核函数的选择需要由应用来决定，而高斯核函数是较为普遍的选择。

为了将高斯过程用于回归，需要为新的输入 $\boldsymbol{u}_{N+1}$ 预测其输出 v_{N+1}，给定的训练数据由向量 $\boldsymbol{v}_N = [v_1,\ \cdots,\ v_N]^{\mathrm{T}}$ 表示的输出组成，相应的输入为 $\boldsymbol{u}_1,\ \cdots,\ \boldsymbol{u}_N$。可以看出（见 Bishop，2006），期望的后验分布 $p(v_{N+1} \mid \boldsymbol{v}_N, \boldsymbol{u}_1, \cdots, \boldsymbol{u}_{N+1})$ 也是高斯分布，其均值和协方差如下所示：

$$\text{mean} = \boldsymbol{k}^{\mathrm{T}} \boldsymbol{C}_N^{-1} \boldsymbol{v}_N \tag{5-39}$$

$$variance = c - \boldsymbol{k}^{\mathrm{T}} \boldsymbol{C}_N^{-1} \boldsymbol{k} \tag{5-40}$$

式中，$\boldsymbol{k}$ 是包含元素 $k(\boldsymbol{u}_1, \boldsymbol{u}_{N+1})$，$i = 1$，$\cdots$，$N$（$\boldsymbol{k}$ 实质上测量每个训练输入与新输入之间的相似度）的向量，$\boldsymbol{C}_N$ 是协方差矩阵，当 $i \neq j$ 时，其元素由 $\boldsymbol{C}_N(\boldsymbol{u}_i, \boldsymbol{u}_j) = k(\boldsymbol{u}_i, \boldsymbol{u}_j)$ 表示，当 $i = j$ 时其元素由 $k(\boldsymbol{u}_i, \boldsymbol{u}_j) + \lambda$ 表示，式中 i，$j = 1$，$\cdots$，N（这里 λ 是与输出上的噪声相关的参数）。标量值 c 定义为 $c = k(\boldsymbol{u}_{N+1}, \boldsymbol{u}_{N+1}) + \lambda$。

从这些公式可以看出，输出 v_{N+1} 的后验分布不仅取决于过去的训练输入和输出（通过 $\boldsymbol{C}_N$ 与 $\boldsymbol{v}_N$），也取决于新的输入（通过 $\boldsymbol{k}$ 与 c）。值得注意的是该方法是非参数化的：之前定义均值和方差的项变成了训练数据维数 N 的函数。该模型展现了本章前面提到的一个优良特性：与训练数据密集的区域相比（图 5-13b 和图 5-13d），在训练数据不足或者不存在的区域，输出预测值的方差较大，反映出更大的不确定性。这个特性对于需要控制自动设备的 BCI 应用（例如，假肢、轮椅或辅助机器人）非常有用。当预测值的不确定性较高时，BCI 可以选择不执行命令，以避免发生可能的灾难性事故（见 9.1.8 节中的应用实例）。一些 BCI 常常不具备这样的能力，这些 BCI 使用无法提供输出不确定性估计值的回归模型，如神经网络。

94
～
95

5.3　小结

构建一个 BCI 一般需要将大脑信号映射为合适的控制信号。这通常利用回归技术或者分类技术来实现，回归技术将神经活动映射为连续的输出信号，分类技术将大脑活动映射为一组给定类别中的一类。在本章中，我们深入研究了一些回归和分类技术，其中一些方法是基于线性假设（LDA、线性回归），而另外一些方法使用了多种类型的非线性函数来提高建模能力（SVM、神经网络、高斯过程）。我们也研究了如何将分类器组合在一起以构建更高效的分类器（bagging、随机森林、boosting）。了解了一些性能指标，如 kappa 系数和 ITR，以及通过交叉验证评估泛化能力。在后面的章节中还会再见到这些技术，它们会被应用到特定的 BCI 任务中。

5.4　问题和习题

1. 描述分类和回归的目的，并提供它们可用于 BCI 的例子。
2. 写出线性二分类中决策边界的公式，并解释如何用它对输入进行分类。
3. 解释 LDA 技术中的权向量 $\boldsymbol{w}$ 和阈值 c 是如何与输入的类条件正态分布相关的。
4. LDA、RDA 和 QDA 之间的主要区别是什么？
5. 描述在从输入数据"学习"获得权向量和阈值参数的方式上，感知器是如何不同于 LDA 的？
6. 什么是多层感知器能够实现而单层感知器不能实现的？
7. SVM 和感知器都使用线性超平面将数据分成两类。当处理新数据时，为什么 SVM 的表现通常胜过感知器？
8. 解释标准 SVM 和软间隔 SVM 之间的区别。哪一种方法可能更适用于大脑数据的分类？为什么？

9. (⁂探索题）什么是"核技巧"？描述它如何能使 SVM 用于处理非线性分类问题并保持其易处理性？

10. 解释 bagging 这种集成分类技术背后的思想。bagging 是如何产生和使用 bootstrap 样本的？

11. (⁂探索题）随机森林是基于决策树的 bagging 技术的一个例子。决策树的每个节点对一个或更多的输入变量进行测试，测试输出指示应选择哪条分支。描述如何由标记的 bootstrap 样本构建决策树。特别是在每个节点上，给定由 m 个随机选择的输入变量构成的子集，我们如何找到这 m 个输入变量的测试，使它能最有效地将样本划分为两类？

12. boosting 这种集成技术是如何不同于 bagging 这种技术的？与 bagging 相比，在哪种情况下 boosting 是更好的选择？

13. 回答下列关于 AdaBoost 的问题：

   a. 在每一轮中是如何选择分类器的？

   b. 写出所选分类器权重的表达式。

   c. 写出集成分类器最终输出的表达式。

14. 描述结合二分类器实现多分类的两种主要方法。

15. 对比用于多分类的 k-NN 和 LVQ 方法。

16. 朴素贝叶斯分类器做出了什么"朴素"假设？做这种假设背后的动机是什么？若有的话，讨论朴素贝叶斯假设用于大脑数据可能失败的例子。

17. 给出用于三分类器的混淆矩阵，依据矩阵中的元素写出其正确率的表达式。

18. 当改变分类器的其中一个参数时，它会呈现出如下所示的性能，绘制各性能状态下的 ROC 曲线，写出其正确率（ACC）。假定训练数据集中，阳性的数目为 50，阴性的数目为 30。

   a. 5 个假阳性，25 个假阴性

   b. 10 个假阳性，5 个假阴性

   c. 20 个假阳性，0 个假阴性

19. 计算第 18 题（a)、(b) 和（c）三种情况下的 kappa 系数，假定分类为二分类。

20. 通过分析信息传输率（ITR）的定义（公式 5-17），解释 ITR 是如何获取一个诸如 BCI 系统的速度和正确率的。

21. 与仅使用在训练数据上获得的错误率相比，为什么交叉验证是用于评估分类器性能的有用方法？

22. 对比下列用于交叉验证的方法：

   a. Hold out 方法

   b. K 折交叉验证

   c. 留一法

23. 在 5.2.1 节中，推导了广义逆法来获得线性回归的权重 w。在什么条件下这种伪逆存在？（提示：考虑 U 的列向量之间线性无关）。如果这个条件不能满足，你能想出确保近似伪逆存在的方法吗？

24. 考虑神经网络中的神经元有线性激活函数，如每个神经元的输出函数是 $g(x) = bx + c$，其中 x 是神经元输入的加权和，b 和 c 是两个固定的实数。

    a. 假定有一个单一的神经元，其线性激活函数 g 的输入为 $u_0, \cdots, u_n$，权重为 $W_0, \cdots, W_n$。如果实际输出为 d，根据输入和权重写出平方误差函数。

    b. 基于（a）中误差函数的梯度下降，写出神经元的权重更新规则。

    c. 现在考虑由 m 个单元的隐藏层、n 个输入单元和一个输出单元的线性神经元构成的网络。给定输入隐藏层的一组权重 w_{kj}，隐藏输出层的权重 W_j，写出作为 w_{kj}、W_j 和输入 x 的函数的输出单元公式。表明不含隐藏单元的单层线性网络也能实现相同的功能。

    d. 若已获得（c）的结果，关于 N 个隐藏层线性网络在 $N = 1, 2, 3, \cdots$ 时的计算能力，可以得出什么结论？

25. 与径向基函数（RBF）网络相比，将高斯过程用于回归有什么优点和缺点？

构 建 系 统

第 6 章　构建 BCI

构建 BCI

前面章节介绍了神经科学、记录与刺激技术、信号处理、机器学习的基本概念，现在准备将这些概念集合在一起，考虑构建一个实际 BCI 的过程。

6.1　BCI 的主要类型

目前可以将 BCI 大致分为三种主要类型：

- **侵入式 BCI**：这种类型对大脑内部的神经元进行记录或刺激；
- **半侵入式 BCI**：这种类型对大脑表层或者大脑神经进行记录或刺激；
- **非侵入式 BCI**：这种类型在不穿透皮肤或颅骨的情况下对大脑进行记录或刺激。

对于上述每类 BCI 还可以按下列方式进一步分类：

- 只记录大脑信号（并将神经数据转化为外部设备的控制信号）；
- 只对大脑进行刺激（并在大脑中引起特定期望模式的神经活动）；
- 对大脑进行记录和刺激。

在接下来的五章中，我们将遇到上述 BCI 主要类型的实例。在继续介绍这些 BCI 实例之前，有必要先讨论一下研究人员用于构建 BCI 的大脑反应的一些主要类型。

6.2　对构建 BCI 有用的大脑反应

6.2.1　条件反射

神经回路的可塑性是它们最重要的特性之一，这允许神经元的反应可以根据输入进行调节。在很多情况下，可塑性是由动物获得的奖励进行调节的。由俄罗斯科学家 I. Pavlov 第一个演示的巴甫洛夫（或经典）条件反射就是这种可塑性的一个众所周知的行为学例子：狗最初只对食物有分泌唾液的反应，在响铃始终伴随着有食物刺激出现时，狗开始对响铃也有分泌唾液的反应。在这个例子中，响铃被称为条件刺激，而分泌唾液被称为条件反射。相反，在工具性（或操作性）条件反射中，动物只能在完成适当动作（例如，按压杠杆）之后才能得到奖励。在这种情况下，当奖励总是伴随着按压杠杆的动作出现时，按压杠杆的动作就变成条件反射。

条件反射也见于单个神经元与神经网络中。在最早的脑机接口演示中（见 7.1.1 节），华盛顿大学的 Eberhard Fetz 利用了条件反射的思想，证明了灵长类动物运动皮质中单个神经元的活动可以通过条件反射来控制模拟仪表指针。指针的运动直接与神经元的放电率相耦合，当指针跨过某个阈值时，猴子受到奖励。多次训练之后，猴子学会了通过增加被记录神经元的放电率来持续地移动指针，使它超过阈值。这就是操作性条件反射的一个例子，产生奖励的动作（指针运动）与被记录神经元的增强性活动（条件反射）相耦合。

条件反射同样可以在数量众多的神经元中得到。例如，多次训练之后，人类受试者能控制从头皮记录的 EEG 信号特定频带的能量（9.1.1 节）。在这些试验中，能量通过一个固定的映射函数与电脑屏幕上的指针移动相耦合，其目标是沿着预想的方向移动鼠标去击中目标。受试者逐渐学会通过调节映射函数中用到的特定频带的能量来控制指针的移动。在这种情况下，条件反射发生于神经元群这个层次，并涉及大量神经元的活动，通过调节这些神经元来适当增加或者减少期望的频带的能量。

总的来说，单个神经元与神经元网络的响应都是可以调节的，响应是神经活动与外部动作（如指针移动）、奖励相耦合的结果，而奖励需要视适当动作的执行情况而定（比如击中目标）。

6.2.2　集群行为

初级运动皮质的神经元对各种运动属性进行编码，例如肢体的运动方向、速度、力量等。在一系列开创性的试验中，Georgopoulos 与同事证明了运动可以用集群编码表示（Georgopoulos 等人，1988）。例如，在关于运动方向的试验中，集群中的神经元根据它们首选运动方向与实际运动方向的接近程度产生锋电位。运动的实际方向可以由神经元首选方向的加权组合来预测，其中每个神经元的权重为神经元的放电率（更多细节见公式 7-1 与图 7-3）。解码运动方向的这种方法有时也称为集群向量（population vector）解码。

能够从神经元集群的活动中提取与运动相关的变量这一事实是研究脑机接口的重要发现，因为这个发现使得利用相同的集群运动行为控制假肢和其他设备的运动得以实现。正如将在第 7 章中要讨论的，一些在动物上进行验证的最令人印象深刻的脑机接口实验都是使用回归技术将集群运动行为映射为假肢设备的适当控制信号。

6.2.3　想象运动和认知行为

在用于人类的脑机接口上广泛使用的第三种类型的大脑反应是当受试者自主地想象做特定动作（称为运动想象）时所产生的神经行为。通常想象运动产生的神经行为在时空上与实际运动产生的神经行为相似，但幅值更小（见 Miller 等人，2010）。多种机器学习算法（一般为分类器）可用于区分两种或者更多种类的想象运动，使得每种想象行为可以映射为一种特定的控制信号（如向上移动指针）。已经注意到，当受试者在学习控制指针的时候接收到反馈，由想象的运动引起的最初较弱的反应会变得更强。最终，在一些受试者中，指针控制时由想象引起的神经行为甚至能超过实际运动过程中观察到的神经行为（Miller 等人，2010）。

与想象运动类似，研究人员也可以要求人类受试者执行心算或者想象人脸等认知

102

任务。如果这些识别任务有足够大差别，被激活的大脑区域也将是不同的，使用 EEG 等方式记录到的大脑活动能够利用从受试者采集的原始数据集训练的分类器进行辨别。每种认知任务映射为一种控制信号（如执行心算映射为向上移动指针）。因而这种方法十分依赖于能可靠区分不同认知任务的神经行为模式，这使得认知任务的选取变成了重要并具有技巧性的试验设计方案。

6.2.4   刺激诱发行为

最后一类对 BCI 有用的大脑信号是基于大脑对特定类型的刺激所产生的固定神经行为。一个特别重要的例子是在 EEG 记录中观察到的 P300（或 P3）信号，如此命名是因为它出现于 EEG 信号中的正向偏移，发生在刺激出现后的大约 300 毫秒。P300 是"事件相关电位"（event-related potential，ERP）或者"诱发电位"（evoked potential，EP）的一个例子，它由不常见或者不可预测的刺激诱发产生，比如受试者能注意到的出现于某个位置的闪烁条。尽管部分 P300 信号也源自颞叶与额叶，但通常在顶叶区能观察到最强的信号。产生 P300 的准确神经机制目前还不清楚：多种大脑结构，比如顶叶皮质、扣带回、颞顶皮质、以及边缘结构（海马体，杏仁核），都曾经被视为产生 P300 的基质。

诱发电位的其他常见类型包括稳态视觉诱发电位（steady state visually evoked potential，SSVEP）、N100 和 N400。SSVEP 是当受试者注视以特定频率（如 15 Hz）闪烁的视觉刺激（如棋盘状图案）时，诱发视觉皮质的神经元群产生的响应。使用 EEG 等方法记录的相关大脑信号在其功率谱的刺激频率和谐波频率处出现峰值。如果不同的频率与不同的选择相关，则 BCI 可以通过检测峰值出现的位置来解码受试者的选择。

N100（或 N1）是在不可预测的刺激出现之后大约 100 毫秒出现的负向电位，它主要分布于头的前部与中部区域。通常在该信号之后还会出现一个正波（被称为 P200），形成"N100-P200 复合信号"。例如，N100 在突然的大噪声刺激下会产生，但如果声音是受试者自己发出的，则不会产生信号。

N400 是电位负向偏移的另外一个例子，其峰值在刺激之后大约 400 毫秒出现，刺激信号为特定、不一致但可能有意义的输入，例如说话时夹杂在语句中语义不恰当的词语。N400 一般分布于头皮的中部和顶叶位置。N400 与称为错误电位（error potential，ErrP）的另一种类型的电位相似，错误电位是在执行某动作之后观察到有错误时诱发产生的（见 9.1.6 节）。

6.3   小结

在前面章节中对大脑信号获取、信号处理、机器学习这些基本技术进行回顾之后，我们从本章开始构建完整的 BCI 系统之旅。熟悉了 BCI 的主要类型，讨论了研究者用于构建 BCI 所采用的大脑反应，范围从条件反射、集群行为到运动和认知想象和刺激诱发反应。前两种类型主要用于侵入式 BCI，而后两种类型主要用于非侵入式 BCI。在下章中，我们将开始在侵入式 BCI 世界的旅程，展开对 BCI 的深入研究。

104

6.4 问题和习题

1. 列出三种 BCI 的主要类型，描述它们之间的差异，比较它们的优缺点。

2. 解释经典条件反射与操作性条件反射的差别，哪一种已被用于构建 BCI？是如何构建的？

3. 描述用于解码运动皮质活动的集群向量方法，讨论其如何用于 BCI 中控制假肢。

4. 讨论想象运动与认知行为是如何与适当的机器学习技术相结合来控制电脑屏幕上的指针的。基于你的设计，讨论在基于想象运动和基于认知行为的两种控制中，哪一种更加自然。

5. 描述以下诱发电位（EP）的重要特征：

   a. P300

   b. SSVEP

   c. N100

   d. N400

6. (∗探索题) 进行头脑风暴，考虑能够使用第 5 题中列出的（a）~（d）诱发电位构建 BCI 的可能方式，实现从菜单中选择某一项的功能。

BCI 的主要类型

侵入式 BCI

BCI 技术的重大进展部分来自于基于侵入式记录方式的 BCI。正如第 3 章所述，侵入式记录方法可以实现对单个神经元或神经元集群活动信息的记录。本章将介绍在人和动物身上使用侵入式 BCI 所取得的成就。

7.1 侵入式 BCI 的两个主要范式

7.1.1 基于操作性条件反射的 BCI

许多用于动物的 BCI 都是基于操作性条件反射的，这种现象在 6.2.1 节中讨论过。在操作性条件反射实验中，动物选择执行适当的动作，如按下控制杆，就会获得奖励。如此重复训练后，动物就学会了执行某种动作以获取奖励。在一种 BCI 范式中，如果动物能用适当的方式选择性地激活一个神经元或神经元集群，实现对指针或假肢设备的移动，它就能获得奖励。

1. 早期的 BCI 研究

20 世纪 60 年代末，位于西雅图的华盛顿大学的 Eberhard Fetz 在一个最早的 BCI 实验中利用操作性条件反射的思想，证明了灵长类动物的运动皮质中单个神经元的活动能对控制模拟仪表指针产生条件反射（Fetz，1969）。指针的运动直接与神经元的放电率相耦合：当指针跨过某个阈值时，猴子受到奖励。多次实验之后，猴子学会了通过增加被记录神经元的放电率来持续地移动指针，使它超过阈值（图 7-1）。在这个操作性条件反射的例子中，产生奖励的动作（指针运动）与被记录神经元的增强性活动（条件反射）相耦合。

操作性条件反射对 BCI 来说仍然是一种重要技术，因为它不需要复杂的机器学习算法，而是依靠大脑卓越的能力，学习如何实现对外部设备的控制。仅仅依赖于条件反射也带来潜在的缺点，要实现对复杂设备的控制可能需要相当长的训练时间。这就激发了对"互适应" BCI 的研究，使大脑和 BCI 系统都能适应于快速实现对设备的控制（见 9.1.7 节）。

2. 近期的发展

Fetz 和同事们继续证明了操作性条件反射对 BCI 的作用（Fetz，2007；Moritz 和 Fetz，2011）。在一组实验中，Moritz 和 Fetz 探索了是否能通过提供神经活动的视觉反馈，并在放电率发生变化时给予猴子奖励，使猴子能控制单个皮质细胞的放电率。记录神经元的位置位于前中央（运动）皮质和后中央（躯体感觉）皮质。在 BCI 模式下，猴子调节多达 250 个不同神经元的活动，使指针沿着一维方向移动到目标，这要求高或者低的放电率（图 7-2）。特别地，记录的神经元锋电位之间的间隔用 0.5ms 的滑窗作平均处理，这被连续地映射为指针位置。

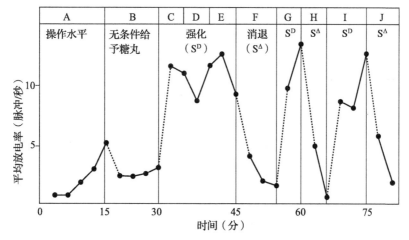

图 7-1 早期的 BCI 研究展示了通过运动皮质活动控制仪表。图中显示了在不同时段控制仪表指针的运动皮质神经元的平均放电率，这些时刻为：初始阶段（操作水平），非随机阶段（以香蕉味的糖丸作为奖励，该奖励和神经放电率无关），强化（S^D）阶段（奖励与高放电率和超过阈值的仪表指针偏转相关），消退（S^Δ）阶段（没有奖励或来自仪表的视觉反馈）。正如图中所观察到的（S^D 阶段），猴子学会了将记录的皮质神经元的放电率增加到足够高的水平，使仪表指针发生偏转以超过预设的阈值，从而获得奖励（图改编自 Fetz, 1969）

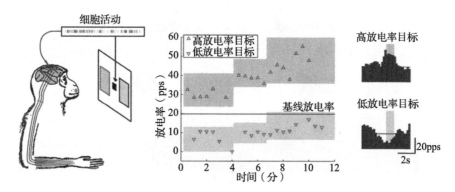

图 7-2 通过单个细胞的操作性条件反射实现指针的 BCI 控制。指针的位置（黑色小方块）是根据细胞的放电率画出的。放电率高的目标（左侧的虚线矩形）和放电率低的目标（右侧的实线矩形）均表示出来，猴子需要增加或降低放电率来移动指针至所示目标处。中间的图显示了保持每个随机出现的目标 1s 时的平均放电率（每秒的脉冲数，pps）。右边的柱状图给出了获取每个目标时的细胞活动平均值。各个柱状图的阴影区表示目标保持时期，水平线表示基线放电率（改编自 Moritz 和 Fetz, 2011）

目标获取率从练习开始到最佳表现为止提高了两倍以上：在每个细胞进行平均 24±17 分钟的练习之后，猴子的表现从每分钟 6.4±4.5 个目标增加到 13.3±5.6 个目标。猴子对每个目标能维持 1s 的放电率，其中一些细胞甚至能维持 3s。基于这些结果，Fetz 和 Moritz 建议将单个皮质细胞的活动直接转换为控制信号，这可作为一种有效的 BCI 设计策略，它是基于对预期运动方向进行集群解码策略的补充（见下一节）。

7.1.2 基于集群解码的 BCI

操作性条件反射完全依赖于使用者可靠稳定地调节脑活动来执行 BCI 任务的能力。然而，这可能需要大量的练习，并且对于一些受试者和一些任务来说，可能很困难或者是不可能实现的。

另一种策略是依靠数学技术解码 BCI 控制信号，这些信号产生于诸如手臂运动等运动期间激活的神经元。正如在 6.2.2 节中所述，初级运动皮质的神经元采用集群编码表示运动的多种属性，如肢体的运动方向、速度、力量等。举例来说，在表示运动方向时，集群的神经元根据它们期望的运动方向与实际的运动方向距离的远近来放电。对实际运动方向 d 的预测可以达到一个合理的程度，方向表示为神经元期望方向 p_i 的加权和：

$$\hat{d} = \sum_i p_i \left(\frac{r - r_0}{r_{max}} \right)_i \tag{7-1}$$

式中，r 是每个神经元当前的放电率，r_0 是该神经元的基线放电率，r_{max} 是最大平均放电率。图 7-3 表明通过集群向量方法预测的方向十分接近于猴子的实际运动方向。

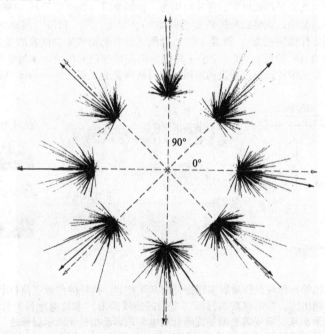

图 7-3　运动皮质集群向量预测的运动方向与实际手臂运动方向的比较。实际手臂运动是沿着 8 个放射状向外的方向，如图中间隔 45 度的虚线箭头所示。8 组无箭头的线表示神经元期望的方向乘以放电率。每一组向量的和由实线箭头表示，这些箭头代表集群向量，近似指示 8 个方向之一的实际运动方向（源自 Kandel 等人，1991）

运动相关的变量能从神经元集群的活动中提取出来这一事实是 BCI 技术的一项重要发现，因为这一发现使得用相同的集群运动活动来控制假臂的移动或其他外部设备得以实现。正如后文所讨论的，一些令人印象深刻的用于动物的 BCI 实验都采用回归技术将集群运动活动映射成假肢设备的适当控制信号。

7.2　应用于动物的侵入式 BCI

7.2.1　控制假臂和手的 BCI

1999 年，一个早期的基于集群活动的 BCI 在 Nicolelis 实验室得到验证（Chapin 等，1999）。在这个 BCI 中，研究人员训练大鼠去推动装有弹簧的控制杆，以适当地移动机械臂作用于滴水器，这样大鼠可以得到水作为奖励（图 7-4）。实验通过多电极阵列（3.1.1 节）记录了大鼠在执行操作时初级运动皮质和丘脑腹外侧核（ventrolateral thalamus，VL）多达 46 个神经元的活动。

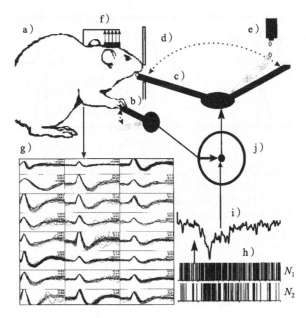

图 7-4　用于大鼠的侵入式 BCI。a）训练大鼠去推动控制杆；b）适当地移动机械臂；c）从静止位置通过障碍物中的槽；d）到达滴水器；e）获得水；f）多电极阵列被植入初级运动皮质和VL 中，记录多达 46 个不同神经元的活动；g）24 个神经元的锋电位波形（叠加的）；h）时长为 2s 的两个神经元的锋电位序列；i）神经元集群函数（neuronal population function，NPF）表示由 32 个神经元组成的神经元集群的第一主成分；j）用于决定机械臂受控制杆移动控制还是受 NPF 控制的开关（改编自 Chapin 等人，1999）

将 PCA（见 4.5.2 节）应用于在多次试验中记录的放电率向量（多达 46 维）。对应于最大特征值的主成分作为神经元集群函数（NPF）（图 7-4i）。研究发现对 NPF 进行简单阈值处理能以高准确率预测控制杆移动的起始时刻（比较图 7-5b 和图 7-5c，T 表示阈值）。为了预测控制杆移动的整个轨迹，将 NPF 及对应的控制杆位置分别作为具有反馈连接的神经网络的输入和输出，并用反向传播法来训练网络（5.2.2 节）。经过训练，从测试数据集发现神经网络能准确预测控制杆的移动（图 7-5d）。最后的证明过程包括使用 NPF 直接控制机械臂：在大鼠移动控制杆去获得奖励的 5 分钟进程之后，对机械手臂的控制会突然转换为 NPF 控制模式。如图 7-6 中的例子所示，在大鼠

113

移动控制杆的 9 次试验中的 8 次，NPF 都成功地移动了机械臂，获得了水的奖励。在 15 次试验中，如果能够适当大幅度地移动控制杆，这只特别的动物能百分之百成功地利用其神经活动来获得奖励。有趣的是研究人员发现，在经过一定次数的试验后，许多大鼠都不再直接移动控制杆而是直接利用神经活动来获取奖励。

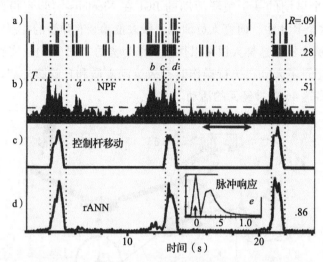

图 7-5　通过神经活动预测控制杆的移动。a）三个神经元产生的锋电位序列和控制杆的移动有低度、中度、高度的相关性（R）；b）从 32 个神经元提取的 NPF；c）控制杆的垂直位置。NPF 超过阈值（位于 T）表明控制杆开始移动；d）将递归神经网络（rANN）应用于 b）中的 NPF，预测控制杆移动的时间和幅度。与 c）中实际的控制杆移动相比较，注意有高度相关值（0.86）的控制杆位置（改编自 Chapin 等人，1999）

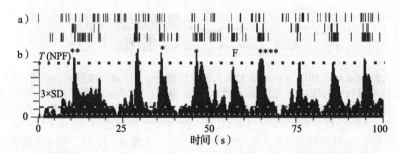

图 7-6　大鼠对机械臂的神经控制。a）转换成 NPF（即，神经元活动为基础）控制机械臂模式后，三个神经元在 100s 内产生的锋电位序列；b）同一时段内的 NPF。星号表示在使用 NPF 信号实时将机械臂成功移动到滴水器的实验中，机械臂移动前在 NPF 中出现的峰值（见文中的详细解释）（改编自 Chapin 等人，1999）

　　在对大鼠进行实验后，Nicolelis、Wessberg 及其同事对两只猴子控制机械臂进行了实验，这是基于从两个大脑半球的三个皮质区：初级运动皮质、背外侧运动前皮质、后顶叶皮质同步记录到的锋电位（Wessberg 等，2000）进行的。他们训练猴子执行两种运动任务，一种是一维的手部运动，另一种是三维的手部运动。在第一种任务中，猴子根据视觉提示将手向左或向右进行一维移动来控制操纵杆的移动（图 7-7）。研究人员采用线性回归算法（5.2.1 节）和人工神经网络（5.2.2 节）来学习在 t 时刻记录

的神经活动 $u(t)$ 和手的位置 $v(t)$ 之间的映射关系。线性回归模型（也称为线性滤波器或维纳滤波器模型）基于如下方程：

$$v(t) = \sum_{i=-m}^{n} w^{\mathrm{T}}(i) u(t-i) + c \tag{7-2}$$

式中，权向量 $w^{\mathrm{T}}(i)$ 和截距 c 可以由记录的训练数据集来确定（见 5.2.1 节中对基于平方误差最小化来确定这些权重的介绍）。

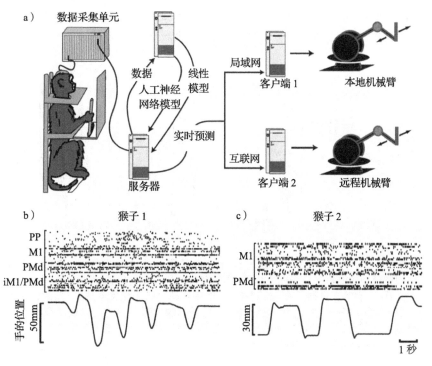

图 7-7　猴子完成一维控制任务用的 BCI。a) BCI 实验装置，该 BCI 使用猴子在进行一维的手部运动时同步记录的皮质神经元数据去控制本地机械臂及远程机械臂。采用线性模型和 ANN 模型分析神经数据来预测手的位置；b) 和 c) 在进行一维的手部运动时，分别从两只猴子的 5 个皮质区和 2 个皮质区记录到的锋电位序列（手的位置数据由下方曲线表示）。PP 指后顶叶皮质；M1 指初级运动皮质；PMd 指背外侧运动前皮质；iM1/PMd 指身体同侧 M1 区和 PMd（改编自 Wessberg 等人，2000）

由 t 时刻的神经活动、t 时刻之前 n 个时间点的神经活动，以及 t 时刻之后 m 个点的神经活动（实际预测时 m 设置为 0）可以预测出 t 时刻手的位置。ANN 的输入和上述线性回归模型的输入相同，但线性回归模型用线性加权求和来预测输出，人工神经网络则用由 15～20 个 sigmoid 函数单元组成的隐含层（见 5.2.2 节）和一个线性输出单元（在三维预测时采用三个输出单元）进行预测。

如图 7-8 中的例子所示，线性和 ANN 方法都能根据神经活动合理地预测手的位置，两种方法在预测精度上没有明显的差别。两种方法的性能用预测值和手实际位置间的相关系数 r 表示，在实验开始的几分钟内相关系数增加，之后其平均值稳定保持在 0.6～0.7（图 7-8c 和图 7-8d）。考虑到神经活动的非平稳性，在整个实验过程中持续用最新记录的 10 分钟数据去更新模型。依次利用预测的手位置信号控制一个本地机械臂及远程机械臂，以模拟猴子的一维手部运动。（图 7-8e）。

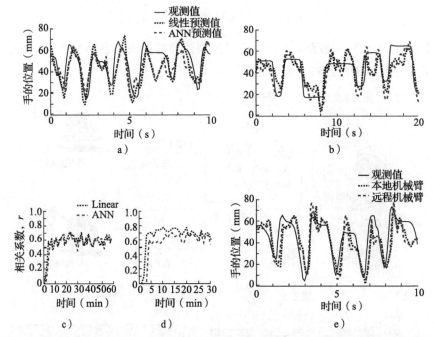

图 7-8   BCI 控制一维手部运动。第 1 只猴子 a）和第 2 只猴子 b）的实验数据，包括观测值（实线）、线性回归模型预测值（点划线）以及 ANN 模型预测值（灰色短划线）；在一个实验期内，第 1 只猴子 c）和第 2 只猴子 d）预测和实际的手移动之间的相关系数 r，预测方法为线性模型（点划线）和 ANN 模型（灰色短划线）；e）手部的实际移动、本地机械臂（点划线）和远程机械臂（灰色短划线）移动的比较，使用的神经数据来自第 1 只猴子，方法为线性模型（改编自 Wessberg 等人，2000）

在第二个任务中，猴子通过三维手部运动抓取随机放在托盘上四个不同位置的食物（图 7-9c）。猴子手部的移动顺序如图 7-9a 和图 7-9b 所示。上述线性和 ANN 模型在预测三维手部运动时都表现良好。图 7-9d 和图 7-9e 给出了两只猴子手部运动的实际轨迹和预测轨迹的示例。尽管存在一些明显的偏差，比如图 7-9d 和图 7-9e 中的轨迹终点，预测轨迹和实际轨迹大致相符。图 7-9f 和图 7-9g 展示了沿 X、Y、Z 轴方向的相关系数，这些反映了预测精度的提高，尤其是在实验早期，随后进入稳定阶段（尽管第 2 只猴子在 X、Y 方向的性能略有降低）。实验人员还发现，由某一个方向（如目标在右侧）的数据学习得到的模型参数可以用于预测另一个方向（如目标在左侧）的手部运动轨迹。

Schwartz、Velliste 及其同事做的另一个实验展示了使用皮质信号控制多关节假肢设备实现了与自然环境的实时交互（Velliste 等，2008）。实验中，猴子用产生自初级运动皮质神经元的响应去控制假臂和夹持器完成一个连续给自己喂食的任务（图 7-10）。当系统将食物递到猴子前面时，猴子必须移动假臂到三维空间中食物任意放置位置的前方，关闭夹持器抓住食物，将假臂移到嘴边，然后松开夹持器吃到食物。

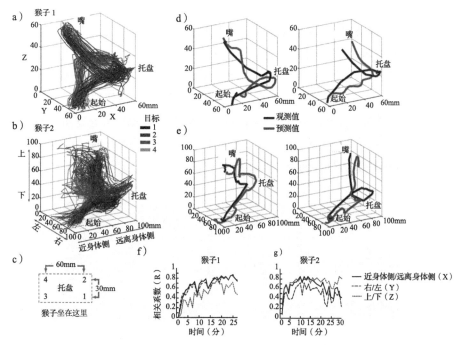

图 7-9　由神经活动预测三维手部运动。第 1 只猴子 a）和第 2 只猴子 b）在实验期的三维手部运动
　　　　轨迹；c）抓取任务中，四个可能的目标位置示意图；第 1 只猴子 d）和第 2 只猴子 e）三维
　　　　手部运动轨迹的观测值（黑色）和预测值（灰色）示例；f）和 g）实际的三维手部运动和
　　　　采用线性模型预测的三维手部运动在 X（实线）、Y（短划线）、Z（点划线）方向上的相关
　　　　系数（改编自 Wessberg 等人，2000）

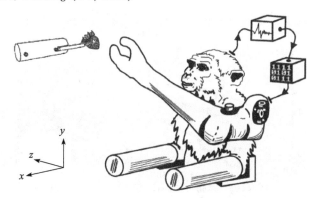

图 7-10　BCI 控制假臂和夹持器实现自己喂食。猴子的手臂被约束起来（如图所示，将肘部以下放
　　　　入水平管内），假臂被安置在猴子肩部旁边。对植入初级运动皮质的多电极阵列记录到的
　　　　锋电位进行处理（图中右上方的盒子），将其用于实时控制三维假臂的移动速度和夹持器
　　　　的开合速度。食物（图中左上方）出现于猴子前方三维工作空间中的任意位置（改编自
　　　　Velliste 等人，2008）

　　在这个任务中，除了假臂的三维移动外，BCI 也按比例地控制夹持器两根“手指”
间的距离，以实现夹持器的开合。采用的控制假臂和夹持器的算法是在 7.1.2 节讨论
过的集群向量法。输出向量是四维的，包括在外部三维笛卡尔坐标系下，机械臂末端
沿 X、Y、Z 方向的速度，以及夹持器手指的开合速度（第四维）。输出向量以神经元

四维首选方向的加权和进行计算（四维指 X、Y、Z 及夹持器的开合）。权重是神经元的瞬时放电率，这与公式（7-1）类似。综合预测的四维末端速度得到末端位置，然后（由逆向运动学）转换成机械臂四个自由度的关节角度命令。

　　一只猴子在 2 天的连续自喂食实验中使用 116 个初级运动皮质神经元进行操作，达到了 61% 的成功率。仅就任务的定位部分（移动假臂至食物放置处）而言，成功率为 98%，图 7-11 说明了 4 次成功的实验中 116 个神经元发出的锋电位序列及产生的假臂和夹持器动作。图 7-11g 显示了神经元的四维方向中的期望方向，可以看到涵盖的 X、Y、Z 方向和夹持器的打开倾向。

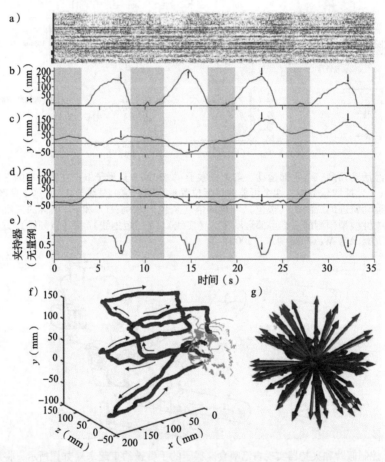

图 7-11　在给自己喂食任务中的神经响应以及假臂和夹持器的轨迹（彩图在彩插中）。a）4 次成功试验中用于控制假臂和夹持器的 116 个神经元产生的锋电位序列。每一行表示一个神经元产生的锋电位，根据主要的调整偏好将所有的行分组（红色：X；绿色：Y；蓝色：Z；紫色：夹持器；较窄的条形区：负的主要调整；较宽的条形区：正的主要调整）；b）到 d）是假臂末端位置的 X、Y、Z 方向分量（灰色区域：试验间隔；箭头：夹持器抓取目标）；e）夹持器开合（0：闭合，1：打开）；f）4 次相同试验中假臂的轨迹，用不同颜色表示夹持器的开合（蓝色：闭合；紫色：半闭合；红色：打开）；g）116 个神经元的四维期望方向。箭头方向表示 X、Y、Z 方向上的偏好，颜色表示夹持器开合的偏好（蓝色：负值；紫色：零；红色：正值）（改编自 Velliste 等人，2008）

也可以用卡尔曼滤波（见4.4.5节）等更复杂的解码技术由运动皮质神经元的放电率估计手臂的运动学参数（位置、速度、加速度）。使用诸如卡尔曼滤波方法的优点是可以用概率模型来对信号的测量值和时间动态建模，形成规范的方法来估计随时间变化的位置和速度等变量。这里讨论 Wu、Black 及其同事（2006）提出的方法，他们使用卡尔曼滤波器，由测得的放电率序列估计手臂运动学的后验概率分布。实验利用了产生自两只猴子的初级运动皮质中与手臂运动相关区域的多电极神经信号。猴子执行了两个任务：一个弹球任务（用一个在 30cm × 30cm 的平板电脑上出现的操纵杆将指针移动到屏幕上目标随机放置的任意位置）和一个路径追踪任务（在一段固定距离范围，用指针跟踪移动的目标）。

卡尔曼滤波器的状态向量选为 $\boldsymbol{x}_t = [px,\ py,\ vx,\ vy,\ ax,\ ay]^{\mathrm{T}}$，分别表示手部沿 x、y 和 z 方向的位置、速度和加速度。弹球任务和路径追踪任务在时刻 t 和 $t+1$ 之间的采样间隔分别选为 70ms 和 50ms。卡尔曼滤波器的概率（或测量）模型定义了手部运动学向量 $\boldsymbol{x}_t$ 是如何与记录的放电率 $\boldsymbol{y}_t$ 产生联系的：

$$\boldsymbol{y}_t = \boldsymbol{B}\boldsymbol{x}_t + \boldsymbol{m}_t \tag{7-3}$$

动态模型定义了手部运动学向量是如何随时间变化的：

$$\boldsymbol{x}_t = \boldsymbol{A}\boldsymbol{x}_{t-1} + \boldsymbol{n}_t \tag{7-4}$$

在这些公式中，$\boldsymbol{n}_t$ 和 $\boldsymbol{m}_t$ 是零均值高斯噪声过程，协方差矩阵分别为 $\boldsymbol{Q}$ 和 $\boldsymbol{R}$。在两个任务中采集到的训练数据集包含数次试验中随时间变化的猴子手部位置数据和神经数据。利用位置数据，将两个相邻数据点的差值除以采样间隔来近似微分，计算得到每个时间点手的速度和加速度。这个包含 $\boldsymbol{x}_t$ 和 $\boldsymbol{y}_t$ 的训练数据集通过一些学习算法可用于学习矩阵 $\boldsymbol{A}$、$\boldsymbol{B}$、$\boldsymbol{Q}$ 和 $\boldsymbol{R}$，例如，最大化训练数据的联合概率 $P(\boldsymbol{x}_1, \cdots, \boldsymbol{x}_T, \boldsymbol{y}_1, \cdots, \boldsymbol{y}_T)$ 算法。由于神经活动和因其引起的手部运动之间存在一定的延时，研究人员也在他们卡尔曼滤波器的概率模型中加入了延时处理，以便任意时刻的 $\boldsymbol{x}$ 都与之前某一时刻的放电率相关。研究人员发现，当所有神经元的延迟时间统一选取为 140～150ms 时，性能比没有加入延时要好，而为不同神经元选取不同的延时（0～280ms）可以达到最好的效果。

114
～
120

一旦由训练数据学习得到卡尔曼滤波器参数 $\boldsymbol{A}$、$\boldsymbol{B}$、$\boldsymbol{Q}$ 和 $\boldsymbol{R}$，在给定观测到的放电率的条件下，卡尔曼滤波器就能用于计算出手部运动学的高斯后验概率。正如4.4.5节中介绍的，这一过程需要用卡尔曼滤波器的公式计算出高斯过程中的均值 $\hat{\boldsymbol{x}}_t$ 和协方差 S_t，用以表示后验概率 $P(\boldsymbol{x}_t | \boldsymbol{y}_1, \cdots, \boldsymbol{y}_t)$。

从图 7-12 所示的弹球任务例子中可以看到，用卡尔曼滤波器（由均值 $\hat{\boldsymbol{x}}_t$ 确定）估计的手的运动轨迹接近于实际的运动轨迹。图 7-13 做了更详细的描述，图中展示了用卡尔曼滤波器对 20s 的测试序列进行估计，得到了状态向量的 6 个不同分量。

卡尔曼滤波器法的性能可通过两个相似的指标来衡量：均方误差（mean squared error，MSE）和 x、y 坐标系下手位置的预测值和实际值之间的相关系数（correlation coefficient，CC）。

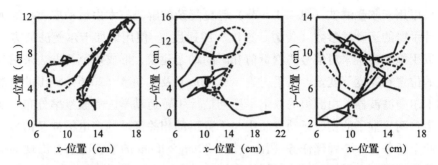

图 7-12   用卡尔曼滤波器由神经活动预测手部运动轨迹。虚线为弹球任务实际的运动轨迹（文中描述了具体过程）。实线为卡尔曼滤波器从神经活动预测的轨迹。轨迹跨越了 50 个时间步长（3.5s）（改编自 Wu 等人，2006）

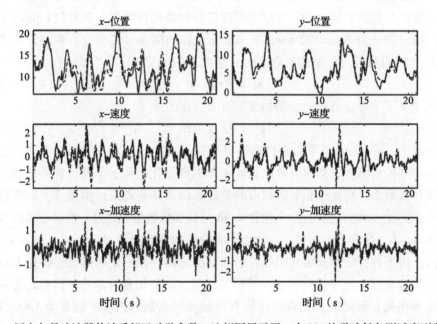

图 7-13   用卡尔曼滤波器估计手部运动学参数。这幅图展示了一个 20s 的弹球任务测试序列所对应的手部运动学状态向量的 6 个分量（虚线表示实际值，实线表示估计值）（改编自 Wu 等人，2006）

$$\text{MSE} = \frac{1}{T} \sum_{t=1}^{T} \left((p_{x,t} - \hat{p}_{x,t})^2 + (p_{y,t} - \hat{p}_{y,t})^2 \right) \qquad (7\text{-}5)$$

$$\text{CC} = \left(\frac{\sum_t (p_{x,t} - \bar{p}_x)(\hat{p}_{x,t} - \bar{\hat{p}}_x)}{\sqrt{\sum_t (p_{x,t} - \bar{p}_x)^2 \sum_t (\hat{p}_{x,t} - \bar{\hat{p}}_x)^2}}, \frac{\sum_t (p_{y,t} - \bar{p}_y)(\hat{p}_{y,t} - \bar{\hat{p}}_y)}{\sqrt{\sum_t (p_{y,t} - \bar{p}_y)^2 \sum_t (\hat{p}_{y,t} - \bar{\hat{p}}_y)^2}} \right)$$

$$(7\text{-}6)$$

如表 7-1 所示，卡尔曼滤波器法胜过本章之前讨论的集群向量法（公式 7-1）和线性滤波器法（公式 7-2）。

表 7-1 基于卡尔曼滤波器的方法和其他方法在弹球及路径追踪任务中利用神经活动来预测手部位置的对比。变量 N 是到当前为止的步长数，即线性模型用到的放电率个数（与公式（7-2）的 n 相同，当 $m=0$ 时）（源自 Wu 等人，2006）

	$\mathbf{CC}(x, y)$	$\mathbf{MSE}(cm^2)$
弹球任务		
方法	$CC(x, y)$	$MSE(cm^2)$
集群向量	$(0.26, 0.21)$	75.0
线性滤波器（$N=14$）	$(0.79, 0.93)$	6.48
卡尔曼滤波 $\Delta t=140$ms，无延时	$\mathbf{(0.84, 0.93)}$	$\mathbf{4.55}$
路径追踪任务		
方法		
集群向量	$(0.57, 0.43)$	13.2
线性滤波器（$N=30$）	$(0.73, 0.67)$	4.74
卡尔曼滤波 $\Delta t=300$ms，延时均为 150ms	$\mathbf{(0.81, 0.70)}$	$\mathbf{4.66}$

采用线性模型（如卡尔曼滤波器中的模型）解码运动的另一种方法是使用一个未知的时变隐藏状态向量 x_t 来调整放电率 f_t 和运动学输出 y_t 之间的映射关系，从而得到如下公式：

$$x_t = Ax_{t-1} + Cf_t + n_t \tag{7-7}$$

$$y_t = Bx_t + m_t \tag{7-8}$$

式中，n_t 和 m_t 仍是零均值高斯噪声过程。这种方法是 Donoghue、Vargas-Irwin 及同事提出的（Vargas-Irwin 等，2010）。在猴子动态地伸手抓取的任务中，该方法用于将猴子初级运动皮质的神经活动映射为手臂、手腕和手掌的姿势（图 7-14a）。特别是用线性模型来预测猴子的手臂、手腕和手掌模型的 25 个关节（图 7-14b）。训练数据集包括 30 ~ 122 个神经元的放电率（由植入初级运动皮质中与上肢相关区域的微电极阵列进行记录），以及 25 个关节（由基于放置在猴子身上的反射标记的运动捕捉系统进行估计（图 7-14a）。对于每个关节 y_t，假设存在一个未知的三维状态向量 x_t，通过不断迭代来重新估计隐藏状态最可能的值和由梯度下降法（见 5.2.2 节）使这些值的输

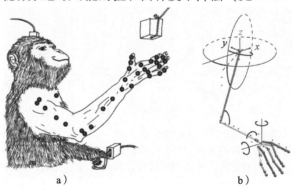

a) b)

图 7-14 猴子完成伸手抓取用的 BCI。a) 记录猴子完成任务时在初级运动皮质中与上臂相关区域的神经活动，该任务为拦截并抓住在其面前摇摆的系在绳子末端的物体。猴子的手臂、手腕和手掌有 29 个反射标记，用运动捕捉系统追踪这些标记，以记录猴子的运动；b) 猴子手臂、手腕和手掌模型中的关节是由每一帧中这些标记的三维位置计算得到的（改编自 Vargas-Irwin 等人，2010）

出误差最小化，从而由训练数据计算出相应的矩阵 **A**、**B** 和 **C**。除了关节之外，表示手臂末端的抓握孔和（x，y，z）位置的线性模型也用上述方法计算。经过学习后，以放电率作为输入，先用公式（7-7）预测状态向量，再用公式（7-8）预测运动参数，得到每一个运动学变量 y_t。每次对运动学参数的估计都是基于 30 个神经元的放电率，神经元的选择可以优化参数估计的准确度。

图 7-15a 展示单次伸手抓取实验中手臂的实际姿势（用浅色表示）和由神经活动预测的手臂姿势的示例，二者相当接近。这一点也由图 7-15b 所展示的实际和预测的

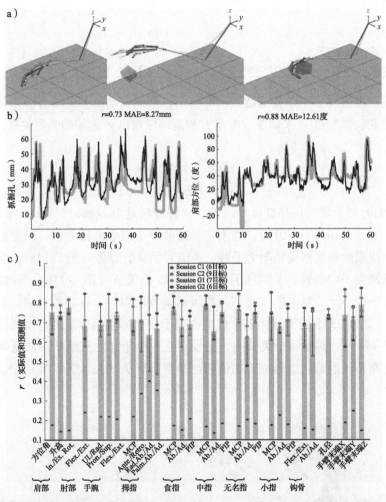

图 7-15　动态抓取任务中实际运动和预测运动的对比。a）一次伸手抓取试验中的实际（浅色）和预测（深色）手臂姿势（根据公式（7-7）和公式（7-8）对 25 个关节中的每一个独立地进行解码）；b）随时间变化的抓握孔与肩部方位角的实际值（灰色）和预测值（黑色）的对比；c）实际和预测的运动学变量之间的相关系数。阴影点表示各次的实验值，条形图是各次实验的平均值，黑色星号表示性能的机会水平。MAE 表示平均绝对误差；In./Ex. Rot. 表示内旋/外旋；Flex./Ext. 表示弯曲/伸展；Ul./Rad. 表示尺骨/手桡偏移；Pron./Sup. 表示旋前/旋后；MCP 表示掌指；Ante./Retro. 表示前位/后位；Rad. Ab./Ad. 表示桡侧外展/内收；Palm. Ab./Ad. 表示掌侧外展/内收；PIP 表示近侧指间（改编自 Vargas-Irwin 等人，2010）

121 ~ 123

抓握孔以及其中一个关节角（肩部方位角）进一步做了说明。图 7-15c 是对算法性能的总结（根据实际值和预测值的相关系数），包括所有 25 个关节、抓握孔和手臂末端位置。所有解码关节的各次实验的平均相关系数都很高（0.72±0.094），这表明数十个运动皮质神经元组成的集群可以为重构伸手抓取运动提供足够的信息，至少对于所研究的任务来说是这样。

1. 由神经活动估计动力学参数

前文所述的侵入式 BCI 关注于从神经活动提取运动学参数，诸如位置、关节。如果目标是要控制机械假臂，这类控制对象自身具有物理动力学，因此从神经活动提取受力、关节力矩等动力学参数可能更可取。

Hatsopoulos、Fagg 及其同事的研究表明有可能由猴子初级运动皮质的神经元活动重建出肩关节和肘关节的力矩轨迹（Fagg 等，2009）。猴子需要在水平面上完成伸手至指定点的任务。实验用电极阵列在不同阶段记录了 31～99 个神经元的活动，同时用固定在猴子上臂的外骨骼机械臂记录了运动数据。用以物理为基础的标准运动方程来分析猴子-机械臂系统，记录的运动数据用来计算作用于肩和肘的净力矩，以对观测到的运动进行解释。基于前 1s 的神经活动，可以利用线性滤波器方法（公式（7-2））对力矩进行预测。

研究人员发现，力矩重建的性能几乎等同于手部位置和速度的性能。此外，在预测力矩的算法中加入延时的位置和速度的反馈，大幅度改善了力矩的重建。这表明在未来控制机械假臂和其他实际设备的 BCI 应用中，将运动学和动力学信息相结合可能会是一种很有用的策略。

2. 用局部场电位替代锋电位

到目前为止，我们已经了解了依赖于个别神经元所产生的锋电位的 BCI（用锋电位分类算法进行分离，见 4.1 节）。然而，如果要控制通信或假肢设备，能否不采用分离锋电位的方法，而是简单地使用这些电极所记录的局部场电位（Local Field Potentials，LFP）来实现呢？将电极放置在远离任何一个神经元的位置，并对记录到的信号进行低通滤波处理以去除锋电位，这样可以得到 LFP。

LFP 反映了电极附近大量神经元的集体活动。Donoghue、Zhuang 及同事们探讨了在预测三维空间中伸手抓取的运动学参数时使用 LFP（Zhuang 等，2010）。在两只猴子与手臂相关区域的初级运动皮质中植入 10×10 的微电极阵列来记录 LFP。猴子执行如图 7-14 所示的伸手抓取任务。利用记录到的 LFP 和相应的运动数据（三维的手部位置、速度以及手的开合和开合速度）来训练卡尔曼滤波模型，卡尔曼滤波器的模型与公式（7-3）和公式（7-4）中的基本相同，除了 y_t 代表在位于当前运动状态之前的时窗中计算得到的特定频带 LFP 能量之外。

研究人员研究了 0.3～400Hz 频率范围内 7 个不同的 LFP 频带的信息量，发现高频频带（如，100～200Hz 和 200～400Hz）包含运动学参数的大部分信息（在人类的脑皮质电图（ECoG）中也有相同的发现，见 8.1 节）。利用基于卡尔曼滤波的方法从 LFP 数据得到的对运动数据的估计表明，宽带高频的 LFP 重建的伸手运动学、抓握孔和孔速度的性能最好。

7.2.2 控制下肢的 BCI

控制双腿运动的 BCI 对于那些因脊椎损伤、中风或神经退行性疾病导致下肢不受控制的人来说能够极大地改善他们的生活质量。时至今日，探索用神经活动控制下肢假肢设备可行性的 BCI 研究仍然相对较少，造成这一领域研究缺乏的一个主要原因是动物在行走或移动时，从其大脑记录信号是很困难的。Nicolelis、Fitzsimmons 及其同事（2009）的研究是一个例外，他们对能否由猕猴皮质神经元的集体活动来预测双足行走（在跑步机上）时的运动学展开研究。他们采用的方法是基于对行走的主要参数进行解码，例如每一步的时间、长度、脚的位置和腿的方向，同时依赖于一个低级系统实现对脚的方向、负荷分布、平衡以及其他安全考虑的自动控制。结果表明，BCI 能执行使用者的基本命令，而强制稳定和越权命令可能导致跌倒。

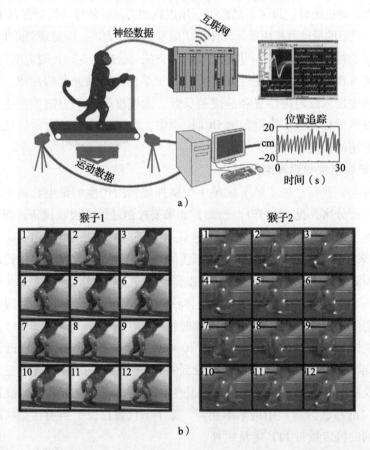

图 7-16　用神经活动预测下肢的运动。a）猴子在一台定制的液压驱动的跑步机上行走，行走时记录其初级运动皮质和初级体感皮质的神经活动。同时，两台无线摄像机跟踪猴子右腿的位置；b）其中一台摄像机捕捉到的图像显示出两只猴子典型的双足步行周期（改编自 Fitzsimmons 等人，2009）

图 7-16a 说明了研究是否能从神经活动预测行走时的运动学参数的实验设置。训

练两只猕猴在跑步机上行走，在行走时记录其初级运动皮质和体感皮质中与下肢相关区域的大约 200 个神经元的活动。用两台摄像机跟踪猴子右髋部、膝盖和脚踝（图 7-16a 和图 7-16b）处荧光标记的三维坐标，用这些信息来提取如下增加的运动学参数：髋部和膝盖的关节、脚底与跑步机的接触情况、步行速度、步频和步长。用记录的神经和运动数据对线性（维纳滤波器）模型（见公式（7-2））进行学习，用广义逆法（5.2.1 节）来估计权值。

　　图 7-17 表明可以由初级运动和体感皮质的神经元活动很合理地估计出行走时的运动学参数。此外，训练模型也能够预测行走期间由 EMG 记录的肌肉活动（图 7-17d），以及一些缓慢变化的变量，如步行速度、步频和步长（图 7-17f）。在对两只猴子的研究中，实验者发现相关系数（CC；公式（7-6））的范围为 0.2 ~ 0.9，对脚踝和膝盖 X、Y 坐标的预测最好（CC 在 0.61 ~ 0.86 范围内）。对髋部的角度和脚底接触情况进行预测的 CC 分别在 0.58 ~ 0.73 和 0.58 ~ 0.61 范围内。对变化缓慢变量的预测精度一般较低，可是它们对于假肢的控制可能仍然有用，步行速度的 CC 范围为 0.24 ~ 0.42，步频的 CC 范围为 0.48 ~ 0.57，步长的 CC 范围为 0.30 ~ 0.40。

126
~
127

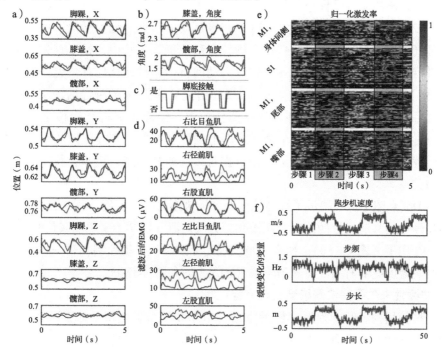

图 7-17　基于神经活动的行走的运动学的预测（彩图在彩插中）。a）～ c）预测（红色）和实际（蓝色）的运动学变量比较。a）显示了脚踝、膝盖和髋部的三维位置。X 轴表示跑步机的运动方向，Y 轴表示重力方向，Z 轴位于跑步机平面的外侧且正交于跑步机运动方向；b）给出了髋部和膝盖的关节变量；c）描述了脚底接触情况（二进制变量定义行走时的摆动和站立阶段）；d）肌电信号（EMG）的预测值和实际值；e）220 个神经元归一化的放电率，按照皮质区域和步行周期中的阶段进行分类。M1：初级运动皮质；S1：初级体感皮质；f）在 50s 的时窗中对缓慢变化变量（步行的速度、步频和步长）的预测（改编自 Fitzsimmons 等人，2009）

虽然这一研究建议步行时的运动学参数能够通过神经活动来预测，但对步行的闭环皮质控制仍然需要令人信服的验证。另一种恢复运动（例如在脊髓损伤后）的方法依赖于神经可塑性：Courtine、van den Brand 和同事们（2012）采用对脊髓进行电刺激和注射单胺类激动剂相结合的方法，成功使瘫痪的大鼠长出新的皮质连接，重获精确运动的能力。这些结果为脊髓损伤病人运动能力的恢复指明了有前景的方向。但是这些结果对于下肢截肢者来说不太适用，对他们来说，通过 BCI 直接控制假腿来恢复运动能力是最可行的方式。

7.2.3 控制光标的 BCI

许多用于猴子的侵入式 BCI 研究都关注于利用运动神经元的活动来控制计算机光标，光标控制范式流行的一个原因是它为研究设备基于视觉反馈的闭环控制（这里指光标）提供了一个简单的实验框架。此外，光标的 BCI 控制还有一个直接的生物医学方面的应用：让闭锁综合症患者通过选择菜单中的项目来实现交流。

1. 线性模型实现光标控制

在最早开展的实现光标控制的侵入式 BCI 的一个实验中，Serruya、Donoghue 和同事们（2002）展示了猴子能通过 7~30 个初级运动皮质神经元的活动，移动光标至计算机屏幕（视角的尺寸为14°×14°）上的任意新位置。实验中，猴子首先用手操作力反馈器来控制鼠标的位置并跟踪一个连续运动的目标，目标从任意位置开始沿伪随机轨迹运动。利用线性滤波器方法（公式 7-2）由记录的前 1s 的神经活动来预测光标的位置。之后，滤波器被用于闭环视觉反馈任务中，任务要求将光标移至一个大小为0.6°的静止目标处，该目标每次出现在屏幕上的任意位置。光标位置的手动控制被神经控制所替代。利用 2 分钟的神经控制数据对线性滤波器进行更新，找出放电率和目标位置的关系。

图 7-18a 和图 7-18b 展示了神经控制的光标轨迹的两个示例（深灰色）。有时，猴子利用神经控制移动光标的同时会用手移动力反馈器（图 7-18a 中浅灰色的轨迹），而有时则不会用手（图 7-18b）。研究人员发现光标控制和手动控制几乎一样好，并且到达目标时两者所花的时间没有显著不同（图 7-18c 和图 7-18d）。

2. 非线性卡尔曼滤波器模型实现光标控制

另一种使用神经活动控制光标的方法是卡尔曼滤波器（4.4.5 节），Li、Nicolelis 及其同事（2009）对这种方法进行了研究。两只猴子经过训练，操作手持控制杆完成两个任务（图 7-19）：第一个是"移出中心"任务，将出现在屏幕中心的光标移至目标处，目标随机放置在以屏幕中心为圆心，以固定距离为半径的圆上；第二个任务是"追踪"任务，猴子移动光标追踪一个连续移动的目标。实验记录了 94~240 个神经元的活动，记录信号的多电极阵列植入在几个皮质区域中：初级运动皮质（M1）、初级体感皮质（S1）、背外侧运动前皮质（PMd）、后顶叶皮质（PP），以及辅助运动区（SMA）。

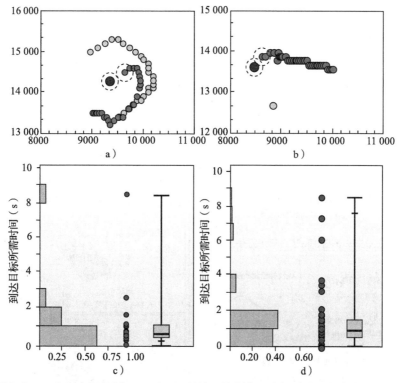

图 7-18 侵入式 BCI 实现光标控制。a) 和 b) 是神经控制实现光标移动（深灰色）到目标（黑色）上的例子。在这两个例子中，神经控制期间手的运动用浅灰色表示。每个圆表示位置的一个估计值，每 50ms 更新一次。坐标轴是 x, y 屏幕坐标（1000 个单元对应于一个 3.57 的视角）；c) 和 d) 是手动控制 c) 和神经控制 d) 时，到达目标所需的时间。柱状图表明了数据的频率分布，球形代表试验次数。右边的汇总统计表示数据的范围（垂直线）、到达目标需要的平均时间（阴影方块中的水平粗线），以及第 25 个和第 75 个百分位（方块的底部和顶部）（源自 Serruya 等人，2002）

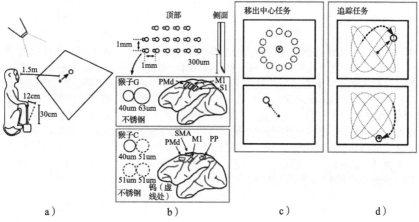

图 7-19 验证 BCI 控制光标的实验设置。a) 光标和目标投影到猴子前面的屏幕上。经过训练的猴子使用手持控制杆移动光标。当猴子成功把光标移至目标内时，会获得果汁作为奖励；b) 示意图展示了微电极阵列（顶部）和两只猴子皮质中电极的植入位置（底部的两个图）；c) 移出中心任务。猴子将光标从中心移至外围目标处，目标随机出现在以此中心为圆心，半径固定的圆上；d) 追踪任务。猴子移动光标，追踪按利萨茹曲线连续移动的目标（改编自 Li 等人，2009）

非线性的卡尔曼滤波器称为无迹卡尔曼滤波器（unscented Kalman filter，UKF），用神经数据和相应的光标运动数据对其进行训练。图 7-20 对标准卡尔曼滤波器和 UKF 作了比较。UKF 的测量模型和动态模型都可以是非线性的。在实验中，如果隐藏状态向量由光标位置和速度组成，举例来说，UKF 提供一个可能更为准确的二次函数来表示光标位置、速度和神经元放电率之间的关系（图 7-20d）。此外，研究人员使用 10 个连续步骤中的位置和速度值组成的状态向量，而不是使用由当前位置和速度值构成的状态向量，这样可以得到一个关于状态演变的 10 阶自回归（AR）模型（图 7-20b 和图 7-20e）。

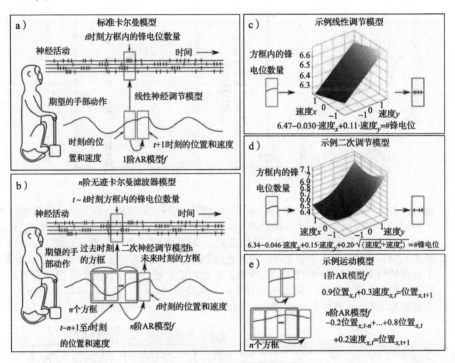

图 7-20　从神经活动中估计光标位置和速度的标准卡尔曼滤波器与 n 阶无迹卡尔曼滤波器（UKF）。a）标准卡尔曼滤波器模型中，线性模型表达了当前状态（这里指光标的位置和速度）和当前神经活动之间的关系。此外，下一时刻的位置和速度只与当前的位置和速度线性相关（与之前的位置和速度无关）；b）在 n 阶 UKF 中，非线性模型（这里指二次函数）表达了 n 个连续步骤中的光标位置和速度与神经活动在某个特定时刻的关系。这 n 个位置和速度值也用来预测下一时刻的位置和速度（这里用线性自回归（AR）模型）；c）标准卡尔曼滤波器中用到的线性测量模型（"线性调节"模型）的示例；d）UKF 中用到的非线性测量模型（"二次调节"模型）的示例；e）用于描述光标位置动态特性的 1 阶和 n 阶 AR 模型的示例（改编自 Li 等人，2009）

图 7-21 给出了一个在线控制光标的例子，对采用 10 阶 UKF 与采用标准卡尔曼滤波器和 10 阶维纳滤波器（公式 7-2）进行了比较。图中的虚线表示目标的位置。表 7-2 对结果进行了总结。在线控制光标时，10 阶 UKF 胜过其他方法，包括 1 阶 UKF、标准卡尔曼滤波器、10 阶维纳滤波器和集群向量方法（公式 7-1）。

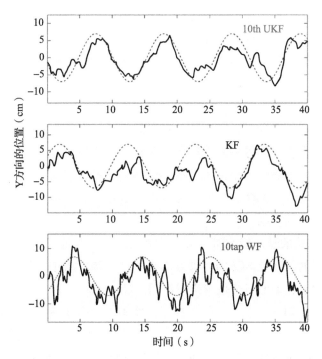

图 7-21 闭环 BCI 控制实验中的光标轨迹示例。用三种不同的方法估计光标沿 Y 轴的运动：10 阶 UKF、标准卡尔曼滤波（KF）和 10 阶维纳滤波（WF）。正弦形的虚线表示目标位置（改编自 Li 等人，2009）

表 7-2 光标控制性能。10 阶 UKF 模型与标准卡尔曼滤波器（KF）和 10 阶维纳滤波器（WF RR）的比较。性能是根据两个指标来评估的：估计的光标位置（目标位置作为信号）的信噪比（SNR；单位为分贝，dB），BCI 控制的光标位置和目标位置之间的相关系数（CC）（源自 Li 等人，2009）

实验阶段	猴子	10 阶 UKF	KF	WF RR
SNR, dB · CC				
17	C	**2.70 · 0.69**	0.70 · 0.47	NA
18	C	**2.73 · 0.72**	2.42 · 0.60	− 1.13 · 0.54
19	C	**2.51 · 0.71**	0.80 · 0.53	0.07 · 0.68
20	G	− 2.12 · 0.10	**− 1.49 · 0.15**	− 3.23 · 0.07
21	G	**1.58** · 0.56	1.55 · 0.57	0.77 · **0.58**
22	G	**3.23 · 0.71**	0.39 · 0.48	− 0.06 · 0.47
与 KF 的平均差		**1.04 · 0.12**	0.00 · 0.00	− 1.45 · 0.00

3. 通过结合本体感觉和视觉反馈来增强 BCI 控制

上述 BCI 仅仅依靠视觉反馈来实现闭环控制。然而，当控制身体时，大脑也依赖于其他形式的反馈，例如从肌肉、肌腱和关节产生的动觉（或本体感觉）反馈，来指导和校正运动。Suminski、Hatsopoulos 和同事们（2010）已经证实了动觉反馈和视觉反馈能够联合使用，从而显著提高利用猴子初级运动皮质的神经活动实现光标控制的效果。在实验中，研究人员用机械假臂使猴子的手臂被动地跟随一个皮质控制的视觉光标。这种结合除了为猴子提供了视觉信息以外，也提供了关于光标运动的动觉信息。

研究人员发现与不一致的反馈条件相比较，当两种反馈一致时，到达目标会更快，光标的路径变得更直。这些早期的研究结果表明，在 BCI 闭环控制中，除了普遍使用的视觉反馈之外，结合本体感觉和其他类型的感觉反馈可能使未来的 BCI 受益。

7.2.4 认知型 BCI

之前所述的 BCI 都是通过运动皮质的神经元活动，对假臂和计算机光标的连续运动轨迹进行解码来实现的。另一种方法是从距离运动皮质较远的上游脑区对运动的目标直接进行解码，引导假臂自动到达目标处或将光标直接移动到目标上。这类 BCI 称为认知型 BCI，因为它们依赖于更高层次的认知信号，而不是产生于初级运动皮质的信号来实现一步一步的控制。

1. 实现伸手运动的认知型 BCI

构建控制假臂的认知型 BCI 的一种方式是使用大脑皮质中颅顶骨区（PRR）的神经活动，对预期伸手运动的目标位置进行解码。Musallam 等人（2004）和 Andersen 等人（2010）通过实验对这一观点进行了探索。实验中，猴子首先经过训练，伸手去触碰在计算机屏幕上一组固定位置的其中一处闪烁目标（图 7-22a，左图）。仅当目标在某个位置出现之后一段可变的延迟时期内，经过训练的猴子才伸手去触碰闪烁的目标。伸手运动（图 7-22b）前记忆期内的神经活动和目标位置都会记录下来，用以训练分类器实现对目标位置的解码。

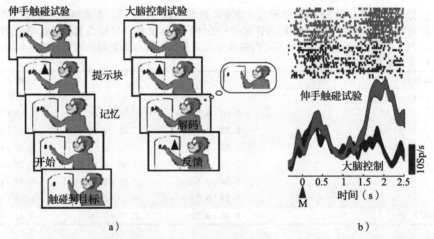

图 7-22 完成伸手任务的认知型 BCI。a）伸手与大脑控制任务。要求猴子注视着屏幕左侧的方块，并点击中心位置的提示块启动试验。500ms 后，目标（这里为右侧的三角形）闪烁 300ms，之后是 1500±300ms 的可变记忆期。在每次试验中，猴子若能在记忆期结束时触碰到目标，就能获得奖励。在大脑控制试验中，用贝叶斯算法（文中有说明）处理 900ms 的数据（从记忆期的 200ms 之后开始），可以解码猴子望到达的触碰位置。如果解码出的目标位置正确，猴子就能获得奖励；b）伸手和大脑控制试验期间的神经活动。（上部的图）锋电位的每一行是一个单次试验，试验和记忆时期的起始点一致。图中上半部分的各行对应于伸手试验，而下半部分则对应于大脑控制试验。（下部的图）锋电位的刺激后时间直方图（Poststimulus-time histogram，PSTH）。PSTH 的厚度代表标准差。M：记忆期的开始；Sp：锋电位（源自 Musallam 等人，2004）

在"大脑控制"的实验过程中（图 7-22a，右图），使用记忆期开始 200ms 之后 900ms 的神经数据来对目标位置解码。仅使用记忆期内的数据来进行解码，以便对猴子的意图而不是对与运动和视觉事件相关的信号进行解码。

用贝叶斯方法对目标位置进行解码。作为一个预处理步骤，先将 900ms 记忆期的锋电位序列投影到称为哈尔小波的这类小波上，该小波本质上是一组加权移位的方波函数序列。如 4.3 节所述，通过小波基函数可以将一段时间间隔内的信号表示成一组系数。为了解码目标位置，用到了 100 个小波系数组成的系数集。由于捕捉锋电位序列时域特征的需要，因此选择了哈尔小波而没有选择记忆期的锋电位计数或是放电率这些简单的方法。

使用训练数据能对概率模型 $P(r\,|\,t)$ 进行训练，其中 r 表示神经响应（以小波系数表示），t 表示目标位置。例如，如果有 6 个可能的目标位置，则可为每个目标位置构建一个高斯模型，给定目标位置高斯模型的平均值和方差可以由该目标位置观测到的神经响应估计得到。对这样的模型，可以用贝叶斯法则（4.4.4 节）估计出目标位置的后验概率 $P(t\,|\,r)$。解码的目标位置被认为是所有 $P(t\,|\,r)$ 中的最大值。如果解码的目标位置正确，光标会被置于这个目标位置（图 7-22a，右图），猴子会受到奖励。

基于猴子 8 个 PRR 神经元记忆期的活动，在 250 次大脑控制试验中对 4 个目标进行正确解码的准确率为 64.4%（机会水平为 25%）；在 275 次大脑控制试验中对 6 个目标进行正确解码的准确率为 63.6%（机会水平为 17%）（图 7-23a）。而当使用背外侧运动前皮质（dorsal premotor cortex，PMd）中 16 个神经元的响应时，在 310 次试验中对 8 个目标进行解码的准确率为 67.5%（机会水平为 12.5%）（图 7-23b）。在 4 个目标试验中，对 3 只猴子使用 PRR 神经元的平均准确率范围为 34.2% ~ 45%，在 6 个目标试验中，平均准确率的范围为 25.6% ~ 37.1%，而使用 PMd 神经元时，解码准确率显著提高（图 7-23c）。这些结果表明 PMd 可能是实现高性能目标位置解码的适合区域（见下一节）。

最新的研究（Hwang 和 Andersen，2010）通过 PRR 的锋电位和局部场电位（local field potential，LFP）联合对目标位置进行解码。在一只猴子的 6 个目标试验中，利用 16 个电极的锋电位和 LFP 进行解码的准确率为 86%，超过了之前类似试验中 63.6% 的准确率（只用锋电位）。

2. 增强认知型 BCI 的性能

前一节介绍了如何由顶叶皮质和背外侧运动前皮质（PMd）的神经元信号预测伸手运动的目标位置，但是解码这样的目标位置能有多快呢？Santhanam、Shenoy 和同事们（2006）对这个问题做出了回答，他们采用了和前一节中类似的伸手任务，可能的目标位置为 2 个、4 个、8 个或者 16 个（图 7-24a）。利用 100 ~ 200 个 PMd 神经元的响应信号预测目标位置，信号是由一个包含 96 个电极的电极阵列记录的。利用在记忆期内的一段积分区间（integration interval，Tint）（在前一节中这一区间固定在 900ms，

130
~
135

但这里为了优化性能，取值有所变化）神经元发出的锋电位数来进行预测。用于解码的模型与前一节的概率模型相似，由高斯模型或泊松模型得到概率 $P(r|t)$，并且所有目标都采用统一的先验概率 $P(t)$（这种无信息先验概率将贝叶斯方法简化成最大似然（maximum likelihood，ML）方法。

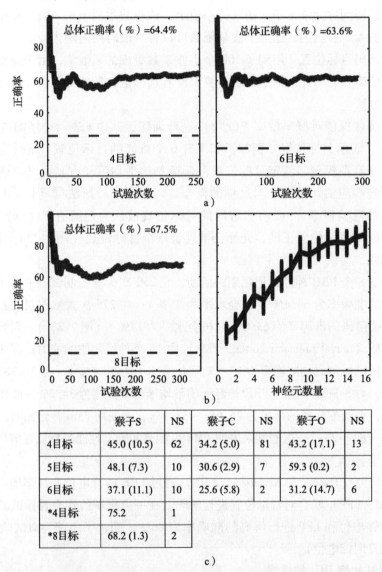

图 7-23 认知型 BCI 的性能。a）在使用 8 个 PRR 神经元分别进行 4 个目标和 6 个目标的大脑控制实验中（虚线表示机会水平的表现），一只猴子所取得的累积准确率（成功解码的试验所占的百分比）；b）（左侧）使用 16 个 PMd 神经元取得的大脑控制实验的累积准确率。（右侧）相同数据所取得的离线性能，准确率作为用于解码的神经元个数的函数；c）三只猴子所有实验阶段的平均准确率（圆括号中的数字为准确率分布的标准偏差）。NS：试验次数；＊：从 PMd 记录到的信号；所有其他的信号都是从 PRR 记录得到的（源自 Musallam 等人，2004）

研究人员将延迟时期（从目标出现到"伸手"提示的时间）分为时间区间，以跳过目标信息不可靠的区间（Tskip），利用 Tint 区间来预测目标。根据进行实际触碰（图 7-24a）的控制实验的数据，将 Tskip 固定为 150ms。Tint 则是可变的，可预测得到的触碰目标的准确率则由控制实验的数据来决定。如图 7-25a 所示，当 Tint 增加时，准确率持续增加，因为使用的时区越长，通过平均处理能够抑制的神经响应的噪声越多。

更有趣的是，当用信息传输率即 ITR（见 5.1.4 节）来量化整体性能时，对于 Tint = 70ms 的控制数据，性能在 7.7 比特每秒（bps）处达到峰值（图 7-25a）。为了测量实际光标控制时的 ITR，需要进行一系列快速 BCI 光标控制试验。在试验中，通过神经活动预测目标位置，一个圆形的光标出现在屏幕上的目标位置，如果预测正确，那么下一个目标就会立即显示出来（见图 7-24b）。任务难度影响着 ITR，它会随着可能的目标位置数量的变化而变化。ITR 为 6.5bps 的最好性能是在 8 个目标任务（图 7-25b）中取得的，这一性能相当于用一个基本的字母数字键盘每分钟输入大约 15 个词，这足以媲美一个电脑初学者使用键盘每分钟 20 个词的打字速度。

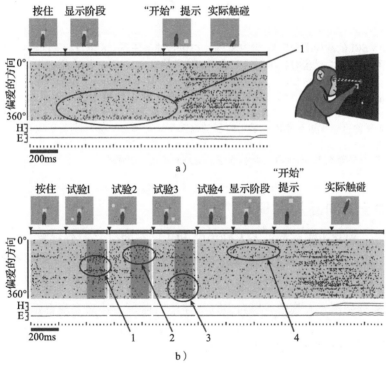

图 7-24 认知型 BCI 实现高速光标控制。a）有延迟的伸手任务，下面（阴影块）显示了选择的神经元产生的锋电位序列。在延迟时期，神经元按角度调节方向（最优方向）排列。椭圆内区域显示了与目标相关的神经活动的增强。标记为 H 和 E 的线条分别显示了手（H）和眼（E）运动轨迹的水平和垂直坐标；b）进行 3 个快速 BCI 光标试验和紧接其后的一次实际伸手试验的顺序。用于预测目标位置的时间区间 Tint 用重叠于锋电位序列之上的阴影部分表示。短暂的处理时间之后，圆形的光标（此处显示为屏幕上的一个虚线圆）出现，一个新的目标也显示出来（改编自 Santhanam 等人，2006）

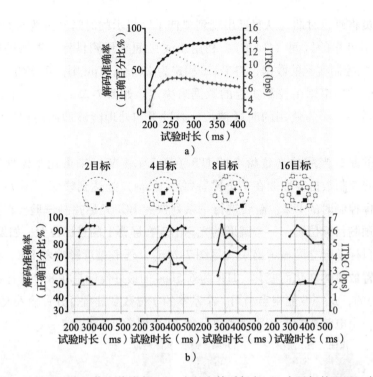

图 7-25 认知型 BCI 的准确率和信息传输率。a) 在包含伸手任务（8 个目标的配置）的控制实验中，计算得到的作为试验时长函数的准确率和信息传输率（ITR，图中标记为 ITRC）。试验时长表示为 Tskip + Tint + Tproc，其中 Tskip = 150ms，Tproc ≈ 40ms。Tint 取值可变，由每个值可计算出预测准确率和 ITR。在试验时长为 260ms 时得到最大的 ITR 值为 7.7bps，对应于 Tint = 70ms。点划线表示 ITR 的理论最大值，假设无论 Tint 值为多少，准确率均为 100%；b) 在每种目标配置和不同总试验时长的情况下，高速 BCI 光标实验所取得的性能。性能是由一次实验计算得到，一次实验包含了数百次试验。当目标数量增加时，预测准确率下降，但 ITR 上升至 6.5bps 左右（改编自 Santhanam 等人，2006）

7.3　应用于人的侵入式 BCI

至今为止，对将电极阵列植入人脑内的 BCI 进行的研究十分有限。这方面的 BCI 如耳蜗植入（10.1.1 节）和深部脑刺激器（10.2.1 节），它都是对神经系统特定部位进行刺激（而不是从该部位进行记录）。本节关注对四肢瘫痪者开展的实验研究，他们同意将电极阵列植入大脑中，以对 BCI 策略进行验证，从而实现更好的交流和控制。

7.3.1　植入多电极阵列控制光标和机器人

在一个旨在将动物 BCI 实验成果应用到人类身上的最早的临床试验中，一个称为 BrainGate 传感器（图 7-26a），含有 100 个硅微电极（图 7-26b）的电极阵列被植入到一个四肢瘫痪者（MN）初级运动皮质中的手臂相关区域（图 7-26c ~ d）（Hochberg 等人，2006；Donoghue 等人，2007）。这次试验要探讨的一个重要问题是：在脊髓损伤、缺乏手部运动的三年之后，运动意图是否仍然能调节皮质活动。在首批根据提示进行运动想象的实验中，研究者发现通过想象肢体运动能够调节初级运动皮质中的神经元活动。一些神经元由一种想象动作激活，例如，想象让双手合掌和分开，而其他的一些神经元对另外一种不同的想象动作产生响应，如手腕或手肘的弯曲和伸展（图 7-27a）、手的开合（图 7-27c）。一些神经元无选择性地对所有的想象动作（图 7-27b）产生响应。

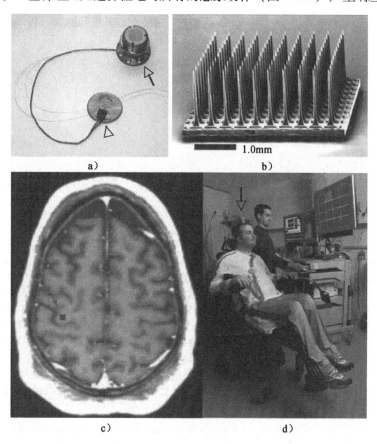

图 7-26　用于人的侵入式 BCI。a）一美分硬币上的电极阵列（BrainGate 传感器）通过带状电缆和经皮底座（箭头所指）连接，底座通过外科手术固定在颅骨上；b）10 × 10 电极阵列的全貌图。电极为 1mm 长，电极之间的间隙为 0.4mm；c）实验参与者大脑的 MRI 成像。箭头指示的是电极植入在初级运动皮质手臂/手相关区域的大致位置。箭头所指的方块是植入电极按比例放大的投影（实际大小：4mm × 4mm）；d）坐在轮椅上的四肢瘫痪受试者注视着计算机屏幕，将神经活动控制的光标移向 16 个目标"网格"任务中的阴影方块。箭头指示的盒子包含了放大器和信号处理硬件，它们连接在经皮底座上。从盒子引出的电缆将放大的神经响应传送到房间中的计算机上（源自 Hochberg 等人，2006）

考虑到想象运动所产生神经响应的多样性，将神经活动转换为二维光标位置时使用了一种线性滤波方法（公式（7-2））。实验中，技术人员控制光标的移动，受试者想象追踪屏幕上的光标。在训练阶段，通过伪逆技术（见 5.2.1 节）计算出线性滤波器，将前一秒（分成 20 个部分，每部分 50ms）内多达 73 个可区分神经元的放电率线性映射为人工控制的光标位置。在接下来的阶段中，描绘出预测的光标位置，以提供视觉反馈。在实验每一阶段结束后，会继续更新滤波器。

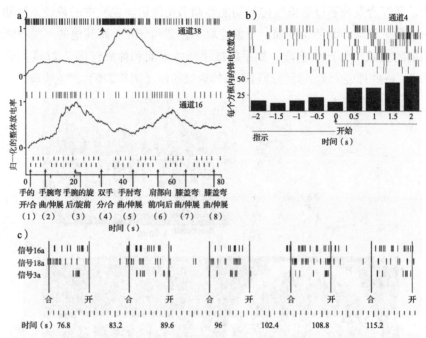

图 7-27 人的运动皮质神经元对想象运动和实际运动所产生的响应。a）同步记录 2 个神经元产生的
锋电位和整体放电率。要求受试者想象执行一系列的左臂运动（标记在 x 轴上），在用 x 轴
上的小竖线标记的时刻（利用执行提示将这些时刻告知受试者），交替进行两种方向的运动
（如开和合）。当指令为双手分合时，上面的神经元增加了放电率（曲线箭头所指），而在弯
曲/伸展手腕和移动肩部时，下面的神经元响应最强烈。除了受试者能够执行的肩部运动以
外，其他运动均为想象运动；b）同一个神经元在 7 种不同的运动中产生的 7 个锋电位序列，
柱形图表示每 500ms 锋电位的总数。神经元在所有运动想象时均增加了放电率，而不是像 a）
中的神经元只在特定运动想象时增加放电率；c）在文字指令为打开和合拢手掌时，3 个神经
元产生的锋电位序列。这些神经元在指令为"合拢手掌"时增加了放电率，反映了瘫痪受试
者的意图是合拢手掌（源自 Hochberg 等人，2006）

图 7-28a 给出了一个用神经信号实现光标控制的例子，受试者试图追踪由人工控
制的光标。当人工控制的光标方向改变时，受试者能控制光标与其保持大致相同的方
向，但路径仅仅是近似。图 7-28b 对此做了说明，图中比较了两个光标的 x、y 坐标。
在 6 个试验阶段中，神经控制和人工控制的光标位置的相关系数为 0.56 ± 0.18（x 坐
标）和 0.45 ± 0.15（y 坐标），这可与使用线性滤波器的猴子 BCI 的性能相媲美。

更有趣的是，受试者还能完成更有挑战性的任务，例如，神经控制光标避开障碍
物到达随机放置的目标（图 7-28c）；打开模拟的电子邮件；用绘图程序画画；调整电
视音量，切换频道，开关电视；玩 Pong 之类的视频游戏。受试者也能通过神经活动开
关假手装置（如图 7-27c），控制多关节机械臂抓取物品并运送到不同位置。

在这之后的一些实验中（Kim 等人，2008），研究人员研究了选择设计方案的作
用，例如，在训练期间，为了优化解码参数选择的光标运动的运动学表达式、使用的
解码方法和任务。他们发现两名四肢瘫痪的受试者通过控制光标的速度能实现比直接
控制其位置更准确的闭环控制。此外，光标速度控制实现起来也比位置控制更迅速。

研究人员还发现，相比之前研究中使用的线性滤波器，卡尔曼滤波器（4.4.5 节）的使用提高了光标控制性能。

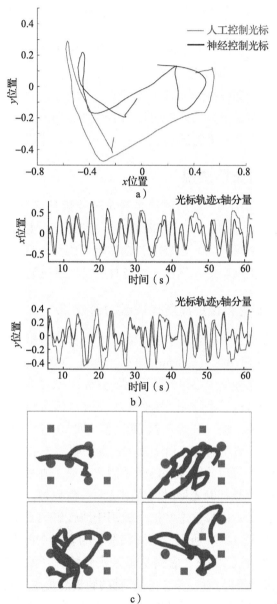

图 7-28 植入人体的 BCI 实现的光标控制。a）在 5s 的时段中，人工控制的光标（灰色）和神经控制的光标（黑色）轨迹。受试者通过神经信号追踪由人工控制的光标；b）在 1 分钟的时段中，人工控制的光标（灰色）和神经控制的光标（黑色）在 x 轴和 y 轴分量的比较；c）神经控制光标完成目标获取和障碍回避任务的四个例子（圆：目标；方块：障碍；粗线：光标轨迹）（源自 Hochberg 等人，2006）

7.3.2 认知型 BCI

前一节介绍了如何使用人脑初级运动皮质中的神经活动控制光标路径以及移动简

单的假肢设备。众所周知，相比初级运动皮质，额叶皮质中的区域呈现了与制定和开始运动方向、记住延迟时的运动指令或者混合特征相关的神经活动。在 7.2.4 节中就介绍了如何利用猴子大脑皮质中的 PMd 和 PRR 来构建认知型 BCI，直接预测猴子想要到达的目标位置。

这类 BCI 也能适用于人类吗？虽然对这个问题还没有进行深入的研究，但 Ojakangas、Donoghue 及其同事的早期研究工作给出了肯定回答。在手术中对人类病患进行深部脑刺激（10.2.1 节）定位的处理过程中，研究人员发现从额叶前部/前运动皮质的一小簇神经元中记录的信号可以用来解码计划的运动方向。这些神经元能否用于闭环装置实现真正的认知型 BCI 还有待解决。

7.4 侵入式 BCI 的长期使用

侵入式 BCI 要具有实用性，就应该满足受试者能数月甚至数年的长期使用需求，这就引出了两个重要问题：（1）是否能够延长有一组固定参数的 BCI 的使用期限？或是这组参数需要每天调节吗？（2）电极在长期使用后仍然能继续可靠地记录神经活动吗？或者电极会不会因生物现象（例如：神经胶质增生或疤痕组织的形成）而失效？

7.4.1 BCI 的长期使用和稳定皮质代表区的形成

第一个问题已经在研究中得到了解决。在这个研究中，猴子通过 BCI 控制光标时在 19 天中都使用了同一组参数（Ganguly 和 Carmena，2009）。实验中，两只猴子借助一架机器手臂来完成将光标从中心移到圆周上的目标（见图 7-19c），机器手臂只能在水平面上运动。当猴子执行手动控制任务时，采用了 128 导电极来记录两侧运动皮质的神经活动。用线性滤波方法（公式 7.2，延迟值 i 取 10 倍）构造了一个"解码器"，以找出运动皮质活动和手臂的肩部、肘部角度位置的映射关系。

在实验的第一天，学习后的线性解码器被固定下来。在接下来的每一天中，在利用"脑控"（BC）模式直接控制光标时均使用这同一解码器。研究者记录了第一只猴子在 19 天里 15 个神经元的信号，这些信号被用于线性解码器中，记录了第二只猴子 10 个神经元的信号。如图 7-29a 所示，这两只猴子的表现在前十天中稳步提升。从第十天开始，平均正确率接近 100%，它们从每天实验的一开始就有非常好的表现（图 7-29b 和图 7-28c）。随着不断地练习，光标移动的轨迹变得越来越直（图 7-29d）和固定，这一表现可用每天平均路径之间相关性的增加来量化（图 7-29d 中的彩图）。经过对方向调整的测试以及用于解码器中神经元特性的测试，研究人员成功证明了：使用固定的解码器来完成 BCI 的控制，其操作性能的稳定与稳定的神经表征的形成相关。

一个出乎意料的发现是准确的解码器形式从长期来看是没有关系的：当权值 $w(i)$（见公式 7-2）变化时，不出所料，对之前采集的肩和肘位置数据的预测是不准确的（图 7-30a），但利用新的混合解码器进行仅仅几天的训练以后，却恢复了准确的 BCI 控制（图 7-30b）。回想早前，单侧运动皮质的神经元在可操作条件下能够控制模拟仪表（见7.1.1 节）。这一结果验证了运动皮质神经元的可塑性，即在任意给定的映射条件下，运动皮质神经元都能借由外部设备实现控制功能。

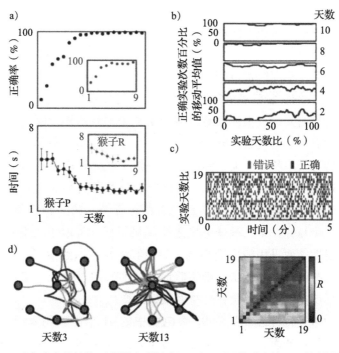

图 7-29　BCI 在 19 天实验中的性能（彩图在彩插中）。a）两只猴子连续几天控制光标的性能，使用的 BCI 采用了固定的线性解码器和一组固定的神经元（红色插图表示第二只猴子的数据）。（上图）每天的平均正确率。（下图）到达目标的平均时间。误差条：平均值 ±2 的标准误差；b）一只猴子在具体某天的控制性能变化，用移动平均正确率表示（移动窗口长度选择为 20 次试验，计算正确试验次数的百分比%）；c）从第 1 天到第 19 天，实验开始五分钟的 BCI 光标控制性能。状态条表示正确（蓝色）实验或错误（红色）实验；d）左图：早期（第三天）或后期（第 13 天）的光标移动轨迹，表明练习使轨迹变得更趋于直线和固定。右图：彩图表示每天从中心到目标平均路径的相关性（R 为相关系数）（Ganguly 和 Carmena, 2009）

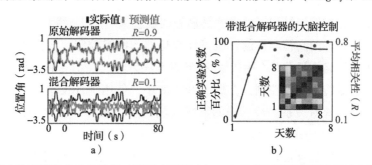

图 7-30　带混合解码器的 BCI 的性能（彩图在彩插中）。a）比较原始解码器和混合解码器离线预测能力。混合解码器对记录在肩膀（在各个图上面的轨迹）和肘部（下面的轨迹）神经活动数据的离线预测性能较差；蓝色：各个解码器的预测；R：真实和预测运动的相关系数；b）8 天实验中用混合解码器的系统性能的提高，用正确实验次数百分比衡量。插入的彩图表示这 8 天中某两天神经元协调性之间的相关性。从图中可以看出 8 天中协调性逐渐趋于稳定，从而形成稳定的"皮质图"实现光标控制。红点：神经协调性的平均相关性（彩图中除对角线上元素外每一列的平均值）（来自 Ganguly 和 Carmena, 2009）

7.4.2 植入人脑的 BCI 的长期使用

对人类而言，关于植入设备（例如 BrainGate 神经接口系统）可行性的重要问题包括：植入的微电极能记录多长时间的有用神经信号？怎么才能可靠地长期采集和解码这些信号？

至今为止，能对这些问题进行回答的研究并不多，但由 Simeral、Hochberg 及其同事们（2011 年）设计的实验已经取得了一些令人鼓舞的结果。他们设计了一个持续时间为 5 天、用神经控制光标点击的实验。实验受试者四肢瘫痪。研究人员在其运动皮质中植入了一个含有 100 个电极的电极阵列，此后过了 1000 天受试者才回到实验室完成上述实验。在这五天中的每一天，利用基于一组神经元锋电位的卡尔曼滤波器（见 4.4.5 节）控制两维光标速度，利用一个线性判别分类器（见 5.5.1 节）来判定是否有点击的意图。闭环的光标点击控制实验包含两个任务：第一种任务是从中心出发，去点击圆周上的八个目标。第二种任务则采用随机目标，类似于人机交互中为了量化计算机的输入设备性能而采用的标准测试。如能够将光标移到指定目标，并在光标停留于目标上的指定时间内执行点击，则实验成功。实验通过每天测量电极阻抗、神经元锋电位波形和局部场电位来定量评估神经接口的变化。

在这五天中，可进行神经测量的 96 个电极中的 41 个电极用来记录锋电位信号。实验发现，对第一种任务而言，这些神经信号足以实现 94.9% 的平均目标 – 采集 – 点击正确率；对第二种任务而言，可以达到 91.9% 的正确率。实验表明电极阵列植入大脑后能准确工作近 2.75 年，这一结果减轻了人们对植入电极引起组织反应而减弱 BCI 长期工作性能的担忧。虽然结果是令人鼓舞的，但是实验结果的有效性仍需要通过更多受试者参与的临床试验才能得以验证。

7.5 小结

迄今为止，脑机接口技术所取得的最显著的成就来自用于动物和人的侵入式 BCI，其实例包括二维光标的高精度控制、假臂和夹持器的实时控制。在构建侵入式 BCI 时用到的两种主要策略为操作性条件反射和集群解码方法，在前一种方法中，BCI 完全依靠神经元的自适应来实现控制，在后一种方法中，使用统计技术来学习神经元活动与控制参数之间的映射关系。最成功的解码方法是基于集群向量（公式（7-1））、线性（维纳）滤波器（公式（7-2））以及卡尔曼滤波器（4.4.5 节）的方法。本章也开始探讨侵入式 BCI 的长期使用问题，在人和动物身上开展的研究表明，每天使用 BCI 可以让大脑形成稳定的神经表达，就像获取运动技能的其他形式一样。用于记录神经活动的电极在 BCI 植入大脑后，能有效工作超过两年半的时间。

144
~
146

7.6 问题和习题

1. 假设目标是设计一个 BCI，它能控制假臂到达三维空间中的不同位置。应如何通过操作性条件反射来训练猴子操作假臂？

2. 写出由皮质活动得到运动方向的集群向量解码公式，解释如何能由实验估计出公式中的多种变量？

3. 比较操作性条件反射和集群解码作为构建 BCI 实现光标和假臂控制的方法有哪些优点和缺点？

4. 在 Chapin 及其同事对大鼠的 BCI 实验中，神经集群函数（NPF）是如何计算出来的，又是如何用于控制机械臂的？

5. 写出用于解码随时间变化的神经活动（如神经元集群的放电率）变量（如手的位置）的线性滤波器（或维纳滤波器）公式。如何能由最新获得的数据估计滤波器的权值？

6. 根据 7.2.1 节中介绍的内容，比较下列几种解码方法的性能：

   a. 线性滤波器

   b. 三层人工神经网络，隐含层为 sigmoid 函数

   c. 集群向量法

7. 与集群向量法和线性滤波器相比，使用卡尔曼滤波器进行解码有何优点？

8. 7.2.1 节介绍了卡尔曼滤波器解码的两种方式，一种将记录的神经元放电率作为观测值，另一种则将运动学参数（关节角度）作为观测值。写出每一种的公式。如果有的话，讨论一种方式胜过另一种的优点。

9. 相对于锋电位来说，列举在脑机接口技术中使用 LFP 的优点和缺点。

10. (₩探索题) 7.2.2 节中的实验结果表明由初级运动皮质和初级体感皮质的神经元活动可以预测行走中下肢的运动学参数。然而，在没有考虑身体或是假臂的动力学的情况下，仅仅依靠运动学参数不足以恢复下肢截肢者的运动。查找下肢假肢装置所使用的最新技术，讨论是否能对 7.2.2 节中的技术进行修改以控制假肢装置行走，以及如何进行修改？

11. （猴子的）哪些脑区成功用于控制光标？包括单独使用的脑区或联合使用的多个脑区。

12. 解释无迹卡尔曼滤波器（UKF）和标准卡尔曼滤波器的区别，在 BCI 应用中使用 UKF 有哪些潜在优点？

13. 什么是认知型 BCI？它们与基于对运动皮质神经活动进行运动轨迹解码的 BCI 有何不同？

14. (₩探索题) 7.2.4 节探索了两种不同的认知型 BCI。阅读 Musallam（2004）和 Santhanam（2006）等人关于认知型 BCI 的文章，对这两种 BCI 所用到的贝叶斯解码方法作详细的描述和比较。

15. 对在人体上使用 BrainGate 传感器的训练范式及结果与在猴子上使用电极阵列的结果进行比较。在光标控制和假臂控制实验中，人和猴子是否取得同等性能？

16. 7.4.1 节讨论了一个令人惊奇的实验结果：用一个随机混合解码器也能实现 BCI 控

制。这一结果对致力于为 BCI 设计一个复杂的解码器有什么启发？如果随机解码器能够完成任务，为什么还需要使用复杂的机器学习和统计方法进行解码？

17. 植入 BrainGate 系统 1000 天后的测试呈现出了什么样的 BCI 性能？它对 BCI 的长期使用有什么启发？

18. (★探索题) 对可植入 BCI 的一个主要关注问题是其长期使用的可行性，因为电极周围可能形成疤痕组织。解决这一问题的一种方法是使电极具有生物相容性。写一篇关于目前正在研究或是已经用于 BCI 上的最有前景的生物相容电极技术的综述。

半侵入式 BCI

在之前的章节中，我们了解了需要把电极植入大脑内部的 BCI。尽管这种方法提供了一个观察神经元锋电位活动的高保真窗口，但它也存在重大风险：（1）穿透血脑屏障可能导致感染；（2）免疫反应组织对电极形成的包围能使信号质量随时间下降；（3）植入过程中，可能对完好无损的大脑回路产生损害。

为了应对这些风险，研究者研究了不需要穿透大脑表面的 BCI 的使用，这类 BCI 可称作半侵入式 BCI。我们将关注两类半侵入式 BCI：基于皮质脑电信号（ECoG）的 BCI 和基于大脑外周神经信号的 BCI。如第 3 章所述，ECoG 需要通过外科手术把电极放置在颅骨下，或者是在硬脑膜之下（称为硬膜下 ECoG）或者是在硬脑膜之外（称为硬膜上 ECoG）。这一步是侵入式的，但比前一章所述方法的侵入程度要轻得多。在本章中，我们将探索基于 ECoG 的 BCI 控制光标和假肢设备的能力。

比 ECoG 侵入程度更轻的方法是通过身体各部分的神经末梢接入信号。本章将以对这种神经型 BCI 的讨论作为结束。

8.1 基于皮质脑电信号（ECoG）的 BCI

许多基于 ECoG 的 BCI 研究已经在自愿患者身上开展，这些患者在手术前的数天就在医院接受监护，以定位癫痫的病灶。BCI 实验是在这些自愿并且合适的患者身上进行的。近期也在动物身上开展了 ECoG 的研究工作，其目的是研究用于 BCI 的 ECoG 信号的空间分辨率和时间分辨率的特点。在继续探讨用于人类的基于 ECoG 的 BCI 研究之前，我们接下来将检验这些动物实验的结果。

8.1.1 基于 ECoG 的动物用 BCI

从 Fetz 等人的研究工作中我们已经知道，猴子能够通过操作性条件反射来调节运动皮质的神经元响应以控制外部设备（7.1.1 节）。那么也能够通过相同的方式来调节从大脑表面采集到的 ECoG 信号吗？Rouse 和 Moran（2009）探究了这一问题，实验中让猴子执行两项光标控制任务。第一项任务是在侵入式 BCI 中经常使用的（见图 7-19c），要求猴子首先控制光标击中中心的目标，然后将光标移至周围四个目标中的一个。第二项任务是一个绘画任务，内容是控制光标沿顺时针或者逆时针方向描绘一个圆。

实验通过两个电极来控制光标，这两个相距 1 厘米的电极放置在初级运动皮质硬脑膜上的两个任意位置。利用傅里叶变换将从电极上采集到的信号转换到频域（4.2

节），并使用 65~100Hz 频段的能量来控制光标。一个电极用于控制光标的水平速度，当 65~100Hz 的幅值（相对于静息状态）提高时，光标向右移动，当幅值降低时，光标向左移动。另一个电极以类似的方式控制光标的垂直速度。在持续开展了 5 天的一系列实验中，从神经活动到光标速度的映射关系是保持固定的。

在一周的课程期间，猴子学会了调节来自两个电极的 ECoG 信号，控制光标进行二维运动以完成两种任务。对于移出中心任务，一只猴子能够在大约 6 分钟内成功执行 40 次动作。在绘画任务中，它能够在约 7 分钟内画完 30 个圆。

图 8-1a 展示了利用第三天记录的 ECoG 活动，沿逆时针和顺时针方向绘制圆的光标平均轨迹。注意到平均轨迹并不像一个圆，更像一个沿左上到右下轴向的椭圆。这意味着两个电极的 ECoG 信号可能是相关的，所以它们在 65~100Hz 频段幅值的升高或者降低是同步的，而不是像圆形运动所要求的——在轨迹的某些部分，只能是一个电极的频带幅值升高或降低。为了提升光标控制能力，猴子需要尽可能地去除两个电极信号的相关性。图 8-1b 展示了猴子确实通过调整它的神经元活动来减少两个电极的相关性。曲线显示，在 5 天的信号记录期内，电极之间大多数频带能量的相关性减少了，其中，用于光标控制的 65~100Hz 频带相关性的减少幅度是最大的。这些结果表明，和在侵入式 BCI 中动物们能够利用操作性条件反射调节单个放电神经元一样，动物们在使用基于 ECoG 的 BCI 时，也能够调节神经元集群的活动来控制外部设备，这一集群活动是通过 ECoG 进行测量的。

150

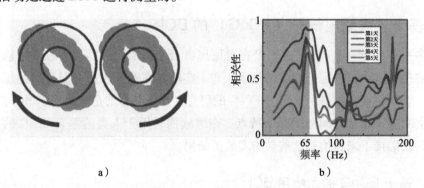

a)   b)

图 8-1 猴子利用基于 ECoG 的 BCI 进行光标控制（彩图见彩插中）。a）猴子利用 ECoG 按照顺时针（左图）和逆时针（右图）方向画圆的光标平均轨迹。大的绿色圆圈表示试验开始/结束时光标的位置；b）记录的五天中，用于水平、垂直光标控制的两个电极上不同频率能量的相关性（功率谱的计算采用了 300 毫秒时窗和 3Hz 频窗）。注意到在五天的实验期间，两个电极信号的相关性急剧减弱，其中用于光标控制的 65~100Hz 频带相关性的减弱尤为明显（改编自 Rouse 和 Moran, 2009）

8.1.2 基于 ECoG 的人用 BCI

1. 基于运动想象的 ECoG 光标控制

如前所述，已经对患者开展了基于 ECoG 的 BCI 实验。在去除癫痫病灶的手术前大约一周的时间，在患者硬膜下或者硬膜上植入电极为手术做准备。如果患者同意参与 BCI 实验，通常使用的 BCI 方案要求患者进行不同种类的运动和运动想象（例如，手、舌头或者脚的运动）。之后，对记录到的 ECoG 数据进行筛选，以识别出与所执行的运动或者想象具有最高相关性的电极和频带。这些通道和频带将会用于闭环 BCI 任务，例如光标控制。

2. 一维光标控制

由 Leuthardt 和同事们（2004）进行的一组早期一维光标控制实验中，利用在患者左侧额叶 – 顶叶 – 颞叶皮质的硬脑膜下安置的 32 个电极，采集了 4 名患者的 ECoG 信号（图 8-2a 和 8-2b）。患者需要完成 6 项任务：三个运动动作（打开/闭合左手或右手、伸出舌头、说出单词 "move"）和想象完成这三个动作。计算每个电极 0 ~ 200Hz 的功率谱（研究者使用更有效的自回归方法（4.4.3 节）代替傅里叶变换）。

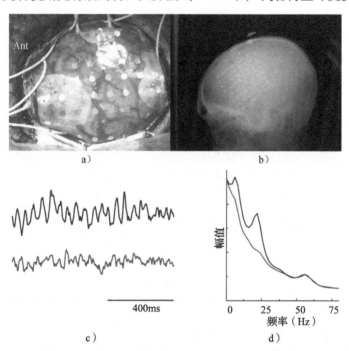

图 8-2 用于人类的基于 ECoG 的 BCI。a）安置在患者硬脑膜下的一个 8 × 8 电极阵列。电极直径为 2 毫米，间距为 1 厘米；b）颅骨的 X 射线成像显示了电极阵列的位置；c）从一名患者采集的用于光标控制的原始 ECoG 信号。上面的曲线是患者静息时的 ECoG 信号，使光标向下移。下面的曲线是患者想象说出单词 "move" 时的 ECoG 信号，使光标向上移；d）在实验 c）中患者静息时（上面的曲线）和想象时（下面的曲线）的幅度谱（源自 Leuthardt 等人，2004）

对于每个患者，挑选出与某个运动或者想象任务相关性最高的一两个电极和 4 个频带（使用 r^2，相关系数的平方，有时也称为决策系数）。患者利用这些 ECoG 特征的幅值控制光标上移或者下移，例如想象右手运动时，光标向上移动；静息时，光标向下移动。光标从屏幕的左侧边缘开始，以恒定速度向右移动。实验任务是使光标向上或者向下偏移以击中目标，目标随机出现在屏幕右侧边缘的上半部或下半部。

利用转换算法每 40 毫秒更新一次光标的垂直位置，算法是基于对前 280 毫秒所选电极的选定频带幅值进行线性加权求和。选择合适的权值以实现执行任务时光标上移，静息时光标下移的控制方式。实验前向患者解释了这种控制关系。

在训练 3~24 分钟后，4 名患者都能成功控制光标，准确率为 74%~100%（图 8-3）。图 8-2c 显示了某患者采集自一个电极的原始 ECoG 信号，信号用于光标控制，当患者处于静息状态时，控制光标向下移（上面的曲线）；当患者想象说出单词 "move" 时，控制光标向上移。注意到在想象时，信号低频段的幅值有明显的衰减——从图 8-2d 的幅度谱中可以定量地验证。在这种情况下，患者通过改变 20.5~22.5Hz 频带的幅值来控制光标，其准确率为 97%。

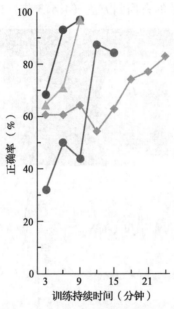

图 8-3 利用 ECoG 控制光标的快速学习过程。该图展示了四名患者在几分钟的训练过程期间，光标控制能力的提升。光标控制能力是根据击中两个目标之一的准确率来度量的（机会水平为 50%）。患者 1（上面的圆点）和患者 2（三角）通过想象说出单词 "move" 来控制光标，患者 3（菱形）想象打开/闭合右手来控制光标，患者 4（下面的圆点）通过想象伸出舌头来控制光标（源自 Leuthardt 等人，2004）

这些早期的基于 ECoG 的 BCI 研究结果通过后来在西雅图（Leuthardt 等人，2006）进行的一系列实验再次被证实。实验中，另外 4 名患者对一维光标控制取得了很高的准确率（73%~100%）。更有趣的是，研究者观察到，在进行在线 BCI 控制时，ECoG 信号的特征有大量变化。例如显著的 ECoG 特征会传播到邻近的皮质，或者会出现与最初筛选任务明显不同的显著特征集合。在后一种情况中，使用新的显著 ECoG 特征后，准确率立即从 71% 提高到了 94%。另外，研究者也展示了一名患者基于硬脑膜上的 ECoG 电极进行的光标控制（与其他患者使用的硬脑膜下电极相比较）。

3. 二维光标控制

上述一维光标控制结果由 Schalk、Ojemann 和同事们（2008）扩展到了二维。5 名患者参与了研究。研究中，26 ~ 64 个硬脑膜下电极（网状布置或带状布置）被安置在大脑皮质的顶叶、额叶、颞叶区域，包括感觉运动皮质。研究包括三个阶段：（1）使用运动任务进行筛选，以识别合适的 BCI 特征；（2）一维光标控制；（3）二维光标控制。

在筛选阶段，受试者要完成运动或者运动想象任务，比如打开或闭合手、伸出舌头、活动下巴、说出单词"move"、耸肩、移动腿部以及活动单根手指。与在一维研究中相同，通过计算静息和执行任务时平均特征值分布之间的决定系数 r^2，确定与任务相关的、幅值变化最大的 ECoG 特征（例如特定电极和频率的幅值）。这一度量实质上计算了与任务相关的特征变化的比例，反映了受试者控制某一特定特征的程度。任务在空间分布上和频域分布上是相互独立的，确定这些任务所对应的最显著 ECoG 特征，并指定它们控制水平或者垂直光标运动。

在第二阶段，受试者首先进行水平方向的光标控制训练，然后进行垂直方向的光标控制训练。他们使用之前识别的一个或者更多的 ECoG 特征来控制每一维的运动。受试者在实验前获知用哪种类型的想象来控制光标运动，这是根据所选择的 ECoG 特征决定的。在每次试验中，向受试者呈现两个目标中的一个（在左/右边缘或者上/下边缘），而光标开始处于屏幕中央。受试者的任务是调节选择的 ECoG 特征来使光标移动至目标处。光标的运动是基于 1 ~ 4 个 ECoG 特征值的线性加权和。权值由人工选择，通常是 +1 或者 –1，以便用特征的增大或者减小来控制光标朝期望的方向运动（上或下，左或右）。特征是由前 280 毫秒（受试者 A 到 D）或者 64 毫秒（受试者 E）数据计算得出的。与之前的研究一样，受试者很快能够精确控制一维光标。

二维光标控制是通过结合 ECoG 特征实现的，所使用的 ECoG 特征是受试者在一维任务中已经学习过的用于独立控制的特征。也就是说，光标水平和垂直的连续运动是由选定的水平和垂直 ECoG 特征同时控制的。受试者的任务是把光标从屏幕中心移动到目标处，目标会出现在屏幕边缘四个位置中的一个。如果光标在预定时间内没能到达目标，那么光标和目标会消失，并且试验记为失败。

154

图 8-4a 展示了 5 名受试者的学习曲线，表明在 12 ~ 36 分钟的训练期间，控制性能有所提升。所有 5 名受试者成功学会了控制光标，并控制它到达适当的目标处，其平均命中率在 53% ~ 73% 的范围内（选中目标的机会水平是 25%）。图 8-4b 展示了 5 名受试者的平均光标轨迹。图 8-4c 描述了 2 名受试者大脑表面多个位置的皮质活动和光标运动的相关性。下面的图将用于光标控制电极的这种相关性表示为频率的函数。如图所示，对控制最有用的特征是在感觉运动皮质采集到的高频 gamma 波（大于 70Hz）的幅值。实际用于在线控制的频带用两根黄色长条标示出。可以看到，这些在之前筛选基础上选出的位置/频带，对在线光标控制来说并不一定是最优的。

4. BCI 应用中 ECoG 活动的增强

前两节讨论的 ECoG 研究是依靠运动想象或者实际运动来展示基于大脑活动的光标控制。那么运动想象激活的大脑区域和实际运动激活的区域相同吗？使用 EEG

和 fMRI 的研究给出的答案是肯定的。Miller、Rao 和同事们（2010）也证明了使用 ECoG 时，结论同样是一致的。在他们的研究中，8 名受试者进行了实际运动和想象运动。

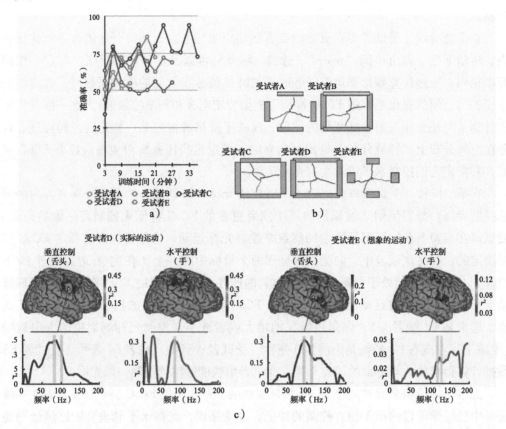

图 8-4   使用 ECoG 进行二维光标控制（彩图见彩插中）。a）随着训练时间增加，5 名受试者的控制性能提高；b）每名受试者控制光标到 4 个目标的平均轨迹；c）受试者 D 和 E 的皮质活动和水平/垂直光标运动的相关性。相关性是由 r^2 值描述的，r^2 值表明不同皮质区域对相关任务的控制水平。受试者 D 使用实际的舌头运动和手运动分别进行垂直和水平控制。受试者 E 通过想象两种运动来实现控制。下面的图显示了在线光标控制所使用的电极位置和对应的相关值，r^2 值表示为频率的函数（电极位置用星号标记）。在线控制使用的频带由两根黄色长条标示出（改编自 Schalk 等人，2008）

　　研究关注的是高频带（76～100Hz）和低频带（8～32Hz）的 ECoG 功率（图 8-5a）。可以发现，跟预期的一样，在运动想象时 ECoG 活动的空间分布与实际运动时空间分布相似（图 8-5b 到 8-5d）。然而，由想象引起的皮质活动的幅度较小（大约是对应的实际运动的 25%）。更重要的是高频带（high-frequency band，HFB）活动比低频带（lower-frequency band，LFB）活动的空间识别度更高（比较图 8-5c 和图 8-5d），这促进了在基于 ECoG 的 BCI 中使用 HFB，以利用 HFB 相比于 LFB 而言，空间可分性更高这一特点。

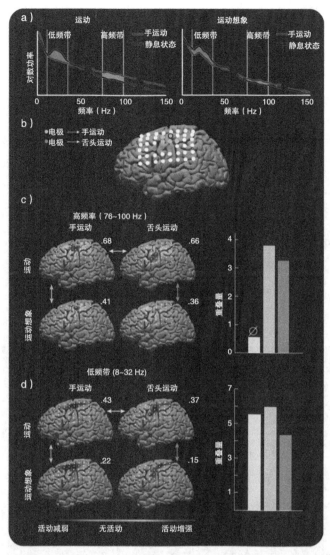

图 8-5   实际运动和想象运动时 ECoG 的活动情况对比（彩图见彩插）。a）（左图）手运动（红色）和静息状态（蓝色）的 ECoG 功率谱。（右图）想象手运动和静息状态的 ECoG 功率谱。数据采集自位于初级运动皮质的电极（在图 b 中用圆标示）。进行运动或者想象时，低频部分（"LFB"，8 ~ 32Hz，绿色）功率减少，而高频部分（"HFB"，76 ~ 100Hz，橙色）功率增加。想象运动时，HFB 功率的增加是实际运动时的 32%（比较橙色区域），而 LFB 功率的减少却达到了实际运动时的 90%（绿色区域）；b）手运动时（浅蓝色）和舌头运动时（浅橙色）的电极位置。图 a 中实际手运动和想象手运动的数据源自圈出的电极；c）（左图）实际和想象手和舌头运动时，插值得到的 HFB 大脑活动图。每张图都放大至活动的最大绝对值（由每个皮质图上方的数字标示出）。（右图）手运动和舌头运动的重叠量（黄色），手运动和想象手运动的重叠量（浅蓝），舌头运动和想象舌头运动的重叠量（淡粉）；d）与 c）相对应的 LFB 大脑活动图。注意到，在 HFB 的情况下，手和舌头运动没有较大的重叠区（在条形图中以 Ø 表示），意味着 HFB 相比 LFB 而言，有更好的定位。同样也注意到，所有情况下的实际运动和想象运动之间有显著的重叠（P 值 $< 10^{-4}$）（源自 Miller 等人，2010）

研究人员又探究了在一个 BCI 任务中，用与想象相关的活动控制一维光标时，如何进行调节（图 8-6a）。实验任务是把光标移动到目标位置，目标会随机出现在屏幕顶端或底端。光标的速度是由 HFB 的功率值决定的（见图 8-6a 中的公式）：功率增大到基线值以上，向上移动光标，功率减小到基线值以下，向下移动光标。

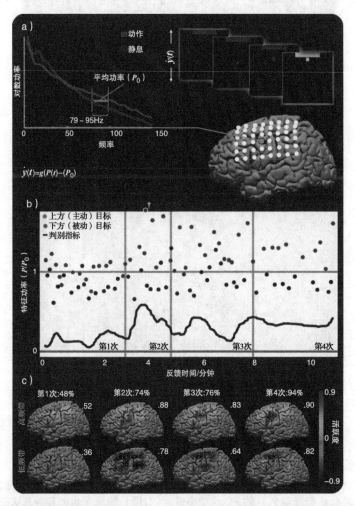

图 8-6　BCI 光标控制任务的学习过程中皮质电活动的增强（彩图见彩插中）。a）初始的运动筛选任务用来识别 ECoG 特征，也就是一个合适的电极 – 频带组合（电极在大脑图像中用金色标出，位于初级运动皮质（见图 8-5b），HFB 为 79 ~ 95Hz）。利用这一特征的功率 P（t）和试验的平均功率 P_0，使用图中所示的线性方程来控制一维光标的运动速度。受试者想象说出单词"move"来移动光标到一个目标（"主动"目标），受试者处于静息（空闲）状态来移动光标到另一个目标（"被动"目标）；b）连续的四次光标任务中，选择的 ECoG 特征的相对功率。红点：主动目标试验的平均功率。蓝点：被动目标试验的平均功率（十字：异常值）。绿线：主动/被动试验的平均功率 P_0。黑线：判别指标（经平滑处理的前三次主动目标试验和前三次被动目标试验的平均功率差值）。当受试者找到一个中间的动态范围时，命中目标的正确率（如图 c 所示）最高；c）HFB 和 LFB 活动的空间分布以及四次试验中每一次命中目标的正确率。每个大脑图形旁边的数字表示最大（绝对值）的电活动。注意到，在用于光标控制的电极上，最显著的活动是最后一次活动（源自 Miller 等人，2010）

参与 BCI 研究的 4 名受试者很快学会了使用预先选择的 HFB 功率来控制光标（图 8-6b 和 8-6c）。受试者 1 通过想象重复说出某个单词（想象说出单词"move"），达到了 94% 的正确率，其他三名受试者使用舌头、肩膀以及想象舌头运动的方法，分别达到了 90%、85% 和 100% 的正确率。

更有趣的是，在学习过程中，高频 ECoG 活动的空间分布在数量上是恒定的，但与想象相关的 ECoG 活动增长得很明显（图 8-6c）。在大多数情况下，这些运动想象产生的 ECoG 活动幅度甚至超过了实际运动时观测到的 ECoG 活动幅度。换句话说，把运动想象和 BCI 反馈相结合，使与想象相关的活动增强，与之类似的是在 Fetz 和同事们所做的实验中（7.1.1 节），通过操作性条件反射使单个神经元的活动增强。而且，经过 5~8 分钟的训练后，一些受试者称他们不再进行运动想象，取而代之的是直接想象向上或向下移动光标。

5. 使用分类器解码 ECoG 信号

前面介绍的基于 ECoG 的 BCI 研究依靠的是人工选择特征（通过一个筛选任务完成），以及特征值和光标速度之间的直接线性映射。另一种方法是使用分类器（5.1 节），它以大量的特征作为输入，并自动选择如何对这些特征进行加权以使准确率最大化。Shenoy、Rao 和同事们（2008）利用 8 名受试者对这个方法进行了探索，受试者植入了 64~104 个硬脑膜下 ECoG 电极。8 名受试者在视觉提示下，进行手或舌头的重复运动，其中 6 名受试者也完成了相应的运动想象任务。

对于所有受试者和所有 ECoG 通道，同样的两种频带特征——LFB（11~40Hz）和 HFB（71~100Hz），都是从任务执行时的 1~3 秒数据提取的。正如在前一节中所观察到的，运动时，LFB 幅度下降，HFB 幅度上升，如图 8-7 所示。将这一组来自所有通道的特征输入四个不同的线性二分类器（5.1.1 节）：正则化线性判别分析（regularized linear discriminant analysis，RLDA 或 RDA）、支持向量机（support vector machine）以及这两种方法的"稀疏"变体，称为线性规划机（Linear Programming Machine，LPM）和线性稀疏 Fisher 判别法（linear sparse Fisher's discriminant，LSFD）。回顾 5.1.1 节的内容可知线性二分类器是基于如下方程：

$$y = \mathrm{sign}(\boldsymbol{w}^{\mathrm{T}}\boldsymbol{x} + w_0)$$

可以用权向量 $\boldsymbol{w}$ 中的分量来判断 $\boldsymbol{x}$ 中哪些特征对分类器是重要的。

在一个稀疏线性分类器中，不仅要使分类误差最小，也要得到一个稀疏权向量（也就是向量中的大多数元素都是 0 或者接近 0）。这需要通过调整成本（例如，把公式（5-12）中 SVM 权向量 $\boldsymbol{w}$ 的 L2 范数换成 L1 范数）达到最优，以平衡稀疏度和训练误差。通过检查训练后权向量中的非零元素，能够自动地从输入向量中可能不相关的大量特征中发现最重要的特征，并仅使用这些特征。

图 8-8 展示了各种分类方法区分实际舌头和手运动，以及想象舌头和手运动的性能。利用 30 次试验中每一次的 1~3 秒 ECoG 数据来分析各方法的性能。如图所示，8 名受试者中分类效果最好的使用的是 LPM 分类器（平均 6% 的误差）。运动想象的分

类结果更差一些（使用 LPM 分类器的平均误差为 23%），但明显高于机会水平（50%）。事实上，只用每类 30 个样本训练就能得到这样的分类性能是值得注意的。

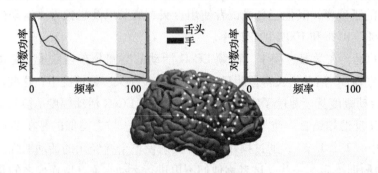

图 8-7　两种运动 ECoG 特征的比较（彩图见彩插中）。两幅图显示了在执行手运动和舌头运动任务时的平均功率谱，两个电极安装在皮质的手运动和舌头运动控制区域。与图 8-5a 相同，运动引起了 LFB 功率的降低（左边阴影区）和 HFB 功率的升高（右边阴影区）。左图是手运动时的频谱图，右图是舌头运动时的频谱图（源自 Shenoy 等人，2008）

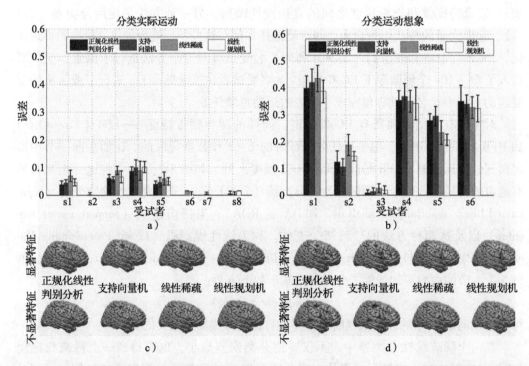

图 8-8　对实际运动和运动想象的 ECoG 信号的分类（彩图见彩插中）。a）每种分类器对 8 名受试者的手运动和舌头运动进行分类的误差。分类误差是通过一个交叉验证过程测量得到的（见 5.1.4 节）；b）对手和舌头运动想象进行分类的误差；c）和 d）对每种分类器，将 8 名受试者的累加权向量投影到标准大脑模型上，并分别显示在不显著特征和显著特征的图中。实际运动时的权值显示在图 c）中，运动想象时的权值显示在图 d）中。红色表示正值，蓝色表示负值。注意到，稀疏方法（LPM 和 LSFD）选择空间上更集中的特征（改编自 Shenoy 等人，2008）

研究人员也检查了分类器学习后的权向量 w，以查看哪些特征（电极和高或低频带的组合）对分类器来说是重要的。每个受试者的权向量都归一化到单位长度，并投影到标准大脑模型上，模型上的电极位置用 X 射线估计。图 8-8c 和 8-8d 展示了所有受试者的权向量在标准大脑上投影的叠加结果（在每个电极位置，用球形高斯核来对整个大脑分布进行插值）。图形表明，受试者的重要特征在空间上会聚集在与任务相关的特定皮质位置。稀疏分类器会选择更局部化的特征，在运动想象分类中尤其如此。这提供了一个基于分类器权值的特征选择方法。事实上，研究人员在不显著影响分类性能的情况下，能够把分类所需的特征数目降低到整组特征的 20%。

6. 用于手臂运动控制的基于 ECoG 的 BCI

我们在第 7 章中看到，通过解码合适的运动学参数，例如手的位置和速度，猴子运动皮质神经元的电活动能够用来控制假臂。这样的信息能用于解码 ECoG 信号吗？

在 Schalk 和同事们（2007）进行的研究中，5 名植入了 ECoG 电极的患者用一个操作杆移动在计算机屏幕上的二维光标。实验任务是追踪在圆上逆时针移动的目标。ECoG 信号是由安置在包含了部分感觉运动皮质的顶叶、额叶、颞叶区域的 48 或 64 电极网格记录的。电极位置包括了感觉运动皮质。利用共同平均参考（common average referencing，CAR）方法（4.5.1 节）对每个电极上的信号进行预处理。

155 ~ 161

研究者发现某些通道上的 ECoG 电压等级与运动学参数直接相关，也就是说，在时域而不是频域调节 ECoG 信号的幅度。底层的神经信号被称为局部动作电位（local motor potential，LMP）。LMP 的例子可在图 8-9a 中看到，该图显示了 60 秒内一名受试者的 ECoG 信号和光标位置的变化。LMP 显示在位于感觉运动皮质的通道上（图 8-9b），表现出与光标位置清晰的相关性。这种相关性在图 8-9c 所示的放大后的实例中特别明显。

为了量化 ECoG 信号的解码能力，实验人员把每 333 毫秒（重叠 166 毫秒）的 ECoG 信号转换到频域，并且采用 1Hz 的频窗计算了 0 ~ 200Hz 的频谱幅值。然后计算了特定频率范围（8 ~ 12Hz，18 ~ 24Hz，35 ~ 42Hz，42 ~ 70Hz，70 ~ 100Hz，100 ~ 140Hz，140 ~ 190Hz）的平均频谱幅值，得到 7 个频谱特征，再加上对原始未校准信号进行的 333 毫秒的滑动平均，用以捕捉任何的 LMP 信号。ECoG 特征用于 4 个线性模型（5.2.1 节），每个模型用来预测 4 个运动学参数中的一个，这 4 个参数分别是：垂直和水平光标位置，垂直和水平光标速度。如同图 8-10 中的例子说明的，由 ECoG 预测的光标位置和速度与实际的光标位置和速度有良好的相关性，受试者通过为跟踪目标所进行的画圆式手运动，可以得到实际的光标位置和速度。不同受试者运动学参数的平均相关性的变化范围从 0.35 到 0.62。与在猴子身上使用侵入式电极阵列的实验结果相比，这个相关性在其相关性范围内。研究人员也发现，LMP ECoG 特征跟运动皮质的单个神经元一样，也展现出余弦方向上的调整，这意味着 ECoG 局部动作电位和底层的运动神经元活动有直接联系。

研究人员通过实验对 ECoG 信号预测手运动的能力做了进一步的验证。实验中，受试者使用操作杆将光标移动到 9 个可能目标位置中的一个，这 9 个位置分布在 3 × 3

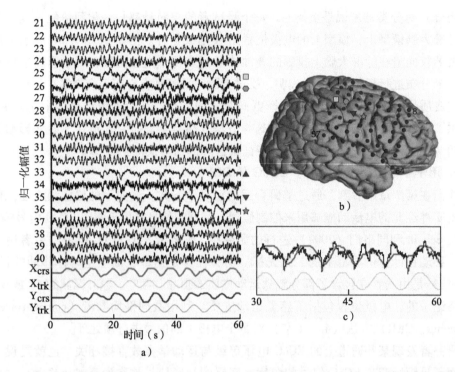

图 8-9　目标追踪任务期间的 ECoG 活动。a）ECoG 信号（通道 21～40），以及受试者控制的光标（crs）和追踪目标（trk）的 X、Y 位置。与光标位置相关的通道（以及展示的 LMP）用符号进行了标示；b）ECoG 电极的位置（符号显示 LMP 的位置）；c）通道 35 的 ECoG LMP 的放大信号以及光标（黑色粗线）和目标（下方的浅色细线）的 X 位置（源自 Schalk 等人，2007）

的网格上（Pistohl 等人，2008）。为了解码信号，使用卡尔曼滤波器（4.4.5 节），其中的状态向量由 X 轴、Y 轴的位置和速度组成。如同 7.2.1 节所讨论的卡尔曼滤波器模型，t 时刻的状态向量与观察到的神经数据线性相关，神经数据是由在过去某个 $t-\tau$ 时刻所有电极的 ECoG 信号经过低通滤波得到的。研究者发现卡尔曼滤波器能够大致追踪实际进行的运动，6 名受试者的实际位置和预测位置之间的相关系数在 0.16 到 0.45 的范围内。当时延 τ 近似为 94 毫秒时，能获得最好的相关性。

7. 用于假手控制的基于 ECoG 的 BCI

上面的实验说明了根据 ECoG 信号解码手的位置和速度的能力。那么 ECoG 信号也能用来解码单根手指的运动吗？

为了调查这个问题，Shenoy、Rao 和同事进行了实验研究。实验中，6 名受试者植入了 64 电极的 ECoG 网，并根据电脑屏幕上的视觉提示，让电极位置对侧的手指运动。受试者将重复执行每根手指的运动，间隔时间为 2 秒，中间穿插有休息期。利用有 5 个传感器的数据手套测量手指的瞬时位置，并且与采集到的 ECoG 信号同时写入磁盘。每个传感器记录手指的弯曲程度，为每根手指提供单独的测量值。图 8-11 提供了一次实验中手指位置测量值的例子。

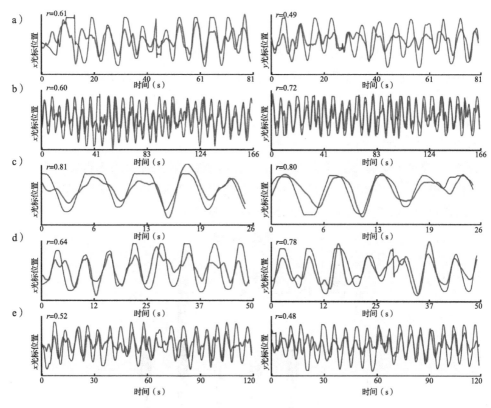

图 8-10 用 ECoG 解码光标运动学参数。a）到 e）显示了 5 名受试者的实际（细线）和解码（粗线）的 x、y 光标位置的实例（这些例子的相关系数 r 显示在左上角）（源自 Schalk 等人，2007）

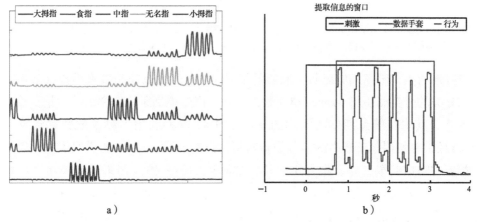

图 8-11 使用数据手套检测手指运动。a）5 个手指运动传感器的测量数据。从底部到顶部的 5 条曲线分别对应于大拇指、食指、中指、无名指、小拇指。如图所示，每个指头运动的独立程度是不同的，其中大拇指的独立性最高；b）刺激时期（从 0 秒开始的盒形曲线）指示受试者执行一个具体的手指运动，该手指的数据手套读取值（杂乱的多峰值曲线，注意到对刺激有一个反应的延时）和行为的判断时窗（第二个盒形曲线）（源自 Shenoy 等人，2007）

　　将手指运动的 ECoG 信号转换到频域，提取 64 通道的每个通道上 11 ~ 40Hz、71 ~ 100Hz、101 ~ 150Hz 频带的功率，得到一个 192 维的特征向量。将该特征向量输入两种分类器：支持向量机（SVM）和线性规划机（LPM）（见前面章节）。这里的目标是预测出哪根手指在运动，这是一个多分类任务（5.1.3 节）。对这个多分类任务使用一对一的分类方法：为每两类数据训练一个分类器，一共得到 10 个分类器。训练后，新数据输入每个分类器，每个分类器输出的手指类别记为一票，得票最多的类别选作最终的输出（多数表决，如 5.1.3 节所讨论的）。

　　图 8-12 显示了 6 名受试者手指的 5 分类的误差。误差是使用 5 折交叉验证（见 5.1.4 节）得到的。如图所示，LPM 分类器总是比 SVM 表现好。使用 LPM 进行分类，6 名受试者的平均误差为 23%（机会分类误差为 80%）。

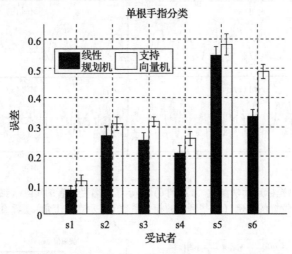

图 8-12　利用 ECoG 分类手指运动。图中展示了采用 LPM 和 SVM 分类器对 6 名受试者的数据进行 5 分类的交叉验证误差（5 分类的机会水平误差为 80%）（源自 Shenoy 等人，2007）

　　更有趣的是，研究人员证明了能够使用 ECoG 来连续追踪是哪根手指在运动。对每个二分类的分类器使用 sigmoid 概率输出函数，产生类别条件概率的单向量。输出类别是 6 类，其中将静息期作为附加的一类。每 40 毫秒利用 1 秒长的数据计算一次 ECoG 特征，并使用基于概率的多分类器对特征进行分类。图 8-13 说明了在一段时间内分类器的输出结果，并且把真实标签（实际运动的手指）用彩色线段在顶部标示出。可以看出分类器正确地识别出运动时期和静息时期，并且判断为正确手指的概率也很高（有时旁边的手指也会同时运动，参考图 8-11a）。该团队近期的工作证明了手运动能够通过同侧大脑半球的 ECoG 信号识别出，这意味着在大脑对侧半球受损时，利用来自于完好无损的同侧半球的信号恢复对同侧运动的控制是有可能的（Scherer 等，2009）。

　　其他实验证明了 ECoG 功率谱的主成分分解（见 PCA，4.5.2 节）能够展现出每根手指在空间上的不同表示（Miller 等，2009）。实验要求 10 名受试者执行如上所述的手指动作任务，用数据手套记录运动数据（图 8-14a）。以每次运动时手指弯曲度最大的时刻为中心，用每个电极一秒的数据计算 ECoG 功率谱。将功率谱除以各频率的平均值来进行归一化处理，然后对功率谱取对数。对于 PCA，计算各频率的协方差矩阵，以及这一矩阵的特征值和特征向量。

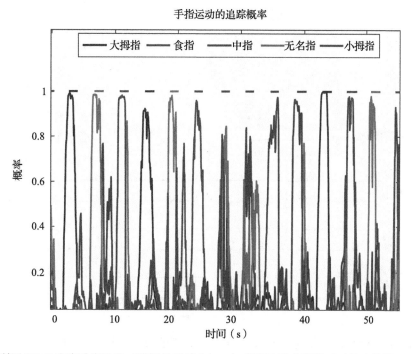

图 8-13　利用 ECoG 追踪手指运动（彩图见彩插中）。a）利用 6 类分类器对时长 1 秒的 ECoG 进行处理得到的连续概率输出，每 40 毫秒更新一次结果。顶部的彩色线段表示真实的类别标签（实际运动的手指）。"静息"状态的概率没有显示出来。在大多数情况下，分类器能正确识别出运动的开始和结束，也能识别出哪根手指在运动（源自 Shenoy，2008）

　　这些特征向量被称为主要谱成分（Principal Spectral Components，PSC），能够提取动作中具有鲁棒性的共同特征。更特别的是，通过这种分析方法，在所有受试者中发现了 2 个主要的频谱成分（图 8-14c~e）：第一个 PSC 对应在 5~200Hz 范围内所有频率的宽频变化。第二个 PSC 反映了一个低频的窄带节律，该节律与在 EEG 研究中出现的 ERD（event-related desynchronization）现象（见 9.1.1 节）相对应。对应于宽频变化的 PSC 展现出单根手指在空间上的不同表示（图 8-14b），并且重现了不同单根手指的时域运动轨迹（图 8-14f~k）。

　　除了宽带频谱变化与手指运动有关系之外，局部动作电位（LMP）也和抓握动作中单根手指的位置有关。4 名植入 ECoG 电极的受试者完成了一个缓慢打开或是闭合手的抓握任务（Acharya 等，2010）。通过含有 18 个传感器的无线数据手套（Cyber-Glove）记录动作，并且用 PCA 来变换测量结果。第一主成分（Principal Component，PC）的方差占总方差的 90% 以上，对所有受试者来说，该成分都与手的缓慢打开和闭合运动相对应。接下来 5 个主成分的每一个都对应于单根手指的位置变化。

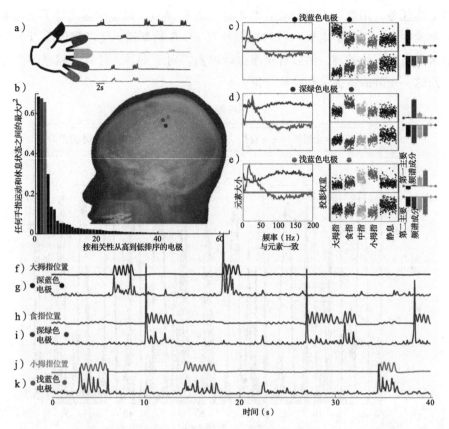

图 8-14   使用 PCA 提取单根手指运动时的 ECoG 信息（彩图见彩插中）。a）由数据手套采集到的手
指弯曲运动过程中的手指位置；b）手指运动的互相关性和第一主要频谱成分（Principal
Spectral Component，PSC）的样本投影权值通过色码显示出了不同手指运动的空间特征
（深蓝：大拇指，深绿：食指，浅蓝：小拇指）。在图 c）～k）中采用了相同的色码；
c）左图：图 b）中深蓝色电极所采集信号的第一（粉色）和第二（金色）PSC。中图：每
个频谱样本的第一 PSC（上图）和第二 PSC（下图）的投影大小，按照运动类型排列（黑
色：静息期）。每个样本表示 PSC 对功率谱的贡献，由一种运动的时长 1 秒的数据计算功
率谱。注意到从静息变为大拇指运动时，第一 PSC 会有一定增加。右图：条形图显示了每
种手指运动的平均投影大小，需要减去静息样本的均值。图中上面的条：第一 PSC，下面
的条：第二 PSC；d）、e）与 c）相同，但展示的是图 b 中深绿电极和浅蓝电极上的情况；
f）、h）和（j）测量了 40 秒内大拇指、食指和小拇指的位置变化；g）、i）和 k）为相同
40 秒内图 b）中 3 个电极信号在第一 PSC 上的投影。这些图说明了每个电极都和一种运动
类型有特别强的相关性（源自 Miller 等人，2009）

　　然后采用 2 秒长的滑动平均窗口对 ECoG 信号进行低通滤波，得到每个电极局部
动作电位的估计值。使用线性滤波方法（公式（7-2））从局部动作电位预测手运动的
每个主成分，局部动作电位使用的是单独的滤波器。图 8-15b 所示结果表明从 ECoG 信
号提取的局部动作电位能够用来解码手的开合（第一主成分）以及单根手指的位置
（其他主成分）。另外，使用任意给定的一组实验数据训练的滤波器具有鲁棒性，滤波
器性能在多组实验以及不同日期进行的实验中都保持一致，并且在这些实验中手腕角
度、肘部弯曲程度以及手位置的变化也不会改变性能。

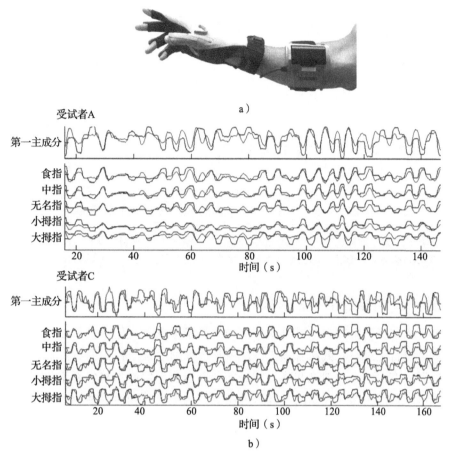

图 8-15 使用 ECoG 预测抓握动作。a) 无线数据手套（Immersion 公司），用以记录手指和腕部动作。数据手套上的 18 个传感器记录手指关节的弯曲和伸展，以及手指的外展和内转；b) 两名受试者手指的实际运动（深色曲线）和预测运动（浅色曲线）的对比。（每名受试者顶部的曲线）手指运动第一主成分的线性解码。（其他曲线）单根手指运动的线性解码（改编自 Acharya 等人，2010）

8. 基于 ECoG 的 BCI 的长期稳定性

侵入式 BCI 的一个潜在问题是在一段时期后，由于免疫反应过程而导致的信号质量下降。因而，ECoG 被认为是实现长期使用的 BCI 的更好选择。然而，目前并没有多少基于 ECoG 的 BCI 长期使用性能的研究。Blakely、Ojemann 和同事们使用一组固定的 BCI 参数在多天时间里对 BCI 性能进行了检验。在硬脑膜下植入电极的受试者利用想象舌头运动控制光标，完成与图 8-6 所示任务相同的一维 BCI 任务。通过最初的筛选确定电极 – 频带的组合以及参数 g 和 P_0（见图 8-6），并且这些选择在 5 天中保持不变。在这 5 天中，性能均保持鲁棒性，其正确/错误次数分别为 20/2、19/0、19/5、14/4、17/2（机会水平为 50%）。图 8-16 展示了在每一天的最后一次试验中，每次运行时上/下光标控制的总功率。在 5 天中，功率等级保持相对稳定并且有很好的区分度，这意味着基于 ECoG 的 BCI 能够以固定的参数运行，而不需要像之前的研究那样，在每轮实验中调整参数。

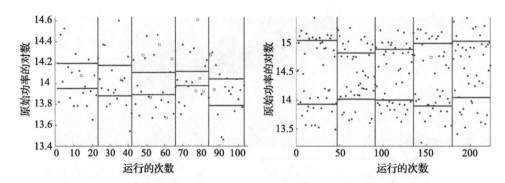

图 8-16　在多天中使用 ECoG 进行的稳定 BCI 控制（彩图见彩插中）。每个数据点都代表了在 5 天时间里，最后一次试验中每次上（红色）下（蓝色）光标运动期间，控制频带的总功率。（竖条区分天数；水平线代表每天所有运行的几何平均。）失败的运行（光标没能击中目标）由方块标出。对于实际运动（右图）和运动想象（左图）任务来说，从所有运行都能看出想象/实际舌头运动（红色）的功率比静息（蓝色）时有所增加（改编自 Blakely 等人，2009）

8.2　基于外周神经信号的 BCI

　　一种侵入程度更轻的方法可以从外周神经记录大脑产生的运动控制信号，而不是从运动皮质进行记录。对截肢者来说，这种方法特别适合于控制假臂和假手系统。虽然在截肢后，有一些运动神经和感觉神经的功能退化，但许多神经纤维仍保持着原有的功能。可以使用与植入大脑的电极阵列相类似的电极阵列对这些神经纤维进行记录和刺激。

8.2.1　神经型 BCI

　　对截肢者来说，能够从运动神经纤维来记录神经活动，这些神经纤维以前用于控制断肢部分的肌肉。比如，一位上肢截肢者想要弯曲手肘、手腕和某根手指时，从运动神经纤维中可以记录由这些意识所激发的神经活动。类似地，通过适当刺激曾经向大脑传递感觉信号的感觉纤维，能够将从假手和假臂上的传感器采集到的感觉信息反馈给截肢者。刺激这些纤维能够向大脑的躯体感觉部分提供希望进行的运动的反馈，从而形成对假肢设备的自然闭环反馈控制。

正中神经型 BCI

　　在一次研究中（Warwick 等人，2003），研究人员将一个含有 100 个独立针状电极的电极阵列通过手术植入了一个健康受试者左臂的正中神经纤维内。电极阵列中的 20 个活性电极从周围的一小群轴突中记录动作电位，这些电极也可以用来刺激轴突。在一次实验中，蒙着眼睛的受试者感受由假手上的力传感器和滑觉传感器产生的刺激提供的反馈信息。受试者能够借助植入设备控制假手，以合适的力度抓取一个无法看见的目标。在另一个实验中，受试者能够通过打开和闭合手来控制一台电动轮椅，选择它的运动方向。实验后，受试者报告称在手的感觉和运动控制方面没有可感知的差别。由于连接线穿过皮肤，产生了机械疲劳，因此研究人员在电极植入 96 天后将其取出。

在受试者身上没有发现可以检测到的长期损伤。

Dhillon 和 Horch（2005）开展的更广泛实验的目的是建立正中神经型 BCI 的可行性。在六名截去上肢的受试者（截肢部位在手肘或以下位置）截断的正中神经簇中植入了聚四氟乙烯绝缘的铂铱合金电极。对单个电极施加短时脉冲，以确认哪些电极可以用来从远侧引出由触摸/按压引起的移位感觉或本体感觉。相反，将单个电极连接到扬声器上，让受试者一边想象其失去肢体的运动（例如手指弯曲），一边从扬声器听相关的神经活动，这样可以识别运动控制通道。要求受试者控制光标的位置，该位置与电极记录的运动神经活动程度线性相关。

在受试者能够非常熟练地执行光标控制任务后，研究者指示受试者通过调整运动神经活动来控制人造假臂（图 8-17a）。受试者采用力矩模式和力模式分别控制人造手臂肘部和手部的运动执行器。为了检测锋电位，设置了一个阈值，每个锋电位都会对输出控制信号增加一个固定的增量，控制信号在选择的时间内（例如 0.5 秒）线性衰减。

为了测试感知能力，对拇指上的应变传感器施加不同级别的压痕或者压力。在没有视觉反馈的情况下，受试者通过使用一个数字比例尺对压痕进行估计，或通过指压测力计对压力进行估计。如图 8-17b 所示，受试者能相当准确地判别压痕或者压力的变化。在关节位置的感觉方面，人造手臂的肘部被移到不同的位置，让受试者在没有视觉反馈的情况下，通过对侧完好无损手臂的运动来匹配感知的人造手臂肘部的弯曲和伸展的角度。受试者能够再一次连续地判断人造手臂肘关节的静态位置（图 8-17b）。

在没有视觉反馈的情况下，让受试者通过控制握力或肘部的位置来评估运动控制。对于握力控制，受试者需要匹配 3 级或 5 级握力。在两种情况下，具有较大非零斜率的线性回归最适合表示目标与施加的力或肘部的弯曲和伸展角度的关系（如图 8-17c）。

最后，研究者也探索了对"cuff"电极的使用情况，这种电极环绕在一个外周神经上，记录来自大脑的运动信号（Loeb 和 Peck，1996；Wodlinger 和 Durand，2010）。与前面讨论的研究相类似，研究者证明，在受试者想象运动时，使用这种信号能控制假臂的肘部、腕部和手。

171

8.2.2　目标肌肉神经分布重建

一种传统的控制假臂的方法是采用完好无损的肌肉产生的 EMG 信号进行控制（例如，用二头肌和三头肌产生的 EMG 控制假手）。然而，这一方法的缺点在于没有足够数量的肌肉来实现对身体和假肢设备的控制。

目标肌肉神经分布重建（Targeted Muscle Reinnervation，TMR）是一种手术治疗方法，这种方法重建了截肢时被切断的神经到完好无损肌肉的信号通路（Kuiken 等，2007）。在 TMR 后，受试者的运动意图在经过神经分布重建的肌肉中产生了 EMG 信号，这一信号经放大后用以控制假臂中的执行器。皮肤的感觉信号也能传输到特定的神经上，形成皮肤感觉的反馈，从而实现闭环反馈控制。

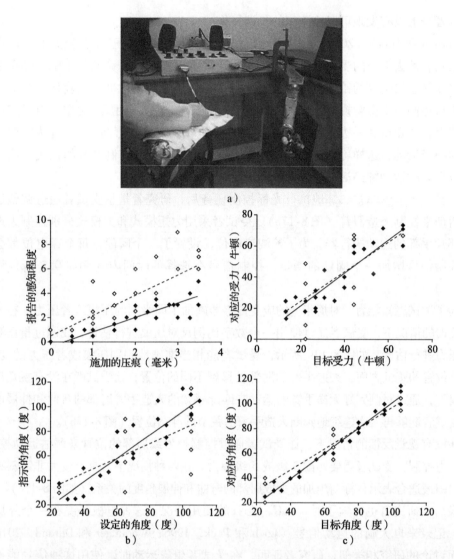

图 8-17　用神经信号实现机械臂的控制和感知。a）实验装置。受试者正中神经内植入了电极，并连接至一台差分放大器以及人造手臂系统；b）感知性能。（上图）第 1 天（空心符号，虚线）和第 7 天（实心符号，实线），受试者所报告的感知程度和实验员在拇指的传感器上施加的压痕。（下图）第 1 天（空心符号，虚线）和第 4 天（实心符号，实线），受试者对侧完好无损的肘部的放置位置和实验员设置的人造臂的肘部位置；c）运动性能。（上图）第 1 天（空心符号，虚线）和第 6 天（实心符号，实线），受试者手的用力和实验员设置的目标受力。（下图）第 1 天（空心符号，虚线）和第 5 天（实心符号，实线），受试者人造手臂的肘部到达的位置和实验员设置的对侧完好无损肘部的目标位置（改编自 Dhillon 和 Horch，2005）

　　举一个例子，对于一个左臂被截去的受试者，Kuiken 及其同事将其身上的尺骨神经、正中神经、肌皮神经和末端的桡神经转移到胸肌和锯肌的不同部分上（图 8-18，左图）。两种感觉神经被切断，其末端连接到尺骨神经和正中神经上。

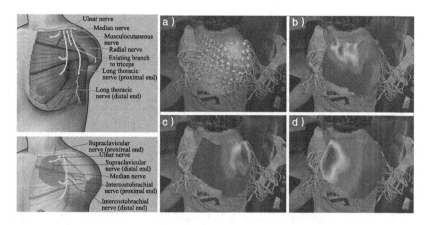

图 8-18　目标肌肉和感觉神经分布重建（彩图见彩插中）。（左图的上图）转移到胸肌的神经的描述。（下图）目标感觉神经分布重建。皮神经被切断并转移到尺骨神经和正中神经上。（右图）a）EMG 电极的放置；b）至 d）分别表示肘部弯曲、肘部伸展，以及握拳所对应的 EMG 模式（改编自 Kuiken 等人，2007）

手术 3 个月后，受试者在握拳和弯曲肘部时能感觉到胸肌的抽动。手术 6 个月后，对受试者的 EMG 测试表明，不同的运动想象产生了不同的 EMG 模式（图 8-18，右图）。此外，触摸胸肌和其他 TMR 区域的不同位置会在截去的手上产生触感。受试者从重建区域的皮肤上能感知不同的温度、物体尖利程度、振动和压力，就像是在不同的手指、手掌及其他部位上产生的感觉一样。

患者适应了一套新的实验假肢，这套假肢由带有计算机手臂控制器的机动手肘、机动手腕旋转器和机动手组成。训练患者通过 TMR 部位产生的 EMG 信号来控制机动手和手肘。患者戴上 TMR 控制的假肢，经过 7 周的训练后，已经对假肢的使用很熟练，能够同步操作机动手、手腕和手肘。患者称能够凭感觉来控制手和手肘：想象打开手、握拳、弯曲肘部和伸直肘部，能够引起相应的假肢运动。使用规范化任务进行的功能评估测试表明，受试者使用 TMR 控制假肢运动的速度比使用传统的假肢快 4 倍。更重要的是，受试者能够使用新的 TMR 假肢的时间为每天平均 4～5 个小时，每周平均 5～6 天，完成的日常生活任务包括做饭、化妆、拿东西吃、清洁房屋和洗衣服。

8.3　小结

本章介绍了半侵入式 BCI，这种 BCI 避免了侵入式 BCI 的风险和缺陷（由于穿透了血脑屏障和引发了免疫反应过程，使信号质量随时间降低）。此外，与基于头皮上记录的 EEG 信号的 BCI（见第 9 章）相比，半侵入式 BCI 具有更高的空间分辨率、更好的信噪比、更宽的频率范围，并且需要的训练也更少。本章探索了两种类型的半侵入式 BCI：基于 ECoG 信号的 BCI 和基于神经信号的 BCI。通过对在脑部手术的数天前进行监测的癫痫患者进行实验，使基于 ECoG 的 BCI 得到了一般性的验证。这类 BCI 在相对较短的训练时间内，在光标控制任务中就能获得高准确度。基于 ECoG 的 BCI 通常依赖于受试者学习调整脑电高频带（例如，70～100Hz）的功率实现。相同的频谱特征还能用来区分手指的运动，但使用 ECoG 对多个手指的机械手进行精确操作和控制的效果仍有待验证。

神经型 BCI 以较轻的侵入程度就能构建 BCI，实现对假肢的控制。这类 BCI 利用在正中神经产生的运动控制信号来控制假臂假手系统，并且从人造系统上的传感器得到的感觉信号能够通过对神经上预先确定的感觉纤维的刺激来进行传递。另外一种称为 TMR 的方法将神经上的运动信号转移到诸如胸肌等完好无损的肌肉上，并且通过这些经过神经分布重建的肌肉所产生的 EMG 信号控制假臂。TMR 使一些截肢者的生活品质得到显著的提高，帮助他们完成很多日常生活任务，而这些任务依靠传统的假肢是无法实现的。

174

8.4　问题和习题

1. 使用 ECoG 记录神经活动与植入皮质的电极相比有什么优点和缺点？将它们列举出来。

2. 在 8.1.1 节介绍的用于猴子的基于 ECoG 的 BCI 中，从 ECoG 信号中提取出什么信息来控制光标？猴子控制光标的表现不断提高，这一过程中可以发现什么证据用以支撑神经的可塑性？

3. 解释在基于 ECoG 的 BCI 中如何用决定系数 r^2 选择电极和频带，实现基于运动想象的控制？

4. 在 8.1.2 节介绍了通过基于 ECoG 的 BCI 实现光标控制，在这种 BCI 中观察到 ECoG 信号特征发现了哪些变化？这些变化如何影响控制的精确度？

5. 描述图 8-4 所展示的利用 ECoG 实现二维光标控制的方法。哪些特征对在线光标控制最有用？

6. 在运动想象期间，ECoG 活动的空间分布与实际运动时的相比怎么样？将运动想象用于进行带反馈的光标控制后，这些神经活动又是如何变化的？

7. （*探索题）在 8.1.2 节中 Shenoy 及其同事使用的 LPM 和标准的 SVM 有什么不同？使用 LPM 与使用 SVM 相比优点有哪些？如何用分类器的权值来选择特征？

8. 解释如何通过分类器从大量特征中进行特征选择（提示：见图 8-8）。

9. 什么是 LMP？它和运动是如何建立联系的？

10. 描述如何用下列方法从 ECoG 中预测单根手指的运动：
    a. 诸如 LPM 和 SVM 的分类器
    b. 应用于 ECoG 功率谱的 PCA
    c. 手部运动的 LMP 和 PCA

11. 关于基于 ECoG 的 BCI 长期使用和稳定性有什么结论？描述可能会影响 ECoG 植入物长期使用的潜在因素。

12. 比较使用神经记录和 ECoG 或皮质记录的方法控制假臂的潜在优点和缺点。

13. 手臂上的哪种神经既能用于传递感觉信号，又能用于记录假臂的运动控制信号？通过神经能控制和测量以下哪些量：关节位置、握力、压痕和力矩？

14. （✳探索题）查找有关上肢假肢装置的发展现状。讨论诸如本章中所介绍的那些神经型 BCI 是否能用来控制假肢装置，并从假肢装置接收反馈？如果能，具体又是怎么实现的？

15. （✳探索题）解释 cuff 电极是如何工作的，这种电极与更加传统的电极相比，有什么优点和缺点？

16. 什么是 TMR？它能用于从截去的肢体上获得感觉，实现假臂控制，或者同时实现这两种功能吗？

17. 基于 TMR 的 BCI 与本章中讨论的其他神经型 BCI 相比，有什么优点和缺点？

非侵入式 BCI

BCI 研究的"圣杯"是使用具有高空间和时间分辨率的非侵入式方式记录的大脑信号来控制复杂的设备。虽然现在的非侵入式采集技术能够检测由大量神经元活动引起的血流量变化或者电/磁场波动，但是还远未能实现利用非侵入式采集技术检测锋电位这一级的神经活动。由于这种采集技术的缺乏，因而研究者主要关注 EEG、MEG、fMRI 和 fNIR 等非侵入式技术，研究如何利用它们采集到的大规模神经元集群的脑信号来设计 BCI。

9.1 基于脑电信号的 BCI

EEG 技术从头皮采集电信号（3.1.2 节）。Vidal(1973) 最早提出了利用 EEG 构建 BCI 的想法，但是一直进展缓慢，直到 20 世纪 90 年代，快速廉价的处理器的出现引发了这一领域的研究热潮，发展出多种基于 EEG 的 BCI 技术。

由于 EEG 信号反映了对大量神经元的联合输入，因而利用 EEG 信号构建 BCI 的方法依赖于调节大量神经元的响应，调节的实现要么通过对受试者进行一段时间的训练，要么通过能够激活大量神经元的外部刺激。基于前一种方法的 BCI 称为自主控制（或异步）BCI，因为受试者不依赖于刺激，能够在任何时候自主发起控制。异步 BCI 通常利用在一段训练期后能使受试者产生稳健、可靠 EEG 响应的一些想象形式（运动或认知）。基于刺激的 BCI(也称作同步 BCI) 依赖于检测受试者受到刺激后的常规大脑响应，刺激（如闪烁）与一条 BCI 指令或者选项有关。因而控制不是由受试者自主发起，而是与 BCI 呈现的刺激相关。相比于基于想象的 BCI，基于刺激的 BCI 使用起来更简便，因为这类 BCI 不要求对受试者进行训练，初次使用者也能获得相对较高的准确度。本节将深入研究这两种类型的基于 EEG 的 BCI，更详细地考察它们的性能。

9.1.1 振荡电位和 ERD

许多成功的基于想象的 BCI 依赖于受试者学习控制特定的大脑节律，该节律表现为在特定频率振荡的 EEG 电位。众所周知，当受试者进行运动或者想象进行运动时，诸如 mu 频带（8~12Hz）或 beta 频带（13~30Hz）这些低频带的能量减小，这一现象称为"去同步"（有时也称为事件相关去同步或 ERD）。在典型的实验中，mu 频带的能量通过一个固定映射函数与计算机屏幕上的光标活动相联系。其目的是沿期望的方向移动光标以击中目标。受试者从想象一个特定类型的运动（如张开或者握紧手）开始，经过几个训练阶段，学会了通过调节 mu 频带的能量控制光标的运动。潜在的生理机制涉及神经元群这一级的调节（见 6.2.1 节），受试者学习调节大量的神经元，以协同产生适当的能量变化。有报道称在十几个小时的训练阶段后，基于 ERD 的非侵入式 BCI 的性能达到 10 ~ 29 比特/分钟，正确率为 80% ~ 95%。需要注意的是这些 BCI 是异步的。

1. Wadsworth BCI

纽约奥尔巴尼 Wadsworth 中心的 Wolpaw 及其同事（1991）开发了首个基于振荡电位控制的 BCI。他们训练了 4 名受试者，使用一个位于大脑半球中央脑沟区域 EEG 中 8 ~ 12Hz 的 mu 节律，将光标从屏幕中间移动到位于屏幕顶部或底部边缘的目标位置（图 9-1）。通过基于 10-20 系统（图 3-7）中位于 C3 前后 3cm 的两个电极使用双极性空间滤波记录 EEG。通过对每 333ms 的时段进行频率分析提取 mu 节律的幅值（计算 9Hz 处能量的平方根，单位为伏特）。将该幅值与 5 个预设的幅值范围进行比较，并转换为 5 个可能的光标运动之一（以图 9-2c 为例），大幅值引起光标向上移动，而小幅值引起光标向下移动。

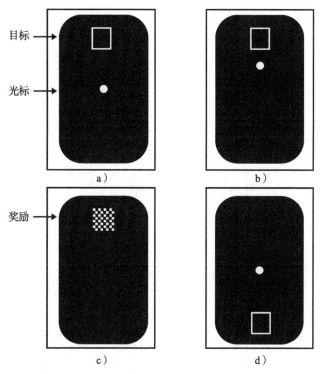

图 9-1 Wadsworth 第一台实现一维光标控制的基于 EEG 的 BCI。屏幕截图展示了其中一次试验：a）光标处于屏幕中心，目标在屏幕顶部；b）受试者利用 mu 节律幅值移动光标至目标处；c）光标命中目标后，出现闪烁的棋盘图案；d）光标重新出现在屏幕中心，此时新目标出现（如果出现错误，则光标重新出现在屏幕中心，目标在原位置上保持不变）（源自 Wolpaw 等人，1991）

为了让受试者学习控制他们的 mu 节律幅值，最初的训练试验只能进行向上的光标运动：受试者必须学会放松，从而增加 mu 节律幅值，使光标向上移动。在这一初始训练之后，受试者开始进行如上所述的在顶部和底部出现目标的任务训练。经过几周的时间，受试者学会了较为准确地控制他们的 mu 节律幅值，通常能在 3 秒内击中目标。受试者采用了诸如想象做一个特定活动（如举起重物）的策略将光标向下移动，通过放松来向上移动光标。随着训练的进行，一些受试者不再需要这些想象。

图 9-2 展示了在最后一个训练日中，当目标在屏幕的顶部（虚线）和底部（实线）时，四个受试者 mu 节律的幅值分布。两条分布曲线的分离反映了受试者控制他们的 mu 节律幅值来向上或者向下移动光标的能力。图 9-3a 举例说明了一个受试者的幅频特性，该图清楚地显示了与目标在顶部相比，目标在底部时 mu 频带（8 ~ 12Hz）幅值的下降。这一下降也能从图 9-3b 所示的 EEG 变化轨迹观察到。这种对 mu 节律幅值的控制能获得相对较高的整体性能（分类正确率为 80% ~ 95%，命中率在每分钟 10 ~ 29 次之间）。

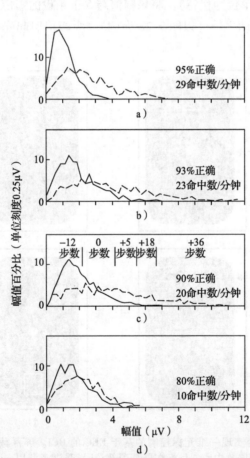

图 9-2　4 名受试者在训练最后一天的 mu 节律幅值分布。目标在屏幕底部时的分布曲线用实线表示，而目标在顶部时的分布曲线则用虚线表示。图中的数字表示性能（正确率 = 命中数/（命中数 + 错误数），命中率（命中数/分钟））。c）中的竖线表示受试者 C 的 mu 节律幅值范围与光标移动步数的增加（+）或减少（-）的对应关系（光标从底部移动到顶部总共需要 76 步）（源自 Wolpaw 等人，1991）

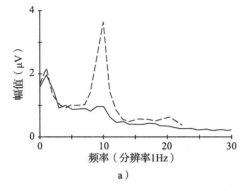
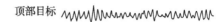
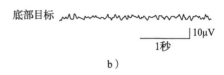

图 9-3 光标任务中一名受试者对 mu 节律幅值的控制。a）图 9-2 中受试者 A 的幅度谱，目标在底部时用实线表示，目标在顶部时用虚线表示；b）同一受试者在目标位于顶部和底部时的 EEG 信号轨迹示例。注意目标在底部时受试者的 mu 节律要低于目标在顶部时的 mu 节律（源自 Wolpaw 等人，1991）

在后续的研究中，Wolpaw 和 McFarland（1994）通过实验表明，受试者使用同样的方法能够控制二维光标运动，但采用的是两通道的双极性 EEG。在左、右半球上，中央沟两侧成对出现的位置为采集 EEG 的两个双极性通道位置（例如，采用 10-20 系统中的 FC3/CP3 电极对和 FC4/CP4 电极对——见图 9-4（左））。任务是击中一个位于屏幕一角的 L 形目标（图 9-4（右））。将左、右大脑半球通道 mu 频带（带宽 5Hz，中心在 10Hz 处）的幅值映射为光标的上/下和左/右运动。该映射基于一个线性方程，其中左、右幅值的和映射为垂直的光标活动，它们的差映射为水平的光标活动。方程的斜率和截距会随着时间的变化进行调整，

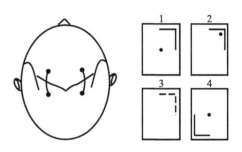

图 9-4 在二维光标控制中的双极性 EEG 通道。（左图）从中央沟两侧大脑半球的 FC3/CP3 和 FC4/CP4 位置上，记录双极性通道的 EEG 信号；（右图）二维光标控制任务的运行示例显示了光标从屏幕中心移动至屏幕右上角的目标处，紧接着在左下角出现新的目标（源自 Wolpaw 和 McFarland，1994）

以优化受试者的表现。经过 6 到 8 周之后，5 名受试者中的 4 名能同时控制左、右大脑半球幅值的和与差，获得的精度是机会水平（25%）的 2~3 倍。

与侵入式 BCI 相比，这些基于 mu 节律的 BCI 的性能如何呢？Wolpaw 和 McFarland（2004）通过改进的二维光标任务，展示出他们的受试者所表现出的性能达到了应用于猴子的侵入式 BCI 所达到的性能范围。受试者需要使用 EEG 信号移动光标来击中位于计算机屏幕上的 8 个目标中的一个（图 9-5a）。EEG 信号从分布于整个头皮的 64 个电极位置进行采集，并以右耳为参考。采用拉普拉斯滤波器（4.5.1 节）对来自右半球 C4 和左半球 C3 的 EEG 信号进行空间滤波处理。经过空间滤波的最后 400ms EEG 信号用于计算 mu(8~12Hz) 和 beta(本研究中为 18~26Hz) 频带的幅值。由左侧的两个幅值和右侧的两个幅值的加权组合来线性地确定光标的运动。具体来说，垂直运动

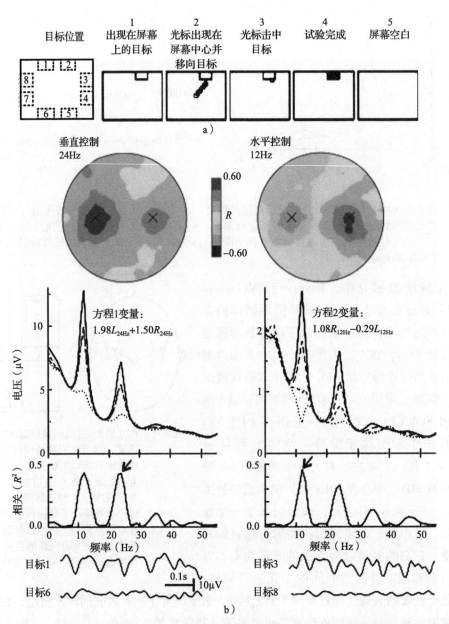

图 9-5　用 mu 节律和 beta 节律实现二维光标控制（彩图见彩插中）。a）可能出现的 8 个目标位置（1 ~ 8 号）以及在一次试验中出现的事件顺序的示例；b）受试者使用的 EEG 信号的特性。这名受试者使用了 24Hz 的 beta 节律控制垂直运动，使用了 12Hz 的 mu 节律控制水平运动。（上图）2 种节律幅值与目标的水平、垂直坐标相关性的脑地形图（鼻子在顶部，C3 和 C4 用 X 标记）。地形图用 R，而不是 R^2 来表示正的和负的相关性。（中图）幅度（电压）谱（右侧和左侧谱的加权组合）及其对应的 R^2 谱。不同的电压谱（虚线、点划线等）表示目标的 4 个垂直坐标和 4 个水平坐标。箭头指示了分别用做垂直运动和水平运动变量的频带。（下图）单次试验的 EEG 示例。（左图）由 C3 电极（垂直变量的主要贡献者）采集的在顶部的目标（目标 1）或在底部的目标（目标 6）的 EEG 信号。（右图）由 C4 电极（水平变量的主要贡献者）采集的在右侧的目标（目标 3）或在左侧的目标（目标 8）的 EEG 信号（源自 Wolpaw 和 McFarland，2004）

由 $M_V = a_V(w_{RV}R_V + w_{LV}L_V + b_V)$ 确定，其中 R_V 为右侧幅值（mu 或者 beta，取决于受试者），L_V 是左侧幅值。在线调节权值 w_{RV}、w_{LV} 和参数 a_V、b_V 以优化性能。由一个具有一组独立参数的类似方程控制水平方向的光标运动 M_H。M_V 和 M_H 各自为正值和负值时分别将光标向上和下，向左和向右移动。每次试验后，都会采用最小均方（least mean-square，LMS）算法调节权值，以最小化之前多次试验中 M_V 和 M_H 的实际目标位置和由线性方程预测的目标位置之间的差异。

经过几周的训练后，受试者能够对左/右大脑半球的 mu 和 beta 幅值进行控制（图 9-5b）。实验发现，LMS 算法能够调整权值，它对受试者最能控制的幅值赋予更大的权值。经过训练，四名受试者分别在 89%、70%、78% 和 92% 的试验中能够在 10 秒的给定时间内到达目标，平均移动时间分别是 1.9 秒、3.9 秒、3.3 秒和 1.9 秒。图 9-6 举例说明了每个受试者到达目标的平均光标路径。将受试者的表现与文献中报道的用于非人灵长类动物的侵入式 BCI 在点到点移动任务中的表现进行了比较。比较了三个测量值：移动时间、目标尺寸和命中率。两者的移动时间和命中率相似，但非侵入式的目标尺寸在侵入式研究所用的目标尺寸之内。因此，研究者得出的结论为他们的非侵入式 BCI 的性能达到了报道的侵入式 BCI 的性能，其中后者采用了在皮质中植入电极的方式。

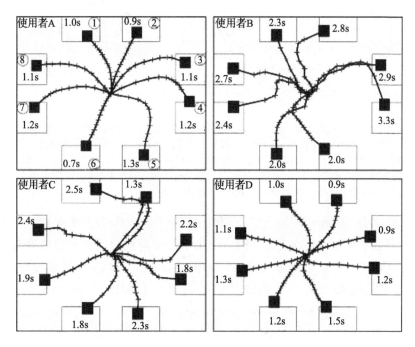

图 9-6　4 名受试者将光标移至目标位置的平均路径。由所有试验计算得到的光标到达目标的平均路径，使用者 A 在 2 秒内到达目标，使用者 B 在 5 秒内到达目标，使用者 C 在 4 秒内到达目标，使用者 D 也在 2 秒内到达目标。路径上的短划线表示将时间 10 等分。目标区域的数字表示到达目标的平均用时（源自 Wolpaw 和 McFarland，2004）

2. Graz BCI

由 Pfurtscheller 领导的 Graz BCI 团队已经发表了许多基于运动想象的 BCI 的研究成果。与 Wadsworth 中心的 Wolpaw 及其同事所采用的方法一样，Graz BCI 系统依靠源自感觉运动区域 EEG 信号中的低频节律信号控制光标和假肢设备。主要关注的是用于优化受试者表现的特征提取和分类技术。

早期 BCI 原型是基于进行有意的肢体运动期间的 EEG 模式，比如左手、右手或者脚的运动。为每名受试者修改输入特征（如电极位置和频带），以优化分类正确率。后续的研究表明运动想象也能激活大脑主要感觉运动区域，在对侧大脑半球中产生"事件相关去同步"（event-related desynchronization，ERD），在同侧大脑半球中产生"事件相关同步"（event-related synchronization，ERS）（图 9-7）。Graz BCI 系统利用了这一现象，通过一个分类器探索感觉运动节律的左、右差异，以此来区分运动想象。

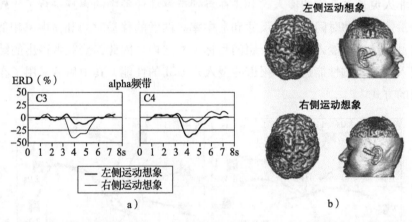

图 9-7　Graz BCI 使用的振荡 EEG 活动。a）运动想象期间，alpha 频带的平均能量（此处指 9～13Hz，称为运动区 mu 频带），EEG 信号来自左侧（C3）和右侧感觉运动皮质（C4）。相对于基线（0.5～2.5 秒）的正、负偏移分别表示频带能量的增加（ERS）和减少（ERD）。在 3 秒时出现提示并持续 1.25 秒的时间；b）根据实际的头模型计算出皮质表面在提示出现后 625 毫秒的 ERD 分布（改编自 Pfurtscheller 等人，2000）

在一项研究中（Pfurtscheller 等人，2000），向受试者提供了连续的分类表现的反馈：当受试者想象移动右手或者左手时，一个水平横条就向屏幕的右边界或者左边界移动。研究测试了三种信号处理方法：（1）预定义的频带能量，受试者特定的频带，（2）每次迭代采用递归最小二乘法估计的自适应自回归（adaptive autoregressive，AAR）参数，（3）共空间模式（common spatial pattern，CSP）。前两种方法采用了左、右感觉运动皮质两个小间距的双极记录，而 CSP 方法是基于位于大脑中央区域的密集电极阵列。生成的特征向量采用线性判别分析（linear discriminant analysis，LDA）进行分类（5.1.1 节）。经 6 或者 7 组试验后，三名受试者采用 CSP 方法获得了最低误差（1.8%、6.8% 和 12.5%），AAR 方法产生的错误率稍高一些，频带能量特征表现最差。

Graz 团队报道的对振荡活动实时分类获得的信息传输率（ITR；见 5.1.4 节）达到 17 比特/分钟（Pfurtscheller 等，2003）。该团队也对将 ERD 作为脊椎损伤病人的一种控制信号的有效性进行了研究。开展了将电子手矫形器用于四肢瘫痪病人的试点项目（Pfurtscheller，Guger 等，2000）。经过几个月的训练，患者能够通过想象具体动作指令来操作手矫形器（图 9-8）。

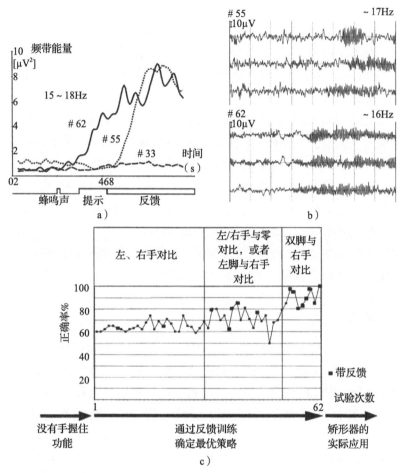

图 9-8　通过运动想象实现基于 EEG 的 BCI 控制手矫形器。a）在 5 个月的训练课程中，3 个运动想象试验阶段（33，55，62）beta 频带（15～18Hz，每 80 次试验进行一次平均）的平均能量。从脚部区域（电极位置 Cz）记录 EEG 信号，通过一种视觉提示刺激来开始脚部运动想象。在前期的实验阶段中，频带能量仅小幅增长（由于 ERS），而在后期的实验阶段中（如第 62 阶段），由于学习的原因，频带能量增长幅度又大又快；b）2 个实验阶段的原始 EEG 信号表明第 62 阶段更早地出现了 beta 节律的振荡；c）一名没有手握住功能的四肢瘫痪病人在 5 个月内的运动想象分类正确率。FB 表示反馈（改编自 Pfurtscheller，Guger 等人，2000）

3. Berlin BCI

学习控制基于想象的 EEG BCI 一定需要几个月的训练吗？Berlin 脑机接口（Berlin Brain-Computer Interface，BBCI）项目对这一问题进行了探索，并证明了先进的特征提取和机器学习技术能让初次使用者无需大量训练就能快速控制外部设备。

例如，在 Blankertz、Müller 及其同事（2008）进行的一项研究中，14 个完全未使用过 BCI 的受试者在一维光标控制任务中利用了三种运动想象中的两种：左手运动想象、右手运动想象或者脚运动想象。在初始"校准"阶段，为每名受试者选择两种类型的想象任务，选择基于给定频带的能量变化有多少可以归因于想象类别的从属关系（采用 r^2 方法实现，见第 8 章）。图 9-9 说明了两个受试者 EEG 信号的性质和为这些受试者选择的特定频带。然后采用由 CSP 方法（4.5.4 节）学习的滤波器对选择的频带信号（从 55 个电极采集）进行空间滤波。每个受试者使用 2～6 个 CSP 滤波器，从而得到 2～6 维的特征向量作为线性判别分析（LDA）分类器（5.1.1 节）的输入。利用分类器的输出将光标向左或者向右移动，以击中位于屏幕左边缘或者右边缘的目标。

图 9-10 对结果进行了总结：14 名初次使用 BCI 的受试者在 BCI 试验中，有 8 个取得了超过 84% 的正确率。另外有 4 名受试者的正确率超过 70%。有趣的是，在这些受试者中，有一名受试者的分类器采用了实际运动数据进行训练，这就支持了实际运动与想象运动之间有紧密关系的观点（比较第 8 章中基于 ECoG 的 BCI 获得的结果）。一名受试者的表现（图 9-10 中 cn）为机会水平（50%）。而对于另一名受试者，其 EEG 频谱没有显示出任何峰值，因而不能进行类别的划分。

这些结果是令人鼓舞的，因为它们表明信号处理技术和机器学习技术的合理使用能够改善实现准确的 EEG 控制对长时间训练的需求。

9.1.2　慢皮质电位

慢皮质电位（Slow Cortical Potential，SCP）是 EEG 幅值中缓慢的非运动相关变化，持续时间从 300 毫秒到几秒。SCP 被认为反映了由丘脑输入物质引起皮质细胞集群产生兴奋或抑制的局部变化的机理。鉴于人类基于反馈能够学会自主调节这些电位的事实，Birbaumer 及其同事提出了利用 SCP 设计一套 BCI，他们称之为思想翻译器（Thought Translation Device，TTD）。

在他们对 TTD 系统进行的一项研究中（Kübler 等，1999），13 名健康的受试者和 3 名肢体完全瘫痪的病人（由肌萎缩性脊髓侧索硬化症（Amyotrophic Lateral Sclerosis，ALS）导致）进行了几组控制 SCP 的训练（对病人的训练持续了几个月的时间）。EEG 信号采集自电极 Cz、C3 和 C4（图 3-7），提取的两个通道为：与 Cz 相连的乳突通道（如，$1/2[(Cz-A1)+(Cz-A2)]$），以及双极 C3-C4 通道。训练任务包括控制光标击中屏幕上或下边缘。光标的位置与平均基线 EEG 幅值与平均 EEG 幅值之差成正比，EEG 为 Cz 通道上最新的 500 毫秒数据。基线幅值由前一个相邻基线周期计算得到。有一些受试者参与了二维光标任务，其目标也可能是屏幕左或者右边缘。在这种情况下，光标的水平位置与 C3-C4 通道最新 500 毫秒内的平均基线 EEG 幅值与平均 EEG 幅值之差成正比。

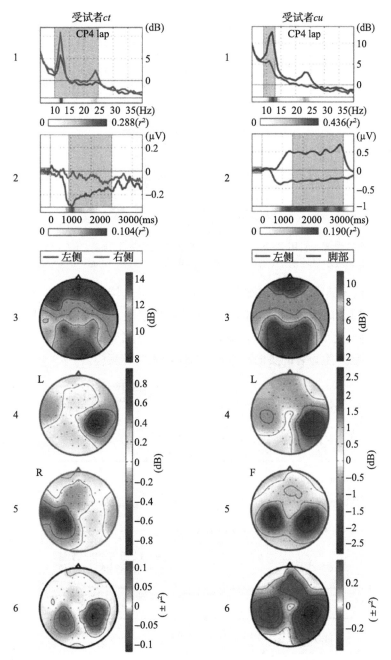

图 9-9　Berlin BCI 中通过想象调节 EEG 信号（彩图见彩插中）。（1）在校正阶段，两名受试者在两类运动想象任务（红色：左手；绿色：右手；蓝色：右脚）中的平均频谱，信号源自 CP4 通道（"CP4 lap"），经过拉普拉斯滤波处理。想象状态之间差别的 r^2 值用不同的颜色表示；灰色阴影部分表示选择的频带；（2）所选频带平均幅值的包络线。提示出现在 0 时刻；（3）脑地形图表示所选频段在校正阶段的平均对数能量；（4）和（5）脑地形图表示想象任务（分别记为 L、R 或 F）的对数频带能量差异。用每一类的平均值减去总体平均值（图 3 所示）；（6）r^2 的值表示两种运动想象任务的差值（图 4 的值减去图 5 的值）（改编自 Blankertz 等人，2008）

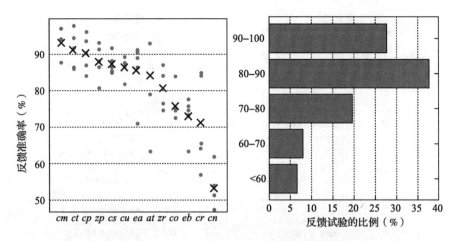

图 9-10 毫无经验的受试者使用 Berlin BCI 完成一维光标任务的正确率。（左图）每个点表示一组试验，每个 × 表示平均值。（右图）正确率的直方图（源自 Blankertz 等人，2008）

图 9-11 给出了健康受试者在刚训练结束后产生的平均 SCP 波形。对这两个通道而言，可以看到它们与基线存在明显的正方向或者负方向上的偏差：与基线的这一差异被用于成比例地向上 / 下或者向左 / 右移动光标。在 13 名受试者中，有 4 名能产生显著的正向反应，3 名产生显著的负向反应，3 名能产生两种反应。

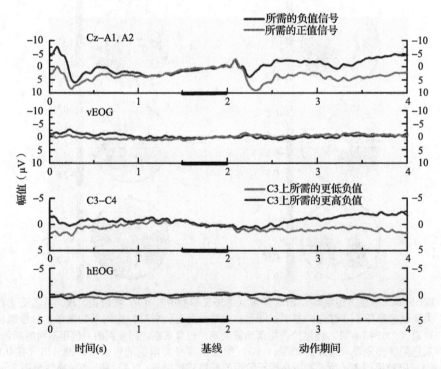

图 9-11 健康受试者的 SCP。（上两图）Cz 上的平均 SCP 以及垂直眼电（vEOG）为 13 名受试者在单次训练中的平均值。（下两图）左侧（C3）和右侧（C4）运动皮质的 SCP 差值，以及水平眼电（hEOG）为 5 名受试者在最后三组训练中的平均值。1.5 秒至 2 秒间的粗线是基线。注意 y 轴上方为负值（源自 Kübler 等人，1999）

图9-12 给出了一名 ALS 病人 MP 产生的相似结果。从图中可以看出，经过几个月的训练，当要求击中底部目标时，病人能够在 Cz 处产生负向 SCP（vEOG 的偏移表示小幅度的垂直眼运动）。当受试者进行学习后，准确率在不断升高，表现出命中率的升高和假阳性率的降低（图9-12b）。总体而言，两名病人在拼写任务中取得了 70% ~80% 的正确率，该任务通过成功进行二元选择来从字母表中选择一个字母。

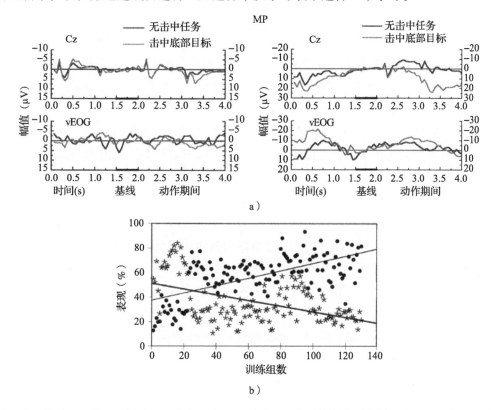

a）

b）

图9-12　基于 SCP 的 BCI 用于 ALS 病人。a）ALS 病人 MP 在开始训练（左图）和经过几个月训练后（右图）的 SCP 和 EOG；b）同一病人的表现随时间而不断提高，表现为在几个月的训练中，命中比例（黑点）不断增加，假阳性（星号）比例不断减少

9.1.3　运动相关电位

EEG 信号在自主运动之前有一个微小、缓慢的电位漂移。这种运动相关电位（movement-related potential，MRP）有时也称为准备电位（readiness potentials，RP）或者运动预备电位（bereitschaftspotential，BP）（Jahanshahi 和 Hallet，2002），该电位表明正在移动的身体部位对应于头皮上的电位分布变化。比如，与左臂和右臂运动相关的 BP 信号表现出大脑两侧明显的不对称性。这不仅可能让人估计出受试者的运动意图，而且还可区分左手运动和右手运动的意图。这也让运动相关电位成为对 BCI 应用有吸引力的目标，但是由于该电位通常远远弱于其他 EEG 现象，例如 alpha 或者 beta 节律，所以它们的检测也更加困难。研究表明，在整个皮质感觉运动区域中，ERD 可

能反映了背景振荡活动中存在的变化，MRP 则可能代表辅助运动皮质和初级运动皮质区域对特定任务增强的响应（Babiconi 等，1999）。

　　Hiraiwa 及其同事（1990）的研究工作较早地将 MRP 应用到 BCI 中。他们利用反向传播神经网络（见 5.2.2 节）对两个任务中来自 12 通道的 EEG 模式进行分类，两个任务为：音节"a"、"e"、"i"、"o"和"u"的自主表达和在四个方向移动操作杆：前、后、左或者右。神经网络的输入由在发音或运动前 0.66 秒和 0.33 秒的 2 个 12 导的 EEG 幅值组成。研究者发现，对于发音任务，30 个新的 EEG 模式中的 16 个（即 53%）能被正确划分为五类中的一类（机会水平：20%）。对于操纵杆任务，24 个新模式中的 23 个（96%）能被正确分类（机会水平：25%）。鉴于这些实验开展的日期已经很早，因而其结果是相当显著的。

　　自主 MRP 的一个有趣的应用是"异步开关"的设计，该设计让 BCI 可以随时检测使用者何时主动想从空闲状态转换为控制状态，以开始对 BCI 的使用。以此为目的，Mason 和 Birch（2000）提出了他们的低频异步开关（low-frequency asynchronous switch design，LF-ASD）。他们通过 5 名受试者参与的实验任务对他们的方法进行了测试。受试者通过做快速弯曲食指的动作来移动受他们 EEG 控制的球，以击中计算机屏幕上另一个移动的球。从辅助运动区和初级运动区的电极对采集到双极性 EEG 信号，该信号经 1~4Hz 滤波后提取 MRP，根据 MRP 的分类结果移动 EEG 控制的球。用基于"双尺度"小波的小波分析（4.3 节）从 6 个电极对中提取 6 维特征向量。采用结合 LVQ 方法（见 5.1.3 节）的最近邻分类器对每一个样本的特征向量进行分类，并且将最后 5 个样本的移动平均值作为最后输出。实验达到的命中率范围在 38%~81% 之间，对应的假阳性率在 0.3%-11.6% 之间（完整的 ROC 曲线见图 9-13）。实验发现，相比基于 mu 频带特征的方法（9.1.1 节），LF-ASD 方法具有更低的平均错误率。

189
~
191

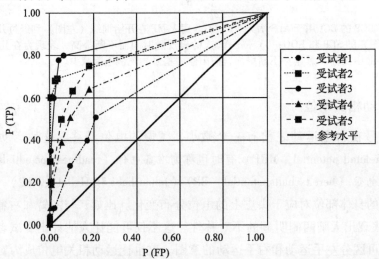

图 9-13　5 名受试者使用 MRP 完成 BCI 任务的表现（用 ROC 曲线表示）。P(TP) 和 P(FP) 分别表示真阳性率和假阳性率（源自 Mason 和 Birch，2000）

另一个使用 MRP 的例子是由 Shenoy 和 Rao（2005）设计的 BCI，该 BCI 采用动态贝叶斯网络（DBN）（见 4.4.4 节）推断在计划和执行动作期间大脑状态和身体状态的概率分布。他们的系统同时采用 EEG 和 EMG 信号作为 DBN 的输入，推断诸如运动意图、准备运动和运动执行这些内部状态的概率。DBN 参数可以直接由观测数据得到。与基于分类的方法不同，采用 DBN 的优势在于它可以让 BCI 持续追踪和预测受试者在不同时刻的内部状态，并产生基于这些状态整体概率分布的控制信号，而不是分类器所产生的是或否的二元决定。这使系统可以决定是否要执行一个决策，或搜集更多信息以降低不确定性。这种处理不确定性的能力在实际的 BCI 应用中是至关重要的（例如控制轮椅或者其他自动设备）。Shenoy 和 Rao 的研究表明，在自主左/右手运动任务（图 9-15）期间，DBN 能够利用产生于动作执行之前的 MRP（图 9-14）来估计当前的大脑和身体状态。

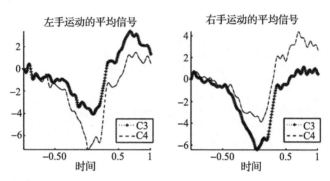

图 9-14 左/右手运动任务期间的运动相关电位（MRP）。两幅图分别表示在左手运动（左图）和右手运动（右图）任务中，采集自 C3 和 C4（均以平均乳突作为参考）的 EEG 信号，经过 0.5 ~ 5Hz 的带通滤波处理后，计算得到的所有试验的平均信号。注意到，在 0 时刻运动前，电位有缓慢的偏移，在运动后又回到基线电位。同样注意到，两种运动的 MRP 有偏侧性（源自 Shenoy 和 Rao，2005）

9.1.4 刺激诱发电位

用于非侵入式 BCI 的主要一类 EEG 信号是诱发电位（evoked potentials，EP），该电位是当受试者接受特定类型的刺激时，大脑产生的模式化 EEG 响应。比如，当一个不常见但与任务相关的听觉、视觉或体觉刺激散布在频繁出现的常规刺激中，不常见的刺激会诱发一个电位，该电位在刺激呈现 300 毫秒后出现正的峰值。这一电位称为 P300（或 P3）电位（6.2.4 节）。其他类型的响应包括：由诸如闪烁的灯等视觉刺激产生的视觉诱发电位（visually evoked potential，VEP）、由高于 5Hz 频率的重复视觉刺激产生的稳态视觉诱发电位（steady state visually evoked potential，SSVEP）、由诸如嘀嗒声和铃声等听觉刺激产生的听觉诱发电位（auditory evoked potential，AEP），以及由体觉刺激造成的体觉诱发电位（somatosensory evoked potential，SSEP）。这一节将具体研究如何能用这些刺激诱发的响应构建 BCI。

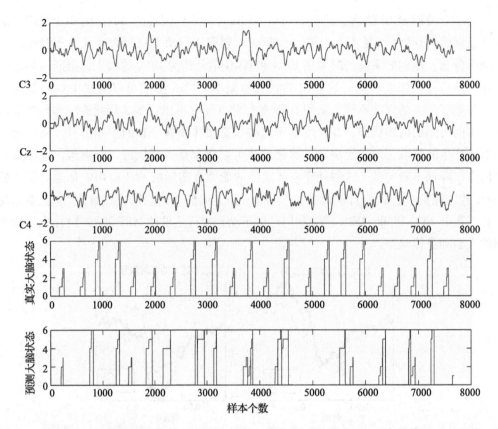

图9-15 使用 EEG 信号根据动态贝叶斯网络（DBN）推测的大脑状态。（上面 3 幅图）时长为 1 分钟的 C3、Cz、C4 通道 EEG 信号（采样频率为 128Hz）。（下面 2 幅图）大脑的"真实"状态和仅使用 EEG 的情况下，由 DBN 预测的大脑状态。在 DBN 中，状态 0 表示空闲状态，状态 1 ~ 3 表示左手运动，状态 4 ~ 6 表示右手运动（源自 Shenoy 和 Rao，2005）

1. P300 电位

P300（或 P3）信号是 EEG 信号在刺激出现之后 300 毫秒左右产生的正向偏移，信号因此而得名。对受试者而言，刺激本身必须是不常见、无法预测的，但又和受试者联系紧密（例如，突然增强所注视目标的明暗度）。P300 的幅值直接取决于刺激的相关程度，并与刺激出现的概率成反比。尽管在颞叶和额叶区域也能观察到 P300 成分，但是通常在顶叶区域观察到的 P300 最强。目前，P300 的确切神经机制尚不清楚，但是顶叶皮质、扣带回、颞顶皮质等大脑结构和边缘结构（海马体、扁桃腺）可能是与P300 的产生有关的基质。

基于 EEG 的早期 BCI 的一个著名例子是由 Farwell 和 Donchin（1988）提出的 P300 BCI。这类如今已成为经典的 BCI "拼写器"基于 oddball 范式，将英文字母表的 26 个字母（和一些其他的字符/命令）以 6×6 的矩阵形式显示在计算机屏幕上（图9-16）。为了拼写一个单词（或者发出一个命令），受试者必须将注意力集中在矩阵中的字母（或命令）上，以此来选择组成单词（或命令）的每个字母。当受试者的注意力集中在字母或者命令上时，矩阵的行和列以随机顺序重复闪烁。行和列的每次闪烁（或明暗度增强）持续 100 毫秒，闪烁间隔固定为 500 毫秒或者 125 毫秒。

只有当行或者列包含了受试者选择的字母或者命令的时候，受试者大脑才产生明显的 P300（图 9-17）。这一信号可以通过使用诸如 LDA 的分类器检测到。因此，通过持续追踪哪个闪烁的行和列引起了最明显的 P300，能够推断出受试者选择的字母或者命令。为了有助于保持注意力，通常要求受试者对他们选择闪烁的次数进行计数。需要注意的是，闪烁次数越多，检测准确度越好，但是这延长了拼写过程——这通常存在于检测系统中，是对速度 – 准确性进行权衡的经典例子。

信息

大脑

选择一个字母或命令

A	G	M	S	Y	*
B	H	N	T	Z	*
C	I	O	U	*	TALK
D	J	P	V	FLN	SPAC
E	K	Q	W	*	BKSP
F	L	R	X	SPL	QUIT

图 9-16　P300 "拼写" BCI 的 6×6 字符命令矩阵。为了选择一个字符或者命令，受试者要注视该字符的位置，BCI 会以随机顺序使矩阵的行和列闪烁。当注视的位置闪烁时，BCI 通过检测使用者大脑产生的 P300 信号逐字拼出单词 "BRAIN"（源自 Farwell 和 Donchin，1988）

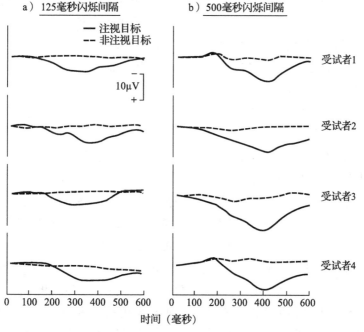

图 9-17　4 名受试者的 P300 信号。每幅图表示了一名受试者在注视目标（实线）闪烁时和非注视目标（虚线）闪烁时 EEG 响应的平均信号。ISI = 刺激间隔，也即闪烁间隔（源自 Farwell 和 Donchin，1988）

四名身体健全的受试者参与了 Farwell 和 Donchin 在 1988 年的首次研究。EEG 从顶叶皮质的 Pz 位置进行记录，并以连接的乳突作为参考（见 3.1.2 节）。在训练期间，受试者尝试拼写一个单词，单词会传送到语言合成器以反馈给受试者。所有受试者都能通过他们的 P300 信号拼写单词"brain"，使用退格（Backspace，BKSP）命令可以纠正偶然的错误选择。在测试期间，受试者在一定次数的试验中注视测试单词中的每个字母来进行拼写。研究人员对结果数据进行了离线分析。

Farwell 和 Donchin 发现他们的 BCI 产生的信息传输率（ITR，见 5.1.4 节）达到 0.20 比特/秒，分类正确率为 95%，受试者每分钟可以传达 12 比特或者 2.3 个字符。在近期的一项研究中，Sellers、Kübler 和 Donchin(2006) 研究了一个更易于闭锁综合症患者使用的四选择系统。该系统仅基于 4 个命令：是、否、跳过和结束，使用听觉、视觉或者并发听觉/视觉 oddball 任务诱发 P300。两名 ALS 患者使用听觉刺激分别取得了 80% 和 73% 的平均正确率，而其他患者采用并发听觉/视觉刺激取得了 63% 的平均正确率（机会水平：25%）。

2. 稳态视觉诱发电位

除了可以检测出像 P300 这样的瞬态诱发电位，研究人员也能设计出检测稳态诱发电位的 BCI，稳态诱发电位由持续波动的刺激（重复频率大于 5Hz）产生。例如，考虑一个能够解码二选一问题的系统。可以用视觉刺激来表示这两个选项（如，屏幕上的按键或者发光二极管 LED），每个视觉刺激以不同的频率闪烁。受试者需要关注他/她选择的那个按键（如，注视它）。这样可以在大脑的早期视觉区域（枕区）产生与刺激频率相同的 EEG 信号，这一信号称作稳态视觉诱发电位（SSVEP）（6.2.4 节）。通过对 EEG 刺激进行频域分解（如使用 FFT，见 4.2 节），BCI 能够检测出受试者所注视的刺激的频率，从而识别出受试者的选择（见图 9-18）。Middendorf 和他的同事们（Middendorf 等，2000）最早对基于这种思想（使用以 17.56Hz 和 23.42Hz 闪烁的按键）的 BCI 进行了探索，该 BCI 的理论基础是由 Calhoun 和 McMillan(1996)，Skidmore 和 Hill(1991) 提出的。

一些具有最高信息传输率的基于 EEG 的 BCI 是利用基于 SSVEP 的方法获得的。在 Cheng、Gao 和同事们（2002）进行的一项研究中，使用基于 SSVEP 的 BCI 对计算机屏幕上的 13 个按键进行了选择，这些按键表示了虚拟的电话键盘，包括数字键 0~9、退格键"BACKSPACE"、确认键"ENTER"和开、关键"ON/OFF"（图 9-19）。

13 个按键中每个键的闪烁频率都不同，范围为 6~14Hz。为了减少由 alpha 波引起的假阳性率，首先要进行闭眼状态下的筛选试验，当一些频率所对应的能量超过从 4Hz 至 35Hz 频带平均能量的 2 倍时，这些频率就会被排除在刺激频率之外。另外，所有的刺激频率都是频率分辨率的奇数倍，以防止某刺激频率是另一刺激频率的两倍。在其他实验中，研究者发现受试者能分辨的相邻目标闪烁频率（也就是频率分辨率）的最小差值为 0.2Hz，能够有效观察到 SSVEP 的刺激频率范围大约为 6~24Hz。

根据 10-20 系统（图 3-7），从电极位置 O1、O2(位于枕叶皮质，也就是视觉区域）处采集 EEG 信号，左、右乳突为参考电极。利用快速傅立叶变换（FFT，见 4.2.3 节）每 0.3 秒计算一次幅度谱。对于每个刺激频率，将基波和二次谐波的幅值之和作为分类特征。使用简单的阈值分类器进行分类，阈值设置为 4～35Hz 的幅度谱均值的两倍。分类器的输出（表示受试者的选择）为具有最大特征值（假设它超过阈值）的频率。此外，仅当一个刺激频率被连续检测到 4 次时，它才会作为选择结果（对于开、关键为 6 次）。

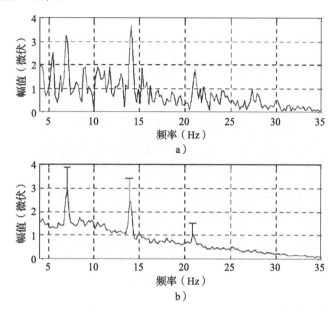

图 9-18　由 7Hz 视觉刺激诱发的 SSVEP 例子。图中展示了使用 FFT 计算的幅度谱。a）展示了单次试验的幅度谱；b）展示了 40 次试验的平均幅度谱（垂线：标准偏差）。注意图中有 3 个峰值，分别位于 7Hz，以及其谐波频率 14Hz 和 21Hz（源自 Cheng 等人，2002）

　　研究人员称，13 名受试者中有 8 名能够成功利用 SSVEP 来键入并且拨打一个期望的移动电话号码。所有受试者的平均 ITR 为 27.15 比特/分钟，ITR 最高的 6 名受试者能达到 40.4 至 55.69 比特/分钟。由相同研究者（Gao 等，2003）对一名受试者进行的后续研究证明了基于 SSVEP 的 BCI 能够区分至少 48 个目标，并且 ITR 可以达到 68 比特/分钟（即 1.13 比特/秒）。尽管比 Santhanam 及其同事研究的用于猴子的侵入式 BCI6.5 比特/秒的 ITR 低一些（见 7.2.4 节），但这个 ITR 是已报道的非侵入式 BCI 中最高的。

3. 听觉诱发电位

　　研究人员对基于 P300 的 BCI 所使用的方法（前文所述）加以改进，探索了将

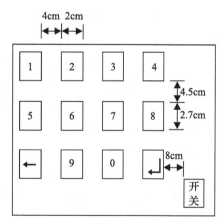

图 9-19　一个基于 SSVEP 的 BCI 例子。电话键盘的 12 个键分布在计算机屏幕上 3×4 的矩阵中。按键以不同频率闪烁，频率范围为 6～14Hz。另外一个闪烁的开、关键用来开启或停止其他键的闪烁（源自 Cheng 等人，2002）

oddball 范式应用于听觉刺激，以此为基础构建 BCI 系统。Donchin 及其同事在他们的研究工作中就采用了听觉 oddball 范式，他们用 4 种语音命令（是、否、跳过、结束）产生的 P300 信号对三名 ALS 患者做了实验，获得了 63% ~ 80% 的平均正确率。在另一项工作中，Hill、Birbaumer、Schölkopf 及其同事（2005）使用 ICA（见 4.5.3 节）与支持向量机（SVM，见 5.1.1 节）对听觉刺激引起的诱发电位进行了分类。在他们的实验中，听觉刺激由不同频率、时长为 50 毫秒的方波产生的哔哔声构成，哔哔声产生于受试者的左侧或右侧。这段哔哔声中包含两种声音，一种是会频繁响起的非目标哔哔声，另一种是偶尔才在受试者任一耳朵中独立播放的目标哔哔声。受试者的任务是注意（通过计数）在左耳或右耳中响起的目标刺激。BCI 需要检测受试者正在留意的是哪个目标（左耳的目标或右耳的目标）。对多次试验中的 39 通道 EEG 信号进行平均，利用 ICA 进行分离，然后用线性 SVM 进行分类。有一些受试者的错误率范围为 5% ~ 15%，ITR 范围为 0.4 ~ 0.7 比特/试验（大约 4 ~ 7 比特/分钟）。

Furdea、Birbaumer、Kübler 及其同事（2009）提出了一种不同的基于听觉诱发电位的 BCI 来拼写单词：矩阵中的字母编码成可以听到的数字。13 名受试者使用了这个听觉拼写系统，其中 9 名参与者的得分超过了为控制通信而预设的标准级别。然而，研究人员发现，相比于视觉 BCI，受试者使用听觉 BCI 的表现较差。在后续的一项研究中（Halder 等，2010），听觉 BCI 是基于 3 种刺激范式（即 2 个目标刺激，1 个频繁出现的刺激）。20 名健康受试者的平均 ITR 达到 2.46 比特/分钟，正确率为 78.5%。研究人员认为由于听觉 BCI 在每次选择时有短暂的延迟，这类 BCI 有可能为缺失所有运动机能，且注意力短暂的患者提供一种可靠的通信途径。

9.1.5　基于意识任务的 BCI

除了想象运动或检测诱发电位之外，还可以让人类受试者执行一些意识任务，比如心算、想象旋转一个立方体或想象人脸。如果这些意识任务有足够的不同，则激活的脑区也会不同，所产生的大脑活动就能用分类器进行区分，这些分类器是利用采自受试者的初始训练集来进行训练的。每种意识任务能被映射为一种控制信号（例如，心算映射为光标向上移动）。这种方法对能够可靠地区分不同意识任务下的大脑活动模式具有很强的依赖性，这使得选择意识任务成为十分重要且棘手的实验设计决策。

由科罗拉多州的 Anderson 主导的早期工作研究了使用精神任务来实现 BCI。在他们提出的方法中（Anderson 和 Sijercic，1996），受试者需要完成 5 种事先设定的思维任务中的一种：（1）基线任务，要求受试者放松；（2）写信任务，指导受试者在不发出声音的情况下，给一个朋友或亲人构思一封信；（3）数学任务，受试者需要用心算来完成一道不简单的乘法题（例如，49 乘以 78）；（4）想象计数任务，受试者需要想象一块黑板，并想象在黑板上顺序写下一些数字；（5）几何图案旋转，受试者想象一个特定的三维物体绕着一条轴线旋转。根据 10-20 系统，从 C3、C4、P3、P4、O1 和 O2 记录 10 秒长的 EEG 信号，每一类任务需要重复执行多次。采用自回归（AR）模型

（4.4.3节）对 EEG 信号进行预处理，并训练2层和3层的反馈神经网络（5.2.2节）将 0.5秒长的6导 EEG 信号分为5个任务类别中的1类。采用10折交叉验证（5.1.4节）来避免过拟合。研究人员发现平均正确率范围在一名受试者的71%到另一名受试者的 38%变化，两者都超过了机会水平（20%）。该团队在之后的研究中（Garrett 等，2003）比较了一个线性分类器（线性判别分析或 LDA）和两个非线性分类器（神经网络和支持向量机，见第5章），非线性分类器的分类结果略好于线性分类器。

在控制光标和其他外部设备时，使用意识任务相较使用运动想象而言并不是那么自然，但这类方法能取得惊人的好结果。例如，Galán、Milán 等人（2008）使用3种思维任务的 BCI 来操作一台模拟轮椅沿着事先设定的路径从一个点移动到另一个点。这些思维任务是：（1）在精神上搜寻具有相同首字母的单词；（2）放松并凝视屏幕的中心；（3）想象左手运动。根据 LDA 分类器（5.1.1节）的分类结果，使用校正阶段的数据来选择针对不同受试者的特定特征（频率和电极的组合）。在测试阶段，用高斯分类器将 EEG 特征分为3类，这3类信号依次映射为轮椅的左转、右转和前进命令。每一名受试者参加5组实验，每组包含10次试验。在一次实验中，有两名受试者在其表现最好的一组实验中分别完成了预定路径的100%（受试者1）和80%（受试者2）。在另一次实验中，10次试验的10个路径各不相同，且受试者均未尝试过，受试者1在80%的试验中都能操作轮椅到达终点。

9.1.6 BCI 的错误电位

BCI 一个可能十分关键的功能是检测其在执行指令时是否出错（对使用者下达的命令做出了错误的分类）的能力，这可以通过直接识别大脑对错误的反应来实现。这类反应在 EEG 信号中表现为一种慢皮质电位，称为错误电位（error potential，ErrP，如图9-20所示。

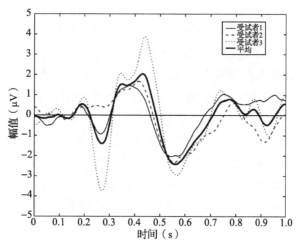

图 9-20　EEG 中的错误电位（ErrP）。图中给出了3名受试者的平均 ErrP 以及所有受试者的平均 ErrP。以接收到使用者的动作所产生的视觉反馈的时刻作为时间0点（源自 Buttfield 等人，2006）

　　单次试验中可以检测到 ErrP，并且可能将其用来提高 BCI 的正确率。在 Buttfield、Millán 及其同事（2006）开展的研究中，3 名受试者使用手动界面，通过按键重复地向一台机器人发送指令，将其移动至房间的左边或右边。实验员对 BCI 系统进行了配置，人为地让系统在 20% 的实验时间中产生错误，以模拟一个带有噪声的 BCI。由于 ErrP 一般出现在中线的额叶中央区域，所以使用从 Cz 和 Fz（图 3-7）采集的 EEG 信号，并用 1～10Hz 的带通滤波器对信号作滤波处理。利用使用者动作提供的视觉反馈之后 50～650 毫秒时窗内的 EEG 数据对一个高斯混合分类器（5.2.3 节）进行训练，再用 10 折交叉验证（见 5.1.4）分析采集到的数据。对 3 名受试者来说，分类器检测到 ErrP（即出错的试验）的平均正确率为 79.9%，而检测不到 ErrP（即正确的试验）的平均正确率为 82.4%，这一实验结果是鼓舞人心的，但仍然需要开展将 ErrP 检测应用于一个可正常工作的 BCI 的研究。

9.1.7　互适应型 BCI

　　在前面的章节中讨论过的传统 BCI 系统从受试者身上采集数据，然后用这些数据来训练一个分类（或回归）算法。得到的学习函数在后续实验阶段中都保持不变。然而，由于一些内部因素（适应性、使用者策略的改变、疲劳）和外部因素（例如，电极阻抗的改变或者由于滑动导致的电极位置的改变等）的存在，在不同实验以及在同一实验中，大脑信号都会随时间不断变化。这就可能产生一些问题，由于 EEG 数据的非平稳性，之前数据训练出的分类器对新的数据来说并不是最优的。一种解决方法是用新采集的数据定期对分类器进行离线更新。但是，这又带来一个新的问题：多久应该更新一次分类器呢？一个更有吸引力的选择是让 BCI 持续地适应使用者的大脑信号，而大脑信号自身也不断适应当前的任务。

　　从机器学习的观点来看，这个问题可以看做一个非平稳学习任务，系统必须不断适应输入（大脑信号）到输出（设备的控制信号）的映射函数。因为 BCI 及其使用者需要同步适应，并协同实现期望的目标，所以这类 BCI 称为互适应型 BCI。因为学习控制的重担并不是完全由使用者来承担，BCI 可以通过互适应来辅助使用者，所以互适应型 BCI 被认为是解决 BCI 盲（BCI illiteraly）问题的一种解决方案。下面简要介绍设计互适应型 BCI 的三种方法（更新的方法请参考 Bryan 等人的文献（2013））。

　　Berlin BCI 小组关注于消除传统 BCI 中的初始离线校正阶段（Vidaurre 等，2011）。研究者们为基于想象的 BCI 提出了一种适应方案，当使用者连续地与系统进行交互时，系统不再使用只处理简单特征的独立于受试者的分类器，转而使用对受试者最优的分类器。监督学习首先用于互适应学习，接着在试验阶段中使用无监督适应来追踪 EEG 特征的变化。研究表明经过 3 至 6 分钟的适应后，6 名使用者（包括 1 名首次使用者）都能表现得非常好，并且有 BCI 盲问题的使用者在不到 60 分钟时间内就能对 BCI 进行有效的控制。研究者的报告表明，一名受试者在没有出现初始感知运动"静息"节律

（没有运动时在低频带出现峰值）的情况下，仍能在实验期间产生这一节律，并通过自主调整幅值来实现对外部应用的控制。

Buttfield、Millán 及其同事（2006）也探索了 BCI 中分类器的在线适应问题。他们使用高斯混合分类器对下面 3 种意识任务对应的 EEG 模式进行分类：左、右手运动想象以及精神搜寻具有相同首字母的单词。特征向量由位于中部顶叶位置的 8 个通道（C3、Cz、C4、CP1、CP2、P3、Pz 和 P4，如图 3-7）信号在 8 ~ 30Hz 频率范围内每 2Hz 频带的能量构成。采用梯度下降法（5.2.2 节）来连续调节高斯混合分类器的参数（均值和方差），这些参数具有各自的学习率。研究者发现使用在线适应的分类率（统计上）显著高于静态分类器的分类率，3 名受试者平均分类率的提升达到 20.3%。

DiGiovanna、Sanchez、Principe 及其同事（2009）提出了一种非常不同的用于互适应型 BCI 的方法。他们的方法是基于强化学习（reinforcement learning，RL）理论，基于奖励以及与环境的交互，用一个"代理"来学习将输入信号映射为动作，而不是使用具体的训练信号。在他们的方法中，使用者的大脑信号和受控设备的当前状态一起组成 RL 代理的输入，代理也接受奖励或是惩罚（正/负数），这取决于是否完成了指定的任务。RL 代理（即 BCI）学习到了一个"策略"，即将输入信号映射为输出控制信号，使对期望的奖励之和最大化。

由于使用者也可能试图优化性能（也因此增加所期望的奖励），在同步、协调的适应过程中，BCI 和使用者通过奖励函数联合起来共同完成任务。研究者给出了实验结果，实验中让大鼠通过 BCI 学习控制假臂，完成在三维空间中的抓取任务。研究者称 3 只大鼠在 6 至 10 天内都能成功进行这一闭环的大脑控制，所有 3 只大鼠通过与 BCI 互适应来控制假臂，其准确率明显高于机会水平。

202

9.1.8　分层型 BCI

正如前文所述，由于 EEG 信号的信噪比较低，基于 EEG 的非侵入式 BCI 趋向于具有有限的控制带宽，因此，这类 BCI 更适用于对机器人或其他设备的高级控制，在控制过程中每隔数秒才发出指令，而不是在毫秒的时间级别发出指令。另一方面，侵入式 BCI 则能对设备进行细微的控制，如控制假肢，在控制过程中每隔数毫秒就会发出一条指令（7.2 节）。然而，这种细微的控制会让使用者精疲力竭，因为为了一步一步地去执行控制，他们得倾注大量的注意力。

为了解决 BCI 的高级控制和低级控制的权衡问题，作者的研究团队提出了分层型 BCI 的概念（Chung 等，2011；Bryan 等，2012）：使用者先用低级控制很快教会 BCI 系统一些新的技能，学习到的技能会在之后被系统当作高级指令直接调用，这就能让使用者从单调乏味的低级控制中解脱出来。这一方法是从人类神经系统中的多级运动控制得到的启发，在这些控制中，需要大量注意力的技能在经过学习后，最终能够无意识地完成。

为了说明这一方法，研究人员设计了一台基于 EEG 的分层型 BCI，用以控制一个人形机器人（Chung 等，2011）。四名人类受试者在模拟家庭环境中使用基于 SSVEP 的 BCI 来控制这台机器人。每名受试者都成功地通过 BCI 教会了机器人到达家里的不同位置。利用 RBF 网络（5.2.3 节）和高斯过程模型（5.2.4 节）对任务进行学习。受试者在这之后通过从 BCI 的任务 – 指令匹配菜单中选择新近学习的指令来执行任务，这就避免了使用低级的导航指令来控制机器人。对低级控制和分层控制的系统性能进行比较，结果表明分层控制更快，也更准确。另外，在执行任务的过程中，当不确定性超过一个特定阈值时，高斯过程模型的使用让 BCI 将控制权交回使用者，这样能避免出现潜在的灾难性事故。

分层型 BCI 的一般思想同样适用于侵入式和非侵入式 BCI，因为它提供了一种一举两得的方法，既减少了使用者的认知负担，又保持了灵活性以适应使用者的需要。随着 BCI 从对光标和菜单的控制转向对更复杂的假肢和机器人设备的控制，用这种分层方法来实现控制有望变得越来越流行。

9.2　其他非侵入式 BCI：fMRI、MEG 和 fNIR

基于 EEG 的 BCI 仍是最流行的一类非侵入式 BCI，但在过去的十年里，人们也对探索将其他非侵入式脑成像技术用于 BCI 越来越感兴趣。在这一节中，我们简单讨论一些利用 fMRI、MEG 和 fNIR 技术构建 BCI 的早期尝试。

9.2.1　基于功能性磁共振成像的 BCI

希望将 fMRI（3.1.2 节）用于 BCI 的主要问题在于受试者能否学会控制他的血氧水平依赖（blood oxygenation level dependent，BOLD）响应。Weiskopf、Birbaumer 和同事们（2003）利用一个反馈范式研究了这个问题。MRI 扫描仪采集的图像延时不到 2 秒，该图像作为有关局部 BOLD 信号的视觉反馈被连续地提供给受试者。具体而言，所关心区域的平均信号重叠地描绘在用颜色编码的条上，以向受试者表明是否增加或者降低了他们的 BOLD 信号（图 9-21）。

研究人员报告称一名受试者能够增加或者减少位于前扣带皮质（anterior cingulate cortex，ACC）的嘴 – 腹部位和背侧部位的局部 BOLD 响应。在所有实验阶段中，背侧和嘴 – 腹 ACC 的信号增强效果在统计上是显著的（图 9-22a）。作为反馈的结果，BOLD 信号变化的百分比有所增加，表明在训练阶段存在学习行为（图 9-22b）。

和 EEG 相比，fMRI 的优点是它的空间分辨率，以及能够检测大脑深部神经活动的变化（例如，在基底神经节、小脑和海马体处的神经活动）。然而事实上，BOLD 信号需要数秒钟的时间才能产生和检测到，这意味着基于 fMRI 的 BCI 只能用于高级、粗粒度的控制。

9.2.2　基于脑磁图的 BCI

脑磁图（magnetoencephalography，MEG）信号被认为具有比 EEG 更高的时空分辨

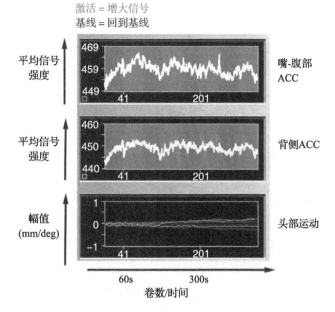

图 9-21　基于功能性磁共振成像的 BCI。(上面两幅图) 实验范式展示了呈现给受试者的视觉提示。第 2、4、6、8 个颜色较浅的阴影条表示激活区，即信号增大。第 1、3、5、7 个颜色较深的阴影条表示松弛区，即信号回到基线。BOLD 信号显示为叠加的白色轨迹 (上图表示嘴 - 腹部 ACC 区域，中图表示背侧 ACC 区域)。注意 BOLD 信号在激活区的增加。(下图) 检测和调整的受试者头部运动 (平移单位为毫米，旋转单位为度) (源自 Weiskopf 等人，2003)

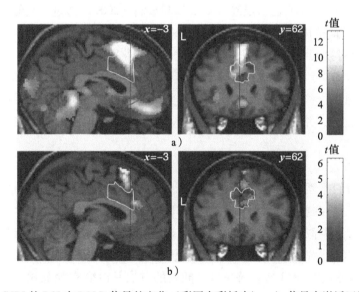

图 9-22　基于 fMRI 的 BCI 中 BOLD 信号的变化 (彩图在彩插中)。a) 信号在激活区增大，叠加在每个三维 MRI 图像上显示，以显著性水平 $P < 0.05$ 为阈值，最小空间范围是 10 立体像素。除了在其他区域如辅助运动区 (supplementary motor area, SMA) 和小脑有激活现象外，在嘴 - 腹部和背侧 ACC 也可观察到信号的增加；b) 在几个反馈阶段中信号变化增大，这可能是由于受试者的大脑进行了学习。信号增大可以在嘴 - 腹部 ACC、SMA 以及基底神经节观察到。(源自 Weiskopf 等人，2003)

率——这意味着在非侵入式 BCI 系统中，使用 MEG 可能获得更好的性能。Mellinger、Kübler、Birbaumer 和同事们 (2007) 研究了基于 MEG 的 BCI，它基于对感觉运动区的 mu 节律和 beta 节律幅值的自主调节 (见 3.1.2 节)。为了增加信噪比，该 BCI 基于 MEG 中信号传播的几何性质使用了一种空间滤波方法和去除 MEG 伪迹的方法。

6 名受试者使用基于 MEG 的 BCI 学会了通过肢体运动的想象来传达两种决定。结果，在 32 分钟的反馈训练期间，受试者就能够对他们的 mu 节律进行控制。

9.2.3 基于功能性近红外光学成像的 BCI

一些研究团队已经开始探索用光学成像技术来替代 EEG。本书已经讨论了头皮 EEG 是如何易受诸如 EOG、EMG 和 ECG 等伪迹的影响，这会给实际使用带来麻烦。而 MEG 和 fMRI 都需要庞大昂贵的设备。fNIR(见 3.1.2 节) 能够捕捉血液动力学反应，这一技术被认为可以用作 EEG、MEG 和 fMRI 的替代，以开发出具有更好的实用性、鲁棒性和用户友好的 BCI。

Coyle 和同事们 (2004) 提出了一个基于 fNIR 的 BCI，它能检测受试者进行运动想象时的典型血液动力学反应，并利用该反应来控制一个应用。研究者们认为这种光学 BCI 比其他非侵入式 BCI 更易使用，使用者所需要的训练也更少 (相似研究参考 Ranganatha 等，2005)。Mappus、Jackson 和同事们展示了一个基于 fNIR 的 BCI 用来进行创造性的表达，例如素描。实际上，他们已经开发了一个 BCI，让受试者通过连续的光标控制，完成写字任务来表达自己。最终，Ayaz 和同事们 (2009) 通过 5 名健康受试者在两天中参与的一个闭环的棒尺寸控制 (bar-size-control) 任务来评估基于 fNIR 的 BCI。研究人员报告称，任务期间和休息期间的平均氧化作用变化明显不同，并且平均任务完成时间 (准确率到达 90%) 随着练习不断减少，第一天的平均完成时间为 52.3 秒，第二天为 39.1 秒。尽管从这些结果来看，基于 fNIR 的 BCI 是有前景的，但它最终能否达到基于 EEG 的 BCI 性能，并成为可行的一类非侵入式 BCI 仍然需要进一步的检验。

9.3 小结

本章中，我们探索了多种非侵入式 BCI，主要的模式是利用 EEG 和想象或者诱发电位的方法来产生控制信号。基于想象的 BCI 主要依赖于受试者能够学习调节他们低频段的脑信号。这类似于学习一项新的运动技能。据报道，即使在进行多个阶段的训练之后，参与 BCI 研究 15% ~ 30% 的受试者仍然不能控制低频段的 EEG 信号。这种不能控制 BCI 的情况称为 BCI 盲。解决这个问题的方法是改变实验范式，采用一种不基于想象的控制模式 (例如基于刺激的方法) 来设计互适应的 BCI。

基于诱发电位的 BCI 仍然是替代基于想象的 BCI 的最流行方式。诸如 P300 和 SSVEP 的诱发电位被用于多种应用中，范围从高级机器人控制到图像处理 (见第 12 章)。它们的广泛应用源于这样一个事实：与基于想象的方法不同，基于诱发电位的 BCI 不需要大量的训练，并且没有经验的受试者也能够取得相对较高的准确率。另一方面，受试者不能自发地开始一个动作，而必须持续注意刺激，刺激是像闪光的非自然信号。这给受试者带来了认知负担，并会最终导致疲劳。此外，依靠对外部刺激的反应总会造成 BCI 系统的延迟，当使用想象或者其他自发产生的大脑反应则能够避免这个延迟。基于想象的控制虽然灵活但会带来高的认知负担，分层型 BCI 被认为是优化基于想象的低级控制和基于诱发电位的高级控制之间权衡的一种方法。

在基于诱发电位的方法中，基于 SSVEP 的方法通常比基于 P300 的方法具有更高的信息传输率。它们也易于产生更高的准确率，因为相比 P300 信号，稳态频率通常能更可靠地检测出来。然而，在基于 SSVEP 的 BCI 中盯着闪烁的刺激会让受试者感到十分费力和疲惫。

在非侵入式 BCI 中，使用基于 SSVEP 的方法能够获得最高的 ITR（大约 1.13 比特/秒），但与用于猴子的侵入式 BCI 所取得的最高 ITR 相比，仍然是其 1/6。此外，SSVEP 和相关方法并不是特别有助于完成实时控制任务，例如移动机器人手臂或者轮椅。基于想象的方法对受试者来说更接近实际情况，但这类系统的 ITR 通常比基于 SSVEP 的 BCI 的 ITR 的一半还要低。因此，许多研究人员认为需要新型的、更高分辨率的非侵入式方法来记录大脑活动，这样才能使非侵入式 BCI 达到侵入式 BCI 的性能级别。

9.4　问题和习题

1. 解释异步（或自主控制的）和同步（或基于刺激的）BCI 之间的不同。比较这两种方法的优点和缺点。

2. 什么是 ERD？如何将它用于非侵入式 BCI 中控制光标或假肢设备？

3. 在 Wadsworth 的第一代 BCI 中，是如何使用 mu 节律来控制一维光标的？使用了什么训练范式来促进受试者学习对 mu 节律的控制？

4. 解释 Wadsworth 的 BCI 在实现基于 mu 节律和 beta 节律的二维光标控制中所使用的线性方法。这种 BCI 的性能与在皮质中植入电极的侵入式 BCI 相比怎么样？

5. ERD 和 ERS 的区别是什么？Graz 的 BCI 系统所使用的两种现象是怎么样的？该系统的 ITR 是多少？

6. Berlin 的 BCI 团队让首次使用 BCI 的受试者在实验最初阶段就取得了较高的准确率。描述该团队所使用的方法，并解释为什么这样的方法特别适于减少学习 BCI 控制所需要的时间。

7. 什么是 SCP？通常从头皮的哪些位置来采集该信号？如何能将 SCP 用于 BCI 中控制光标？

8. 什么是 MRP？它们和由运动或运动想象产生的振荡电位有什么不同？

9. 描述 MRP 是如何与下列分类器相结合，应用于 BCI 系统的：

    a. BP 神经网络

    b. 基于 LVQ 的分类器

    c. 贝叶斯网络

10. 比较下列几种诱发电位（EP）：P300、VEP、SSVEP、AEP 和 SSEP。

11. 什么是 P300 实验中的 oddball 范式？如何能将这种范式用于构建一个拼写器，以便闭锁综合症患者传递信息？在这种范式中如何来权衡速度与准确率？

12. 回答下列关于基于 SSVEP 的 BCI 的问题：

    a. 受试者所能分辨的不同目标的闪烁频率的最小差值是多少？

    b. 能够有效观察到的 SSVEP 频率范围是多少？

    c. 是从哪些头皮电极位置采集 SSVEP 的？

13. 使用基于 SSVEP 的 BCI 所获得的 ITR（比特/秒）和使用侵入式 BCI 所获得的最优 ITR 相比，怎么样？

14. 举例说明用于构建基于 EEG 的 BCI 所使用的一些认知任务。与基于运动想象的 BCI 相比，这些 BCI 的准确率和使用方便程度如何？

15. 什么是 ErrP？怎样使用它们来使 BCI 具有鲁棒性？采集 ErrP 的电极位置分布在哪里？

16. 什么是互适应型 BCI，这种 BCI 怎么帮助解决 BCI 盲问题？

17. 描述和比较本章中讨论的两种主要的用于互适应型 BCI 的方法，即监督学习和强化学习。

18. 什么是分层型 BCI？它们是如何帮助实现既减少了使用者的认知负担又保持灵活性以适应使用者的需要两大目标的？

19. 讨论使用 fMRI 作为 BCI 的信号源与使用 EEG 相比的优点和缺点。考虑空间分辨率、时间分辨率、可移植性和花费。

20. （∗探索题）阅读 9.2.3 节引用的文献以及基于 fNIR 的 BCI 的最新文献。写一篇短评来比较文献中使用的信号处理和机器学习方法，以及用这些方法所得到的结果。从性能、花费和可移植性来评价基于 fNIR 的 BCI 能否被视为基于 EEG 的 BCI 的一种替代，以此作为短评的结束。

BCI 的刺激修复作用

到目前为止，本书所关注的 BCI 是从大脑记录信号，并将这些信号转换成外部设备的控制信号。在本章中，BCI 的控制方向是相反的，本章所讨论的 BCI 能够用于刺激和控制特定的大脑回路。这类 BCI 中的一部分，例如人工耳蜗、脑深度电刺激器，已经从实验室研究过渡到临床应用阶段，现已用于人类受试者，而其他的 BCI 仍然处于实验室研究阶段。本章将这些 BCI 大致分为两类：用于感觉功能恢复的 BCI 和用于运动功能恢复的 BCI。本章还讨论了用于感觉扩增的 BCI 的可能性。

10.1 感觉功能恢复

10.1.1 恢复听力：人工耳蜗

迄今为止最成功的一种 BCI 设备要数人工耳蜗了，它用来为耳聋的人恢复或增强听力。人工耳蜗是一个好的例子，它展示了人类如何将神经系统（在这里指的是耳蜗）中信息处理的知识用于构造一个造福于人类的 BCI。

图 10-1 说明了正常人耳中声音到神经信号的转变。声压波撞击鼓膜后，转变成锤骨、砧骨和镫骨这一系列骨头的机械振动，这些机械振动又在充满液体的耳蜗（cochlea）管道中引起压力变化（如图 10-1）。这一过程依次使耳蜗中称为基底膜的柔性膜振动，毛细胞连接在基底膜上，基底膜的振动使毛细胞弯曲，从而导致耳蜗神经中的神经元放电。耳蜗神经依次将声音信息传送至大脑。

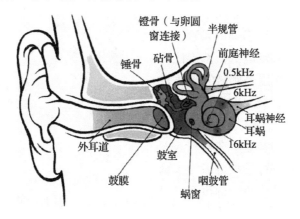

图 10-1　声音在耳蜗中转变为神经信号（图片由 Creative Commons 提供）

耳蜗有一个重要的特性，它将传入的声音分解成不同的频率成分，这是由基底膜的特性实现的。声音的不同频率在基底膜的不同位置引发最大的振动，高频声音引起的振动在基底膜上无法传播得很远，它在镫骨附近的基底膜底部产生最大的振动（如图 10-1）；另一方面，低频声音在基底膜的顶部引起最大的振动。这就产生了声音在基底膜上的频率响应（频率－位置）分布。这种音响局部组织由向大脑传递信息的耳蜗神经纤维维持，让大脑能够基于基底膜发生振动的区域来推断声音的频率成分。

在大多数情况下，由于病变（如脑膜炎）、环境因素或基因突变引起毛细胞的减少或缺失而造成耳聋。人工耳蜗提供了一种替代方法，它通过电脉冲直接刺激耳蜗神经将听觉信息传入大脑。植入的耳蜗利用神经纤维的音响局部组织，根据声音的频率来刺激耳蜗的不同位置，试图模仿基底膜减少或缺失的毛细胞的功能。

人工耳蜗（图 10-2）的基本部件包括：

- 一个麦克风（安置在耳朵附近），用来从环境中接收声音。

207
～
211

- 一个信号处理器（戴于耳外后部），用以执行特征提取或频率分析算法，例如快速傅里叶变换（见 4.2 节），将声音信号分解成它的频率成分。频率成分的具体数量由植入耳蜗的电极数以及其他一些因素决定。信号处理器的输出经过细电缆送给发送器。

- 一个发送器（也戴在耳外部的附近），利用"射频"（radio frequency，RF）链路，将能量和处理的声音信号经皮肤传入内部接收器（这是基于电磁感应原理，见 3.2.2 节）。

- 一个接收器和刺激器，嵌于耳朵后方的颅骨内，用来将接收到的信号转变成电脉冲，并通过一条内部电缆将脉冲传输到电极上。

- 一个由多达 22 个电极组成的电极阵列，沿耳蜗长度方向安置（图 10-2）：这些电极将电脉冲传送到耳蜗不同位置上的神经纤维，从而把信息传达到大脑，这些信息是对从麦克风接收的声音进行处理后得到的。

人工耳蜗中使用射频链路意味着在外部组成部分和内部组成部分之间不需要物理连接——这减少了术后感染的风险。人工耳蜗是为每个使用者定制的，基于使用者报告的声音响度（响度是刺激的函数），设置每个电极的最小和最大电流输出。其他的定制包括选择特定于使用者的语音处理策略和声音处理器的参数。在植入人工耳蜗后，通常还需要进行治疗，因为大脑要适应去听由植入的耳蜗传送的声音。对患先天性耳聋的儿童进行的训练和语言治疗可能持续数年。

一个正常耳蜗包含大约 20 000 个毛细胞，相比之下，一个人工耳蜗仅有大约 22

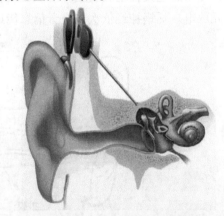

图 10-2　人工耳蜗的示意图。耳外的组成部分有：一个麦克风、一个声音处理器、一个能量和处理信号的发送器；耳内的组成部分有：一个接收器和刺激器，以及从图中可以看到的一个位于耳蜗中的电极阵列（图片由 Creative Commons 提供）

个电极，由于传入大脑的信息十分匮乏，使用者所接收的声音质量和正常人所听到的有很大区别。尽管如此，人工耳蜗的声音质量已经足够好了，许多使用者能不通过读唇语就能听懂其他人说的话，在没有噪声的情况下效果更好。另外，相比于先天耳聋的使用者，那些先天听力正常，只是逐渐失去听力的使用者的使用效果更好。对诸如音乐之类的复杂刺激的感知仍然是一个研究课题。

美国国家耳聋与其他交流障碍性疾病研究所的报告显示，2012 年全世界范围内有超过 200 000 人接受了人工耳蜗植入，其中在美国有 42 600 名成年人和 28 400 名儿童。在这些人当中，有的是语后耳聋者，他们是在学习说话后才丧失听力的，有的是先天性耳聋的儿童。具备听力对学习说话十分重要，因而植入人工耳蜗能够帮助耳聋的儿童学习说话。有研究表明，较早（在 2 岁以前）植入人工耳蜗的儿童，比大一些的年纪植入人工耳蜗的儿童能够更好地学习说话。这就产生了一个重要的伦理问题（第 13 章）：由于耳聋的儿童在早期不能对植入人工耳蜗做出决定，其父母是否应代其做出抉择。另外，人工耳蜗的植入需要外科手术来完成，使用者必须权衡各种风险，比如感染、出现耳鸣、前庭障碍、面神经损伤，以及装置失效。

最后要说明，一些以手语为第一语言的语前耳聋者的团体对人工耳蜗强烈反对。反对者指出植入人工耳蜗以及后续治疗的效果并不明显，这通常成为是否为儿童植入耳蜗的关注焦点。因此，对于将来可能失聪的儿童来说，植入耳蜗的选择并不太理想，而采用手语交流更为轻松，在这两个前提下，对人工耳蜗的需求可能会减少。一些教育项目的最新趋势是采用一种两全的方法，即结合手语进行植入人工耳蜗后的治疗。

10.1.2　恢复视力：皮质和视网膜的植入

人工耳蜗已经成功地从研究阶段转变到临床应用，而为盲人构造植入物的努力则相对落后，这是由视网膜信息处理的复杂性，以及用于刺激的电极阵列相对较低的分辨率造成的。这类植入物的目标是为患有感光器退化性疾病的人恢复视力，这类疾病包括：色素性视网膜炎，这是遗传性失明的主要原因；以及与年龄相关的黄斑变性，这是年龄大于 65 岁的成人失明的主要原因。当这些疾病造成视网膜中大多数感光器损失时，植入物带来了恢复视力的最后希望。

用于恢复视力的植入物将光转变成神经元或神经纤维上的电刺激。研究者对进行刺激的几个不同的部位进行了研究，研究范围从视觉皮质和视神经到视网膜表面。其中，由于视神经的致密结构和无法集中刺激特定的轴突，导致对视神经的刺激最为困难。因而，视觉假体的研究专注于皮质和视网膜的植入物。

1. 皮质植入物

对视觉皮质进行电刺激能产生"光幻视"（光点的感知），这一事实已由 Foerster（1929）进行了早期的证明，并且近期由 Brindley 和 Lewin(1968)；Dobelle(2000)；Javaheri 等人（2006），以及其他研究者进行了研究，其目的是构造视觉假体。例如，Dobelle 在盲人受试者的皮质表面植入了一个 64 电极的阵列，并证明了受试者通过接收皮质刺激，能够识别出距其 5 英尺（1 英尺合 0.3048 米）远，由摄像机记录下的 6 英寸（1 英寸合 2.54 厘米）高的字符（Dobelle，2000）。研究者也正在对将植入物用于视觉皮质中（而不是皮质表面）的可能性进行研究，但由于存在风险，目前主要在动物模型上开展这些研究。尽管对视觉皮质进行刺激的研究还处于早期阶段，但由于具有广泛的适用性，它最终可能脱颖而出，成为恢复视力最可行的方法。

2. 视网膜植入物

刺激皮质的替代方法是刺激视网膜中的神经元，采用视网膜下或视网膜外的刺激方法来实现。在视网膜下的刺激方法中，在双极细胞层和视网膜色素上皮细胞之间的视网膜中植入了光电二极管阵列（图 10-3）。这里的动机是让植入物像一个简易的太阳能电池一样工作，不需要使用电池，完全由射入眼睛的光线进行充电。在 Optobionics 公司研制的人造硅视网膜（artificial silicon retina，ASR）中，一块 2 毫米的芯片将光线转换成电脉冲，用于刺激视网膜神经元，这块芯片包含了 5000 个带有微电极尖端的光电二极管。测试这种视网膜下植入物的实验正在进行当中。

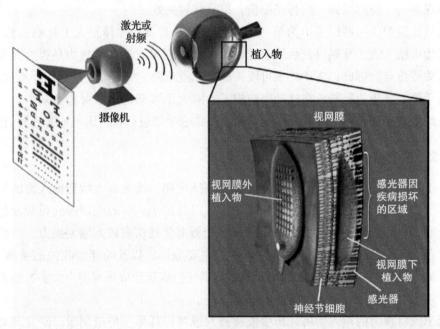

图 10-3　视网膜植入物的示意图。图中给出了两类视网膜植入物。视网膜外植入物用一台外置摄像机捕捉图像，并通过遥测技术（射频（RF）或激光）传输电刺激模式。置于视网膜表面的视网膜外植入物接收这一模式并刺激视网膜神经元。视网膜下植入物安置于视网膜表面之下，它通过带有微电极尖端的光电二极管捕捉图像实现刺激，并从光线中获取能量（源自 Weiland 等人，2005）

在视网膜外的刺激方法（如图 10-3）中，采用一台外置摄像机捕捉图像并将之数字化，这些信息被转换成适合的电刺激模式，并传送给可行的视网膜神经元。这种方法的一个例子是来自 Doheny 眼科研究所的 Humayun 等人开发的眼内视网膜假体（intraocular retinal prosthesis，IRP）。IRP 由安置于眼镜中的一台小摄像机、一个外置电池组和视觉处理单元组成（如图 10-3）。摄像机捕捉的图像经过视觉处理单元处理后，转换成合适的电脉冲模式，这些脉冲由电磁感应原理通过电磁线圈传送到眼睛中，这和人工耳蜗中采用的方法类似。传送的脉冲由电缆传输到 16 个铂制的微电极阵列上，微电极阵列根据脉冲模式对视网膜神经元进行刺激。

在临床试验中，植入了 16 个电极的 IRP 的患者报告称，局部刺激使他们感受到局部空间中存在的光幻视。改变刺激量可以改变他们感受到的光的亮度。这些患者还能够区分物体的运动方向。在 2013 年年初，美国食品与药物管理局（FDA）就已审批通过了 Argus II，这是由 Humayun 及其同事研发的一种包含 60 个电极的视网膜外植入物，它能使一些患者看到色彩、导航街道、定位公交站和欣赏音乐会。这些成果是鼓舞人心的，但对于更复杂的视觉任务，例如脸部识别和驾驶，研究者们认为可能需要更大量的（超过 1000）刺激电极。

214
～
215

10.2　运动恢复

脑深度电刺激

除了人工耳蜗，脑深度电刺激（DBS）也发展成为 BCI 的一种主要的临床应用。DBS 用"脑起搏器"刺激大脑的特定部分，以消除运动功能衰退的症状及情感障碍，如帕金森病和慢性疼痛。也在研究将 DBS 作为一种治疗其他疾病的方法，诸如抑郁、癫痫、妥瑞症和强迫症（OCD）等。

典型的 DBS 系统由以下部件组成：一根置于大脑内的导线（以刺激电极为终端）、一个脉冲发生器和一条将这两者连接起来的连接线（图 10-4）。这三个组件都是通过外科手术置入身体内的。电池供电的脉冲发生器通常置于皮肤内的锁骨之下，经连接线和导线相连，连接线在皮肤下从头部向下延伸到脖子的一侧（见图 10-4）。植入头部的导线是一个绝缘线圈，终端为铂电极（一般为其中的 4 个电极），这些电极用来刺激植入区的神经元。

根据需要治疗的疾病，将导线植入大脑的不同区域中。治疗与帕金森病有关的症状，例如震颤、僵化、动作迟缓以及失去运动能力，通常将导线置于基底神经节中的丘脑底核或苍白球中。对于慢性疼痛，刺激的目标区域包括下丘脑和丘脑。

脉冲发生器产生固定频率的刺激脉冲，以减缓正在治疗的神经性病症，要根据患者的特定需要来设定脉冲发生器的频率。神经学家和技师调节这一频率，

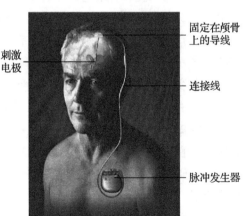

图 10-4　脑深度电刺激（DBS）。图中标出了 DBS 系统的主要部件（见文中的详细说明）（改编自 Kern 和 Kumar, 2007）

固定在颅骨上的导线

刺激电极

连接线

脉冲发生器

以使病症尽可能地得到抑制，同时缓解任何的副作用。

DBS 的风险包括感染、出血、手术并发症，以及刺激可能带来的副作用，如幻觉、强迫行为和认知功能的损伤。其中的一些副作用是因为对 DBS 在改变异常神经回路的行为中实际上是如何运作的缺乏了解。当在回路水平上对大脑功能有更好的理解时，就能够设计出更复杂的"闭环"刺激范式（而不是单一频率的刺激），并对多个大脑位置进行同步刺激。

10.3 感觉扩增

考虑到大脑具有可塑性，因此能够想象这样一种场景，人造的感觉信号能被用于刺激大脑的特定感觉区域。例如，红外信号和超声信号都能转换成电刺激模式，并传送到皮质区域（视觉或听觉）。如果输入信号中有充足的统计结构，并且如果受试者按要求利用这些新的输入信号完成任务，那么可以期望皮质区域会适应和处理这些信号。其方式与处理其他感觉信号的方式相类似，比如处理来自视神经的视觉信号或来自听觉神经的听觉信号。如果成功的话，那么这种方法将使受试者的大脑处理更广泛的感觉信号，而不只是通过进化才能获得的信号。这种感觉扩增有可能实现吗？

麻省理工学院的 Sur 实验室开展的实验（von Melchner 等人，2000）对这个问题有了进一步的发现。实验中，在新生雪貂的早期发育阶段，研究人员通过手术将来自视网膜的视觉输入转移到听觉输入的通路上，并移除了输入到这个通路上的正常听觉信号（图 10-5）。特别地，需要诱导视网膜轴突以使听觉丘脑受神经支配，尤其是向听觉皮质提供输入的内侧膝状体核（medial geniculate nucleus，MGN）。研究人员发现，在雪貂的发育阶段，经过"重新布线"的雪貂的初级听觉皮质产生了许多视觉皮质的功能特征。例如，重新布线的听觉皮质中的神经元产生了视觉空间的二维图，并对视觉刺激的方向以及它们的运动方向有选择性。

此外，动物们能够利用它们经过重新布线的听觉皮质完成一些视觉任务。在一个任务中，训练四只经过重新布线的成年雪貂，跟随一个声音刺激到达左侧的喷水口以获取奖励，并根据一个光线刺激到达右侧的喷水口。只使用未经重新布线的视觉半球处理的一半视野中的光线来对动物进行训练（图 10-5 中的"控制"一侧）。训练后，用经重新布线的听觉皮质处理的另一半视野中的光线来对动物进行测试。研究人员已经移除了这一半视野到视觉皮质的输入（经由 LPN/LP），这样动物就只能依靠经重新布线的听觉皮质中的视觉信息来完成任务。研究者发现动物能对视觉刺激做出正确反应，这表明它们能够用重新布线的听觉皮质来感知光线的刺激。此外，在切除重新布线的听觉皮质后，雪貂在视觉奖励任务中的反应明显减弱，这表明动物不再能感知到视觉刺激了。

实验结果表明新皮质的神经元网络具有惊人的可塑性，能够在相当大程度上利用它们的输入对它们的特性进行塑造，即使这些输入与正常发育时产生的输入有很大的不同。这为利用新型传感器（例如超声、红外光或毫米波传感设备）向新皮质提供输

216
~
217

入，从而扩增大脑的感知能力提供了可能。Thomson、Carra 和 Nicolelis（2013） 最近已经展示了这种扩增的例子。

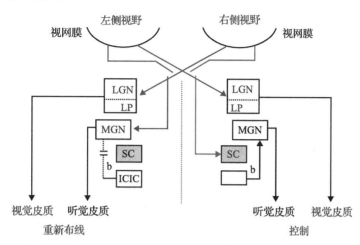

图 10-5　将听觉皮质重新布线以处理视觉信息。图中说明了来自视网膜两个视野的视觉信息的路径。实验中，右侧视野的视觉信息经内侧膝状体核（MGN）传入左侧的听觉皮质中。来自下丘（IC）的听觉输入被移除（从左侧 IC 中引出的虚线）。（SC 表示上丘，b 表示丘臂）（改编自 von Melchner 等人，2000）

218

10.4　小结

对神经元进行电刺激的能力使 BCI 影响了神经回路的运转，它向大脑提供了直接的感觉输入。从本章中了解了人工耳蜗，这能让不断增加的耳聋者听到声音，并在很多场合中听懂别人说话。研究者也对皮质植入物和视网膜植入物进行了研究，以期恢复盲人的视力。虽然一种视网膜植入物最近得到了 FDA 的审批，但这一进展依然缓慢，这部分由于处理视觉信号的复杂性，部分由于产生电流的电极阵列的分辨率较低。目前，正在将 DBS 植入物用于缓解诸如帕金森病等衰竭性疾病的症状。这类植入物通常将高频的电脉冲传输到大脑深处的核中，为每位患者设定电脉冲的频率以减轻他们的病症。大脑区域更复杂的刺激范式需要更好地理解每个区域的功能，以及区域之间如何通过相互作用产生知觉和行为。

10.5　问题和习题

1. 解释声波在耳蜗中转换成电活动的各个不同阶段。人工耳蜗代替的是其中的哪一个阶段？人工耳蜗如果要正常工作，哪些阶段需要保持完整？

2. 耳蜗中声音的音响局部组织是什么，人工耳蜗是如何利用这一组织的？

3. 人工耳蜗的基本部件有哪些？需要为每个单独的使用者定制哪些人工耳蜗参数？

4. 在先天性耳聋患者和语后耳聋患者身上使用人工耳蜗，性能会有所不同吗？植入人工耳蜗时的年龄对效果有什么影响？

5. (探索题) 用于恢复视力的皮质植入物还没能从实验室阶段过渡到对人的临床应

用阶段。写一篇关于在过去十年里使用这种方法所取得的进展的综述，找出任何影响其临床使用或商业化的主要障碍。

6. 视网膜植入物有哪两种主要类型？比较它们的优点和缺点，找出任何影响其在人身上进行临床应用的主要障碍。

7. 描述 DBS 系统中的主要部件。在治疗哪些运动障碍和情感障碍时用到了 DBS？列出一些使用 DBS 的风险和潜在的副作用。

8. (✻探索题) 虽然已经证明 DBS 在临床上治疗由帕金森病等引起的症状是有效的，但 DBS 治疗效果底层的确切神经机理仍然不清楚。阅读近期关于这方面研究的综述性文章（例如 Kringelbach 等人的文章，2007），并描述关于 DBS 如何影响大脑中神经回路的一些假设。基于你所学到的知识，对使用更复杂的刺激类型作用于一个或多个脑区，能通过哪些可能的途径对 DBS 进行改善给出建议。

9. 描述 Sur 及其同事在雪貂身上开展的将视觉信息按新路线送到听觉皮质的实验。在重新布线后，听觉皮质神经元表现出什么特性？描述那些用于验证动物确实能够使用来自新线路的信息完成任务的行为任务。

10. (✻探索题) Sur 及其同事开展的实验受到诸如视力和听力这些"自然"形态的限制。假设将一台人造感知设备（如激光测距仪）产生的信息作为皮质区域的输入，取代这一区域的自然输入。当大脑接收这样的人造输入数据流时，可能会面对哪些潜在的问题？如何通过信号处理和机器学习技术解决或缓和这些问题？

双向与循环型 BCI

迄今为止本书介绍的 BCI 只能从大脑采集信号以控制外部设备（第 7~9 章）或者只能刺激大脑以实现感觉或运动功能的恢复（第 10 章）。最通用的一种 BCI 类型是既能从大脑不同部位采集信号，又能对这些部位进行刺激的 BCI，这类 BCI 称为双向型（或循环型）BCI。双向型 BCI 能通过刺激感觉神经元向大脑提供直接的反馈，以此向大脑传递利用记录的同一大脑运动信号操作假肢设备的结果。此外，从大脑某个部位记录的信号还能用于调节另一个部位的神经元活动或诱发其可塑性。

本书第 1 章讨论了 Delgado(1969) 在可植入 BCI 方面的先驱性工作，他研制的可植入 BCI 称为刺激接收器，可以认为是双向型 BCI 的首个例子。本章通过简要回顾一些较新的双向型 BCI 的例子来描述这类 BCI 带来的前景，并得出结论：双向型 BCI 是未来最具灵活性的 BCI，尽管达到灵活性很可能需要付出一些代价，还伴随着成为侵入式 BCI 的相关风险。

11.1 通过刺激产生直接的皮质指令控制光标

O'Doherty、Nicolelis 及其同事（2009）进行的实验是首批将 BCI 与皮质刺激结合的研究之一。他们的实验给 BCI 增加了一个直接的皮质内输入，以指导猕猴使用操纵杆或直接进行大脑控制，移动光标至两个目标中的一个（图 11-1a）。这里的想法是要证明躯体感觉皮质的刺激能够和 BCI 联合起来控制光标。在初级运动皮质（M1）和背外侧运动前皮质（PMd）中各植入了一个电极阵列（每个电极阵列由 32 个钨电极组成）用以记录神经元活动，并在初级体感皮质（S1）中植入了用于刺激的第三个电极阵列（图 11-1b 和 c）。选择 S1 中控制手的区域作为刺激区域，刺激电极对形成的感受区如图 11-1d 所示。

图 11-2 说明了实验范式。猕猴首先（通过操纵杆或神经控制）移动光标至屏幕中心的圆上，这就起始了一个时长为 0.5 至 2 秒的"指令周期"，在此期间，通过操纵杆的振动或对 S1 的直接刺激来刺激猕猴，其中用于刺激 S1 的电脉冲波形如图 11-1e 所示。紧接着在屏幕上出现两个目标，一个在左侧，另一个在右侧（图 11-2）。在任何一个特定的试验中，若发出刺激，则猕猴必须将光标移至右侧目标上；若未发出刺激，则必须将光标移至左侧目标上（对于其他阶段反之亦然）。

首先，训练猕猴使用操纵杆控制光标完成标准的移出中心任务和追踪任务（图 7-19），使用得到的数据计算出两个线性（维纳）滤波器（公式（7-2））的权值，其中一个用来预测光标的 X 坐标，另一个用来预测光标的 Y 坐标。这些是基于之前 10 个时间步长中 M1 和 PMd 的神经元的放电率进行预测的，每个时间步长为 100 毫秒。这两个滤波器之后会用于让猕猴利用 M1 和 PMd 的活动直接控制光标。

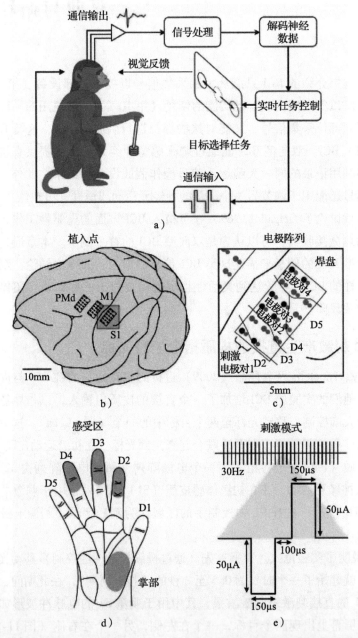

图 11-1　执行光标控制任务的双向型 BCI。a）实验装置。猕猴用手控制操纵杆或通过 BCI 解码运动皮质数据的方式将光标移动到左边或右边的目标上，通过操纵杆振动或刺激初级体感皮质（S1）指示目标（在左边或右边）；b）猕猴的背外侧运动前皮质（PMd）和初级运动皮质（M1）中植入了用于记录的电极阵列，初级体感皮质（S1）中植入了用于刺激的电极阵列；c）S1 中的电极阵列。颜色较深的圆表示用于刺激的电极对；d）猕猴手掌上用于刺激的电极对的感受区；e）刺激脉冲的参数（源自 O'Doherty 等人，2009）

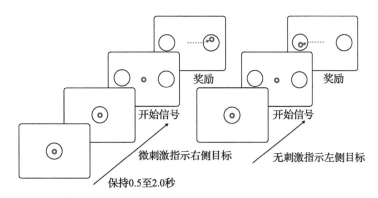

图 11-2 BCI 通过刺激实现光标控制任务。图中表示光标控制任务的几个不同步骤。操纵杆振动或对 S1 的刺激指示猕猴（通过 BCI）将光标移向右侧目标；没有振动或刺激指示猕猴将光标移向左侧目标（改编自 O'Doherty 等人，2009）

　　一旦猕猴学会了使用大脑活动来控制光标，就会在刺激任务中对其进行测试。首先，训练猕猴根据操纵杆的振动推断应该将光标移向哪一个目标。这个任务共分 12 个阶段进行，猕猴在任务中取得了 90% 的准确率。然后，用对 S1 的直接刺激代替振动。猕猴最初的表现只达到了机会水平，但经过 2 个星期 15 个阶段的训练后，猕猴的表现快速提高，再次达到了 90% 的准确率，这一次是在仅使用了刺激的情况下（图 11-3）。

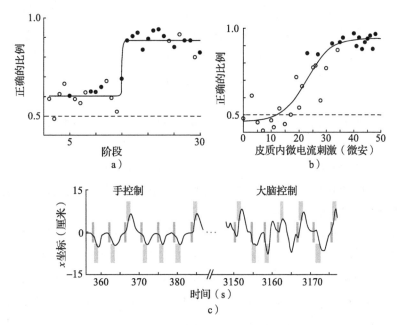

图 11-3 一个双向型 BCI 的性能。a）当通过刺激 S1 传达目标信息时，猕猴区分和命中正确目标的准确率提高；b）随着刺激脉冲序列的幅值变化的猕猴表现；c）操纵杆（左）和 BCI(右) 控制下的光标位置的 x 坐标。薄矩形表示指示目标的时期（有刺激或没有刺激）；厚矩形表示正确目标的位置（改编自 O'Doherty 等人，2009）

这些结果表明，有可能通过皮质内刺激将关于触觉刺激的信息直接传送到躯体感觉皮质，并在 BCI 中使用这些信息。然而，这些实验仅在 BCI 控制的开始时刻使用刺激来指示目标，并未考虑是否能在闭环方式下同时进行记录和刺激。在下一节中介绍的其他实验范式已经解决了这个问题。

11.2　使用 BCI 和体觉刺激实现主动触觉探索

前一节讨论的双向型 BCI 只使用刺激来指示猕猴应该将光标移向哪个目标。一种更现实的方案应该包括使用由刺激传递的触觉信息来利用 BCI 主动搜索目标，以及只基于由刺激传递的触觉特性选择期望的目标。O'Doherty、Nicolelis 及其同事（2011）利用虚拟现实装置对这种双向型 BCI 进行了研究。

猴子经过训练去移动光标或是一个手臂的虚拟图像来探索计算机屏幕上的目标（图 11-4a）。任务中，猴子根据刺激传递的特定人造触觉特性，用大脑控制的方式寻找目标。在猴子的初级运动皮质（M1）中植入用于记录的微导线阵列，在初级体感皮质（S1）中植入用于刺激的微导线阵列（如图 11-4b 和 c）。猴子首先用手动控制方式探索虚拟目标，然后才用基于 M1 整体活动（如图 11-4e）和卡尔曼滤波（见 4.4.5 节和 7.2.3 节）的大脑控制方式探索目标。

目标由中心的"响应"区和外围的反馈区组成。当光标或虚拟手臂进入反馈区时，人造触觉反馈将通过对 S1 的刺激直接传入大脑（如图 11-4d）。将光标（或手臂）在正确目标上保持 0.8 至 1.3 秒就能获得奖励（果汁），而如果置于错误的目标上，则试验取消。由于每次脉冲后 5 至 10 毫秒的神经元活动都被刺激的伪迹所掩盖，研究人员在实验中使用了一种将记录和刺激的子区间（每个 50 毫秒）依次交替的交叉方案。

每个人造刺激波形由一个存在于低频数据包的高频脉冲序列组成。与奖励有关的人造刺激波形（rewarded artificial texture，RAT）由经 10Hz 数据包传递的 200Hz 脉冲序列构成，而与奖励无关的人造刺激波形（unrewarded artificial texture，UAT）由经 5Hz 数据包传递的 400Hz 脉冲序列构成（见图 11-4d）。没有关于目标的刺激时，人造刺激波形为空（null artificial texture，NAT）。

在只基于刺激的情况下，两只猴子学会了在不同难度的任务（如图 11-5a）中正确选择目标。在测试猴子对目标的探索时用到了下列方式：操纵杆控制（手动控制（HC）），操纵杆存在但未连接时使用大脑进行控制（BCWH），没有操纵杆的情况下使用大脑进行控制（BCWOH）。图 11-5b 和图 11-5c 显示了猴子在执行五种任务中的每一种时，在多个阶段表现提升。在每天的实验阶段中，猴子的表现也在提升（图 11-5d）。在一次试验（图 11-5c）中，猴子在特定目标上所花费总时间的统计量表明，它能够在 1 秒甚至更短的时间范围内区分人造刺激波形，这比得上区分外部的触觉刺激。

222
～
224

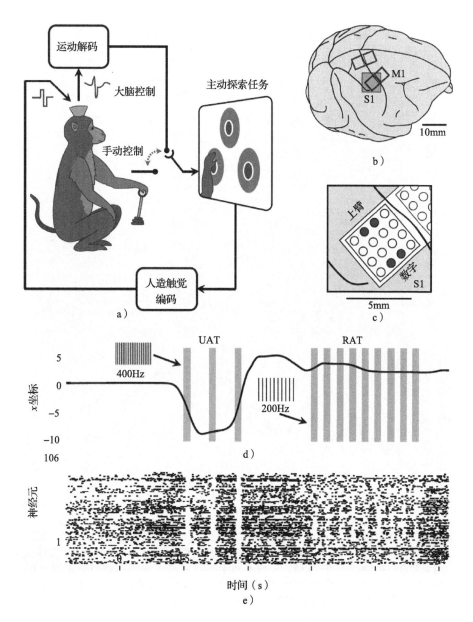

图 11-4　用于触觉探索的双向型 BCI。a）由操纵杆或初级运动皮质（M1）的神经元活动控制的光标或虚拟手臂对计算机屏幕上的圆形目标进行探索。将目标的人造触觉反馈通过电刺激传送到初级体感皮质（S1）；b）在 M1 和 S1 区域中植入的微导线阵列位置；c）图中的阴影圆表示用于刺激的微导线；d）实线表示在一次试验中执行器运动的例子。在该试验中，猴子在从没有奖励的目标（unrewarded object，UAT）移开并选择有奖励的目标（rewarded target，RAT）之前，探索了一个 UAT。灰色条表示刺激模式。嵌入的图说明了刺激频率；e）在与 d）相同的试验中记录到的 M1 中神经元的整体放电活动（源自 O'Doherty 等人，2011）

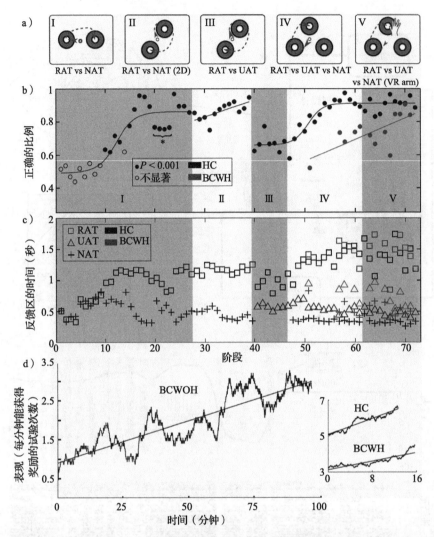

图 11-5   学习使用双向型 BCI。a）五种难度不同的任务；b）随着试验阶段数变化的正确执行每种
任务的试验比例。空心圆：机会表现；HC：手动控制；BCWH：操纵杆存在但未连接时使
用大脑进行控制；c）正方形、三角形和十字代表在不同类型的目标上所花费的时间
（RAT、UAT 和 NAT，见文中的详细介绍）；d）每天的实验阶段中，猴子的表现提升。BC-
WOH：手不动时使用大脑进行控制（例如，移除操纵杆）（源自 O'Doherty 等人，2011）

11.3   迷你机器人的双向 BCI 控制

Mussa-Ivaldi 和同事们（2010）已经探索了以双向型 BCI 作为工具，对信号从一个
脑区转换到另一个脑区进行研究。在他们的实验中，BCI 将七鳃鳗的大脑与一台小型
移动机器人相连。七鳃鳗的大脑浸泡在记录槽内的人造脑脊髓液中。机器人上的光学
传感器采集的信号被转换成电刺激，用以刺激大脑左侧和右侧的前庭神经通路，刺激
的频率与光的强度成线性比例关系。

从另一个脑区中记录由传送的电刺激产生的神经响应，这一脑区称为后侧菱脑网

状核（posterior rhombencephalic reticular nuclei，PRRN）。从右侧和左侧 PRRN 记录到的信号由 BCI 进行解码，产生机器人轮子的控制命令。这些命令与所估计的七鳃鳗的脑干对应侧的平均 PRRN 放电率成比例：放电率越高，对应的轮子转动越快，使机器人朝相反方向转动。

机器人放置于圆形场地内，圆周上布置着光源（图11-6a），通过打开每一个光源来研究这个神经-机器人系统的行为。神经系统实现的刺激和记录电极之间的信号转换决定了机器人如何根据光源进行移动（图11-6b）。Mussa-Ivaldi 及其同事用数学模型（例如，阶数不同的多项式和带输入的自回归模型（见4.4.3节））来代替这种转换，以对其进行研究。他们发现，3 阶多项式在逼近神经转换函数时，要优于线性模型（图11-6b），但最优性能是用带输入的一阶自回归模型实现的。

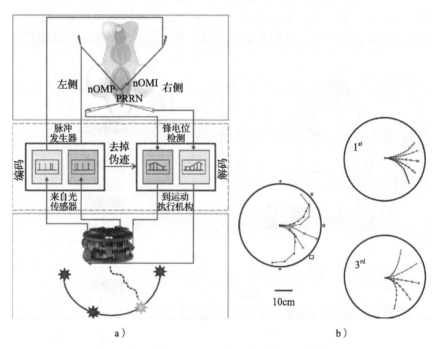

图11-6　移动机器人的双向 BCI 控制。a）浸泡在人造脊髓液中的七鳃鳗的大脑与一个小型移动机器人相连。机器人的光传感器采集的信号被通信接口转换成频率随光的强度线性变换的电刺激。通过钨制的微电极将这些电刺激传送到右侧和左侧的前庭通路（nOMI 和 nOMP：中部 octavomotor 核和后部 octavomotor 核）。通过玻璃制的微电极记录脑干中左侧和右侧的后侧菱脑网状核（PRRN）的神经响应，这一响应被转换成机器人轮子的运动命令。命令与估计的对应侧的平均放电率成正比；b）左图：七鳃鳗的大脑控制的机器人轨迹，它是对放置在工作空间的圆形边界上五个光源中的每一个所产生的响应。机器人趋向于朝着光的方向移动。右边的两个图表示利用一个线性3 阶多项式逼近神经转换函数去控制机器人的结果（改编自 Mussa-Ivaldi 等人，2010）

对于未来使用双向型 BCI 仍有一个相当重要的问题需要研究，那就是能否利用神经可塑性让诸如机器人之类的外部设备表现出人们所期望的行为。换句话说，能否通过神经可塑性使机器人产生任意的行为？而不是根据七鳃鳗大脑中固定的神经转换来使机器人动作。研究人员对肌肉的皮质控制与脑区之间联系的建立进行了研究，使这个问题得到了部分解决，后两节将对此进行讨论。

11.4   通过功能性电刺激实现肌肉的脑皮质控制

另一类双向型 BCI 力图帮助因脊髓损伤而瘫痪的患者恢复运动能力。Moritz、Perlmutter 和 Fetz(2008) 最早探究了这个想法，该想法是利用大脑一个区域（比如运动皮质）的神经信号来刺激脊髓或者肌肉，因此绕过了脊髓阻滞，使肢体恢复活动。Moritz 和同事们利用两只猴子来证明这个方法，他们通过将单个运动皮质神经元的活动转变成腕部肌肉的电刺激信号，以移动计算机屏幕上的光标（图 11-7a）。他们最初使用操作性条件反射（7.1.1 节和图 7-2）对猴子进行训练，使它们有意识地控制运动皮质神经元的活动来移动光标（红色小方块）至目标位置（黑色大方块）。猴子在利用神经活动控制光标时经常伴有手部动作。接下来，使用局部麻醉来阻断外周神经对腕部

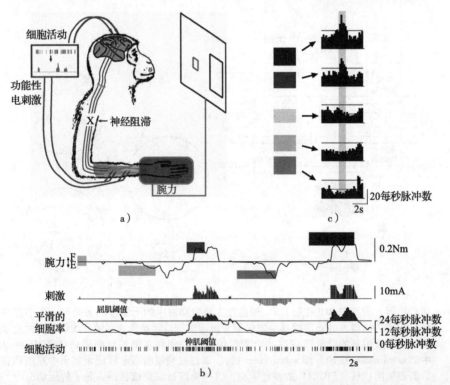

图 11-7 控制肌肉的 BCI。a) 把运动皮质细胞的活动转变为电刺激对腕部肌肉进行功能性电刺激（functional electrical stimulation，FES）。产生的腕力用来将计算机屏幕上的光标（灰色方块）移动至目标位置（黑色方块）；b) 猴子调节运动皮质中细胞的活动实现以 5 种屈伸（flexion-extension，F-E）力度等级（用不同灰度表示）获取目标的示例。FES 既传送给屈肌，也传送给伸肌。屈肌 FES 与高于一个阈值（0.8×［放电率 −24］，最大值为 10mA）的放电率成正比，伸肌 FES 与低于第二个阈值（0.6×［12 − 放电率］，最大值为 10mA）的放电率成正比；c) 放电率的直方图，用于获取 5 个目标等级（左边的灰色阴影方块）。图中的水平线指示了刺激屈肌（深灰）和伸肌（浅灰）的 FES 阈值（改编自 Moritz 等人，2008）

肌肉的支配作用，这样猴子不能再进行手部活动。然后，猴子在手腕不能动的情况下，继续利用神经活动控制光标运动。

在实验的最后阶段，光标不再由神经活动进行控制，而是由一个能够利用腕部运动操作的操纵杆来控制。把运动皮质神经元的电活动转换为电刺激传送给瘫痪的腕部肌肉（这类刺激称作功能性电刺激或FES）。把大脑控制的FES传送给手腕的屈肌和伸肌，从而产生腕力来控制光标。屈肌FES电流与高于一个阈值（$0.8 \times$［放电率 − 24］，最大值为10mA）的放电率成正比，伸肌FES与低于第二个阈值（$0.6 \times$［12 − 放电率］，最大值为10mA）的放电率成正比。如图11-7b和11-7c所示，猴子能够控制一个神经元的活动，使腕部达到5种等级（F-E）的屈伸力度，以获取5个不同的目标。也就是说，猴子能够增加放电率，使其超过一个阈值，也能减少放电率，使其低于另一个阈值，以此来获取5个目标。

这种方法有一个潜在的缺点，这也是众所周知的事实：当对肌肉的持续电刺激超过几分钟后，通常会导致肌肉疲劳，因此长时间使用这个技术是不切实际的。有一个更加实用的方法可以作为替代方法，它利用脑信号刺激脊髓中的神经元。一些研究团队，包括上面提到的团队，正在积极探索这种替代方法，希望能恢复臂 − 手活动，以及恢复负责步态控制的脊髓通路（van den Brand等人，2012），帮助瘫痪者恢复运动能力。

11.5 建立脑区间的新联系

双向型BCI也可以直接使用来自一个脑区的输入刺激另一个脑区。在脑区间的生物联系因为中风或者神经疾病受损的情况下，这种人工联系可能是有用的。另外，正如Jackson、Fetz和同事们（2006）的研究所展示的，在脑区间建立人工联系也能引起神经可塑性和功能重组。Hebbian可塑性原理（2.6节）表明，如果突触前活动和突触后活动之间存在持久稳固的因果关系，那么一组神经元和另一组之间的联系会加强。Jackson及其同事以可自由活动的灵长类动物为对象，在其运动皮质的两个区域之间建立人工联系，以此来研究这种联系是否可以诱发Hebbian可塑性。

在两只猴子初级运动皮质（M1）的腕部区域植入神经芯片（3.3.2节）。芯片的微处理器从采集电极（在图11-8a中用"Nrec"标示出来）检测到锋电位，并且指示刺激电路在一定延时后，通过刺激电极（图11-8a中的"Nstim"）发送双向恒定电流脉冲（25~80微安，每相0.2毫秒）。这个芯片一旦通过编程设定合适的采集和刺激参数，就能够在猴子行为不受约束的1至4天独立运行。研究人员在不同的17对神经元之间建立人工联系，将锋电位和刺激之间的延时设定为0、1和5毫秒，他们研究了在这些延时条件下，人工联系所产生的调节效果。然后通过不同电极每天进行的皮质内微刺激（ICMS）和测量对侧手腕的力度来研究这些效果（图11-8b和图11-8c）。

如图11-9中的例子所示，在持续运行两天后，通过刺激相应的采集点（Nrec）产生的输出，延时后与从相应刺激点（Nstim）得到的输出力很相似，这与人工同步的神

225
~
230

经元集群之间突触联系的增强是一致的（在这种情况下，突触间的联系可能存在于采集电极和刺激电极之间，见图 11-10）。Nrec 处的这种神经元功能性输出的变化在某些情况下可以持续超过一周（图 11-9e）。

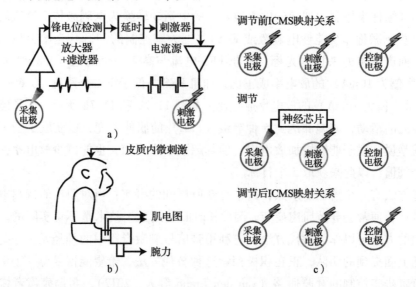

图 11-8　使用双向型 BCI 诱发可塑性。a）双向型 BCI 的示意图。采集电极（Nrec）记录的锋电位被转换为电刺激，在一个预设的延时之后，该刺激被传送给 Nstim 电极；b）通过向每个电极发送 ICMS，并测量右腕的力度来监测神经元特性的变化；c）从上到下依次为：测试的实验顺序，使用神经芯片进行调节，在调节后再次测试（源自 Jackson 等人，2006）

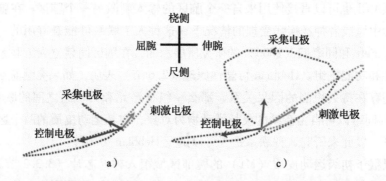

图 11-9　双向型 BCI 诱发的运动可塑性。a）在电刺激（ICMS）分别传送到三个电极（采集电极（Nrec）、刺激电极（Nstim）、控制电极（Ctrl））之后，得到的等间距手腕力矩的调节前平均轨迹（虚线）。对于 Nerc 和 Ctrl，平均力矩（实线）指向屈腕方向（Flex.）。对于 Nstim，平均力矩方向为桡侧 – 伸腕方向；b）ICMS 在三个腕部肌肉产生的肌电图（EMG）的平均矫正结果。这些腕部肌肉为：桡侧伸腕肌（extensor carpi radialis，ECR）、桡侧屈腕肌（flexor carpi radialis，FCR）、尺侧屈腕肌（flexor carpi ulnaris，FCU）。图下方的黑色条表示了 ICMS 的持续时间；c）和 d）通过神经芯片建立 Nrec 和 Nstim 之间的人工联系，在经过 2 天的调节后得到的数据；e）18 天中平均力矩的方向，显示出在调节几天后，Nrec 上新的力矩响应的持久性。阴影区域：调节期。误差线：均值的标准误差。ICMS 参数：13 个 300Hz 的脉冲；电流：30 毫安（Nrec），40 毫安（Nstim），50 毫安（Ctrl）（源自 Jackson 等人，2006）

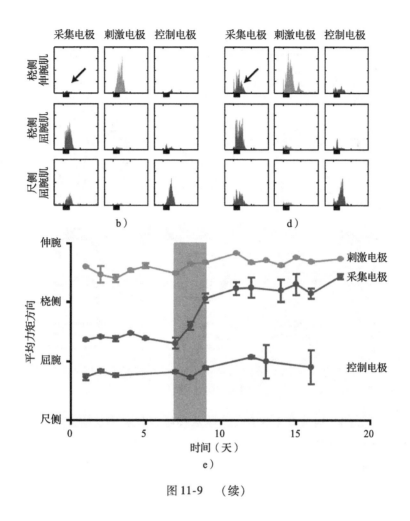

图 11-9 （续）

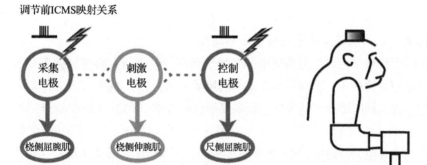

图 11-10 通过双向型 BCI 实现可塑性变化的可能机制。（上图）在调节前，电极 Nrec、Nstim、Ctrl 到它们对应的腕部肌肉的投影明显减弱，ICMS 主要用来激活它们之间的映射关系。（中图）在猴子行为不受约束期间，利用神经芯片所建立的人工联系进行的调节增强了 Nrec 和 Nstim 之间的水平联系。（下图）Nrec 处调节后的 ICMS 现在通过已经加强的水平联系激活了桡侧伸腕肌（源自 Jackson 等人，2006）

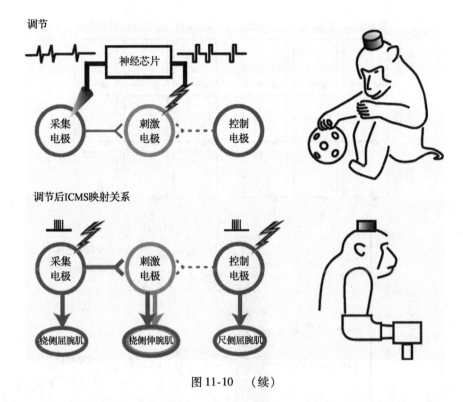

图 11-10   （续）

Nrec 处神经元的功能性输出的变化意味着神经芯片利用从生理学上导出的刺激训练成功地促成了功能重组。虽然还没得到证明，但这种方法对于损伤后的神经康复和恢复脑区之间的联系可能是非常有用的。

11.6 小结

在本章中，我们学习了从神经元采集和提取信息的同时，如何利用电刺激向其他神经元提供信息或者刺激肌肉动作。这种双向型 BCI 代表了脑机接口技术最通用的一种形式，即大脑不再依靠身体来进行感知和动作。

本章中涉及的例子可以认为是早期的先导性研究，其中的大脑控制类型和由刺激传递的反馈都是相对简单的。双向型 BCI 未来的挑战包括：（1）找到可以通过刺激向大脑传递丰富的信息，同时也能从其他神经元采集信息的方法。（2）无限期地维持这种双向信息流。（3）确认并扩充大脑的可塑性来完善这种双向信息流，以达到接口的要求。从长远来看，一些非电的其他采集/刺激方法（例如，光遗传学，见第 3 章）在构建高性能的双向型 BCI 时可能会更加有用。

11.7 问题和习题

1. 双向型 BCI 采集和刺激的对象都是大脑。在下面的应用中，描述双向型 BCI 是如何控制应用并向使用者提供反馈的：

    a. 假腿

    b. 假手

    c. 脑控轮椅

    d. 光标和菜单系统

2. 11.1 节所描述的 BCI 是刺激皮质区 S1 并采集 M1 和 PMd 区域的信号。那么采集和刺激在这个 BCI 中是同时进行的吗？刺激是用来为大脑控制结果提供反馈的吗？

3. 描述在 11.2 节中为了在猴子身上验证双向型 BCI 所使用的实验设置和主动探索任务。

4. 11.2 节中的 BCI 向猴子提供了视觉反馈，使它们能够移动光标至屏幕上的多个位置。你会怎么改造这个 BCI，实现用通过刺激传递的直接皮质反馈代替视觉反馈？

5. 基于 11.3 节中 Mussa-Ivaldi 和同事们进行的实验，解释如何将双向型 BCI 用作工具，研究从一个脑区到另一个脑区的信号转换？

6. (办探索题) 11.3 节中的实验受到了 Braitenberg 的"车"（Braitenberg，1984）的启发，它最初是作为一个简单的例子提出的，用以说明在没有任何内部存储器和环境表现的情况下，"代理"和环境之间的感觉运动交互产生了智能行为。描述 Braitenberg 的车的不同类型，并指出 11.3 节中的双向型 BCI 与哪种车最相似。

7. 描述由 Moritz 和同事们提出的，使用皮质活动进行功能性电刺激来恢复肢体运动的方法。长期使用这种方法会有什么潜在的缺点？应如何解决这个问题？

8. 什么是 Hebbian 可塑性？如何通过一个循环型 BCI 将其用于恢复不同皮质区域之间的联系？

9. 在 Jackson 和同事们开展的实验中（11.5 节），是如何使用神经芯片的？使用了多久？使用芯片的行为效果如何在实验中确定？通过结果能够得到什么结论？该结论是以什么为基础的？

10. (办探索题) 思考以其他方式来利用循环型 BCI，将大脑的不同区域联系起来，实现感觉和运动功能的恢复或扩增。例如，可以使用循环型 BCI，绕开损伤的听觉皮质，把听觉信息传递给视觉或躯体感觉皮质吗？为治疗记忆障碍，把涉及记忆的区域（如海马体）和感觉区域联系起来怎么样？也考虑片上和基于云的记忆存储和处理能力的影响。

应用和伦理

BCI 的应用

在本章中，我们将探索 BCI 技术的应用领域。通过在之前章节中对侵入式和非侵入式 BCI 的探讨，我们已经涉及一些医学上的应用，比如利用 BCI 恢复失去的运动和感觉功能。这里首先简要回顾一下这些应用，之后再探索 BCI 在娱乐、机器人控制、游戏、安全和艺术等其他领域的应用。

12.1 医学领域的应用

BCI 领域研究的最初目的是帮助瘫痪和残疾者。所以迄今为止，BCI 的一些主要应用都是在医学技术方面，尤其是在恢复感觉和运动功能上，这并不让人感到奇怪。

12.1.1 感觉恢复

使用最为广泛的商用 BCI 产品之一是在 10.1.1 节中讨论过的用于失聪者的人工耳蜗。人工耳蜗是利用 BCI 恢复感觉功能的一个例子，正如为盲人研究的视网膜植入物（10.1.2 节）。

目前对另外两类可能的纯感觉 BCI 还没有开展过多的研究，这两类 BCI 是触觉 BCI 和嗅觉、味觉 BCI。对于恢复触觉来说，构建 BCI 的需求是很小的，因为通常可以通过皮肤移植来恢复触觉。即便如此，正如在 11 章中所看到的，人们对于利用体感刺激建立的双向型 BCI 是相当感兴趣的，因为它能够让瘫痪和截肢者通过假肢感觉到抓取或触摸的对象。

对于嗅觉、味觉 BCI，研究人员已经在尝试开发用来检测不同气味的"人工鼻子"和芯片，但是开发这些设备的目的更多的是面向安全检测和机器人应用，而不是 BCI。之所以对研究嗅觉、味觉 BCI 缺乏兴趣，主要是因为与视觉和听觉受损的人数相比，对这类 BCI 有需求的人数太少。

12.1.2 运动恢复

在过去二十年，BCI 研究的另一个主要动机是为截肢和瘫痪的人们开发能够用神经信号进行控制的假肢设备。能够由完好无损的神经信号控制的假臂或许是最可能商业化的产品（8.2 节）。未来要进一步研究直接由皮质神经元控制的假臂和假手——这种 BCI 的早期模型目前正在通过猴子（7.2.1 节）和人类（7.3.1 节；也可参看 Hochberg 等人和 Collinger 等人在 2012 年发表的用于假肢控制的 BCI 的研究现状的文献）进行测试。

也许，最有挑战性的研究是实现受大脑信号控制的下肢假肢。在这种应用中，BCI/假肢系统需要能够保持稳定，并且在服从大脑命令和通过适当刺激体感神经元来提供反馈时，能够让受试者保持平衡。我们简单地回顾了7.2.2节中实现猴子下肢假肢控制的 BCI 研究。基于控制权混合的分层型 BCI 的方法或许提供了控制下肢假肢最灵活的方式（9.1.8节）。

12.1.3 认知恢复

BCI 有可能用来治疗认知神经障碍。例如，一些团队正在研究用于预测癫痫和检测癫痫发作的方法。如果成功的话，这些方法能够结合到 BCI 中，通过监控大脑来检测癫痫的发作，一旦检测到癫痫发作的潜在可能时，在它扩散到大脑其他部位之前，通过提供适当的药物和刺激交感神经来阻止癫痫的发生。

相似地，脑深度电刺激（DBS）不仅已经用来治疗帕金森病（见10.2.1节），而且也用来缓解慢性疼痛和抑郁。最后，BCI 能够记录记忆和刺激大脑中相应的记忆中心，这样可能帮助克服如阿尔茨海默病造成的记忆损伤，但是这种 BCI 的发展需要对记忆在大脑中是如何产生和储存的有比目前所知道的更深入的理解。

12.1.4 康复治疗

BCI 另一种潜在的重要应用是对中风、术后或其他神经疾病的病人进行康复治疗。BCI 将是一个闭环反馈系统的一部分，这个闭环反馈系统将大脑信号转换成计算机屏幕上的刺激或是康复设备的动作。这种神经反馈系统能够使病人学会产生适当类型的神经活动来加速他们的康复。感兴趣的读者可以查阅文献（Birbaumer 和 Cohen，2007；Dobkin，2007；Scherer 等人，2007）中的例子。

240

12.1.5 使用菜单、光标和拼写器实现交流

发展基于 EEG 的非侵入式 BCI 的主要动机是使患了诸如肌萎缩性脊髓侧索硬化症（ALS，也称为卢·格里克病）的进行性运动疾病的闭锁病人恢复交流的能力。在这种情况下，病人甚至不能够眨眼或吸吮来回答"是"或"否"，这时 BCI 成为了唯一可能的交流途径。

恢复交流的一种方法是建立一个 BCI 系统来控制光标选择菜单，使病人从一组选择中选择一项。一个嵌套菜单系统允许组成任意长度的句子或者命令序列。对这样系统中光标的控制能够通过第9章中描述的任意一种异步 BCI 的方法来实现。比如，通过自主控制振荡电位（9.1.1节）或者慢皮质电位（9.1.2节），以及通过第7章中描述的任意一种侵入式方法来实现。

另外，诸如基于 P300 的 BCI 拼写器（9.1.4节）的刺激诱发方法能够用于选择字母来拼写单词。拼写器和基于光标的方法对病人来说可能颇为缓慢和枯燥。一种交流起来更加自然的 BCI 需要利用大脑的语言中心。关于利用从大脑皮质语言区域（布若

卡氏区）采集到的神经活动来解码音素（Blakely 等，2008）的早期研究结果已经发表了，但是需要对大脑中的语音处理有更为深入的理解之后，才能够开发 BCI 来实现翻译语言思维。

12.1.6 脑控轮椅

瘫痪病人有时能够通过仍然能自主控制的身体的一部分来控制轮椅。其他的瘫痪病人或许能够通过语音对一个半自动的轮椅发出命令。我们自然会问是否最终能够直接通过大脑信号来控制轮椅。几个研究团队通过使用不同程度的机器控制，为这个问题研究出了解决方案。

最简单的方法是使用 BCI 选择高级命令（例如，去厨房，去卧室等），并且使轮椅具有充足的知识和自主权，能够自主执行这些命令。这种高级命令能够通过同步 BCI 来进行选择，如基于 P300 的 BCI（Rebsamen 等人，2006；Bell 等人，2008；Iturrate 等人，2009）。这种方法能够灵活且自适应地满足个人用户的需求，这可以通过9.1.8 节中描述的分层型 BCI（Chung 等人，2011；Bryan 等人，2012）来实现。

Millán 和他的同事们（Galán 等人，2008；Millán 等人，2009）提出的另一种方法依赖于共享控制的概念（见图 12-1）。在这种方法中，用户不断给机器人发出命令，这些机器人按概率执行预设好的行为。假定轮椅带有传感器，如激光测距扫描仪。如果用户的目的是在环境中平稳前行，那么可以利用来自轮椅传感器的信息以一组可能的思维驾驶命令（如 $C = \{left,\ right,\ forward\}$）的概率分布 $P_{\mathrm{Env}}(C)$ 的形式来构建"环境滤波器"。基于 EEG 的 BCI 系统由使用者的脑电信号估计出不同思维命令的概率 $P_{\mathrm{EEG}}(C)$。利用对使用者意图"过滤"后的估计值控制轮椅：$P(C) = P_{\mathrm{EEG}}(C)P_{\mathrm{Env}}(C)$。具有最高概率的命令被用来控制轮椅。这种 BCI 基于以下三个思维任务：（1）搜索有相同首字母的单词，（2）盯着屏幕中心时放轻松，（3）想象左手运动。一组具有个性化的特征（频率与电极组合）与高斯分类器结合使用，将 EEG 特征映射成三个命令之一。在使用这种方法导航到预设目标的实验中，两名受试者取得了 80% 到 100% 的正确率。

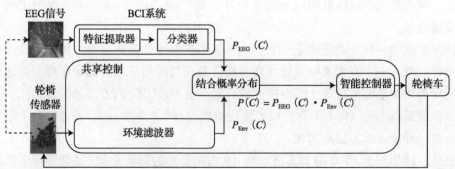

图 12-1　智能轮椅的 BCI 控制。将基于思维任务 EEG 的自主 BCI 所产生的指令与环境约束概率（即相乘）结合起来，实现轮椅的共享控制（源自 Galán 等人，2008）

虽然这些早期结果看上去是有希望的，但是由于缺乏可靠、易用、便携的采集系统（EEG 或其他形式），也缺乏具有鲁棒性且在生活环境中能安全运行的半自主机器人轮椅，因此供日常使用的 BCI 控制的轮椅依然很难实现。

12.2 非医学领域的应用

目前 BCI 技术在非医学领域的应用数量呈稳定上升趋势。许多应用的开发是由商业因素驱动的，比如可能成为游戏与娱乐的新型界面。尽管一些应用已经用于海量图片分类与测谎等现实问题，但大多数应用仍处于实验室研究的初级阶段。

242

12.2.1 网页浏览和虚拟世界导航

在前面的章节中，我们已经讨论过许多通过 BCI 控制计算机屏幕上光标的方法，在此基础上，自然可以想到构建 BCI 来实现浏览网站和导航虚拟世界。

一个基于 BCI 控制的 Web 浏览器界面的例子是 Nessi（神经信号上网界面；Bensch 等人，2007），它允许使用者选择网页上的任何链接和访问基于 Web 的服务（见图 12-2）。Nessi 是一个平台独立的开源软件，可以和不同类型的 BCI 联合使用。其中一个例子（Bensch 等人，2007 年）使用的是基于慢皮质电位（SCP；见 9.1.2 节）的二分类 BCI。网页上的链接由红色或绿色的方框包围：产生的负向 SCP 变化选择红色框，产

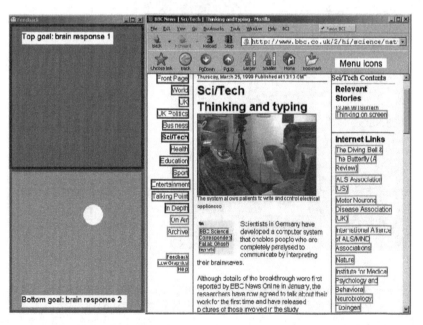

图 12-2　BCI 控制的网页浏览器 Nessi。网页链接是用红色或绿色方框围起来的（这里显示的分别是深灰色和浅灰色框）。使用者通过成功产生大脑响应（如慢皮质电位，SCP）来选择目标链接，通过二选一排除一些可供选择的链接，直到选择到目标链接。在每组二元选择中，通过光标（黄色的圆，这里显示为白色的圆）向上移至红色的目标（深灰色框）或向下移至绿色的目标（浅灰色框）的形式提供反馈（源自 Bensch 等人，2007）

生的正向 SCP 变化选择绿色框。用基于 SCP 的 BCI 控制光标向上移至一个红色目标或向下移至一个绿色目标，反馈是以光标这种形式提供的。使用者只需要观察想要点开的链接框的颜色，以获知应该产生哪一种类型的大脑响应，从而成功地通过二元决策来精简一些可供选择的项目，直到选择了目标链接。

另一个例子是 Graz BCI 研究团队（Scherer 等人，2008）开发的基于想象的 BCI，该 BCI 用来在虚拟世界和谷歌地球中导航。使用者通过想象左手运动、右手运动和脚（或者舌头）运动来产生左移、右移、前移的命令。正如在 9.1.1 节中所看到的，这样的运动想象会导致特定频带能量的增加或减少，这些变化能够被分类器检测到。对每位受试者仅采用特定的 3 组双极性 EEG 通道，从六个电极采集 EEG 信号（图 12-3a）。上一秒的采样信号经过带通滤波、开方和平均的处理，得到用于量化 EEG 活动的特征。

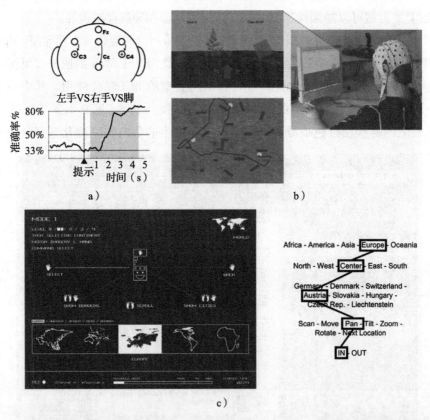

图 12-3　用于导航虚拟世界和谷歌地球的基于想象的 BCI。a）上图：用于 BCI 中的三对双极性通道。下图：一名受试者在提示引导下的反馈训练中的分类性能；b）受试者（右图）利用基于想象的三分类 BCI 在包含树木和树篱（左上图）的虚拟环境中漫游。受试者成功捡起散落在环境（左下图）中的硬币（明亮的圆）；c）受试者利用三分类 BCI 与谷歌地球连接，通过 BCI 选择以下命令中的一个："滚动"、"选择"、"返回"。右图显示的是选择奥地利的地图并放大的操作顺序（改编自 Scherer 和 Rao, 2011）

为了实现三分类，使用了 3 个二分类 LDA 分类器（5.1.1 节）由多数投票决定输出

（5.1.3 节）的方案。对于异步运行，BCI 需要随时检测使用者是否想使用 BCI。为达到这个目的，训练了一个额外的 LDA 分类器来区分运动想象（所有三种任务的汇总）和其他大脑活动。异步运行是结合两种类型的分类器实现的：一旦由单个 LDA 检测到运动想象，就将 3 个分类器的多数投票作为 BCI 的输出信号。三名受试者经过五个小时的训练之后，三类分类器的准确率高于 80%。受试者能够使用 BCI 在包含树和树篱的虚拟世界中漫游，并捡起散落的硬币（见图 12-3b）。

Graz BCI 系统也被用于与谷歌地球这个虚拟地球程序连接（Scherer 等人，2007）。如图 12-3c 所示，使用者当前的选择是由屏幕中间的图标呈现的，使用者能够利用基于三分类的 BCI 选择"滚动"、"选择"、"返回"这三个命令。通过浏览可选的菜单选项（"滚动"命令），可以选择需要的菜单项（"选择"命令）。于是，谷歌地球的虚拟摄像机将根据选择重新定位。如图 12-3c 中定位奥地利那样，世界各国按照大陆和大陆内的地区分层次划分，从而可以快速连续地做出选择。经过大约十个小时的额外训练，一名受试者在三分类异步实验中成功在公众面前操作谷歌地球，正确选择某个国家的平均耗时为 20 秒。

在总结这一节之前，值得一提的是，目前也有其他基于非想象的方法利用 EEG 信号来控制虚拟环境，这些方法通常依赖于诱发电位，比如 P300（参见 Bayliss，2003）。

12.2.2 机器人替身

在诸如《阿凡达》和《未来战警》这样的好莱坞电影中，已经有大脑控制的远程监控或直接用人的思想控制远程机器人替身的想法，而机器人和 BCI 技术的发展使这一想法离现实更近了。我们已经讨论过目前正在进行的关于构建一种可以控制机器人轮椅的 BCI 系统的研究。与其同时进行的研究专注于开发通过大脑信号远程控制的辅助机器人和机器人替身。除了远程监控，这种机器人能够协助瘫痪者和残疾人在日常生活中执行各种各样的任务，比如从厨房拿一杯水或从药柜取一瓶药。

作者所在实验室也研究了一种控制机器人替身的方法，该方法关注于利用基于 EEG 的 BCI 来控制人形机器人（Bell 等人，2008；Chung 等人，2011；Bryan 等人，2012）。在最早的脑控机器人替身（Bell 等人，2008）的展示中，利用了基于 P300 的 BCI(9.1.4 节) 来命令一个人形机器人到达指定地点并取回指定物体。使用者能从机器人的角度来观察环境，这就提供了身临其境的体验。机器人能够自主移动和拾起/放下物体。机器人也拥有一些计算机视觉能力，例如，能够区分在桌子上看到的物体，以及用视觉来导航到达目的地。

实验中，使用 EEG 信号来为机器人选择两种主要的命令：一是在机器人传输回的图像中选择拾取的物体，二是在一些已知的位置中选择作为目的地的位置。可能作为选择（物体或目的地）的图像缩放后，在计算机屏幕上以网格的形式显示。图 12-4 呈现了一红一绿两个物体和两个位置（两个蓝色桌子，其中一个桌子的中间有白色正方形）。使用 oddball 范式（9.1.4 节）来诱发 P300 电位。随机选取的图像的边界每 250

245

毫秒闪烁一次，使用者将他们的注意力集中在选择的图像上。当目标对象闪烁时，会诱发 P300 电位（图 12-5），BCI 可以检测到这种反应，并且推断使用者的选择。为了让使用者集中注意力，要求他们在心里对选择的图像的闪烁次数进行计数。

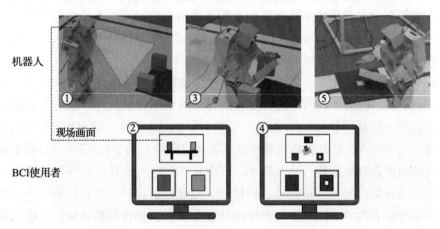

图 12-4 远程互动的脑控机器人替身（彩图见彩插中）。上面的图显示的是运行中的人形机器人，下面一排显示的是使用者的计算机屏幕画面。使用者接收到机器人摄像机拍摄的现场画面，从而让使用者在机器人的环境中身临其境，并且使用者根据从机器人摄像机看到的物体做出选择（"2"号屏幕）。利用计算机视觉技术找到物体。该机器人把物体的部分图像传送给使用者（这里用的是红色和绿色的物体），并询问使用者应该捡起哪一个。使用者通过一个基于 P300 的 BCI 做出选择。在拾起使用者选择的物体后（"3"号图像），机器人询问使用者需要将物体放到哪个位置。待选位置的图像（左侧和右侧的蓝色桌子）由机器人头顶上的摄像头呈现给使用者（"4"号屏幕）。同样，使用者通过 P300 做出目的地的选择。最后，机器人行走到使用者选择的目的地，并将物体放到所选地点的桌子上（"5"号的屏幕）（源自 Rao 和 Scherer，2010；基于 Bell 等人，2008）

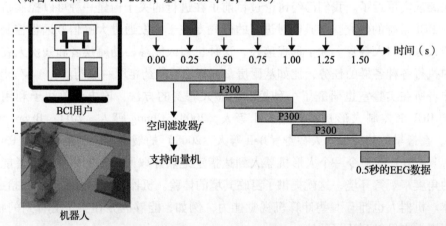

图 12-5 用 P300 控制机器人（彩图见彩插中）。（左图）当机器人发现目标物体（这个实验中为红色和绿色的立方体），会将物体的部分图像发送给用户，图像以网格的形式排列在 BCI 使用者屏幕的下半部分。（右图）oddball 范式用来诱发 P300 电位。位于顶部的有色物体显示出闪烁的以随机时序出现的图像。闪烁发生后 0.5s 的 EEG 数据段经过空间滤波，再由软间隔 SVM 分成包含 P300 和不包含 P300 的两类。闪烁固定的次数之后，将与包含 P300 的类别最相关的物体作为使用者的选择（此处为红色物体）（改编自 Rao 和 Scherer，2010；基于 Bell 等人，2008）

实验采集了 32 通道的脑电信号, 利用线性软间隔 SVM 分类器 (见小节 5.1.1) 区分目标物体闪烁时的 P300 响应和其他物体闪烁时的 EEG 响应。用于分类的特征向量是通过类似于 CSP 滤波器 (4.5.4 节) 的一组空间滤波器得到的。与 LDA(5.1.1 节) 类似, 这些空间滤波器的选择也是为了使滤波后数据的平均值的类间距离最大, 同时使滤波后数据的类内方差最小。

为了给指定用户训练好滤波器和分类器, 在操作 BCI 之前, 要利用一个十分钟的数据采集协议。利用已标记数据进行训练后, BCI 就可以用于推测使用者关于物体或者目的地的选择。选项 (物体或位置) 以网格 (例如 4 个物体图像使用 2 ×2 的网格) 形式呈现出来, 图像的边界按随机顺序闪现。每幅图像闪烁后 500 毫秒的 EEG 数据被分类为 P300 响应或者非 P300 响应。所有闪烁结束后, 被标记为 P300 响应次数最多的图像作为使用者的选择。九名健康受试者的实验结果表明四分类的分类准确率能达到 95%(机会分类准确率为 25%)。按每秒闪烁 4 次来算, 四选一的选择耗时 5 秒, 在分类准确率为 95% 的水平上, 产生的信息传输率为 24 比特/分钟。

246
∼
247

近期有更多研究关注于通过分层型 BCI(9.1.8 节) 让机器人学习新的命令, 从而使 BCI 更加适应用户的需求 (Chung 等人, 2011; Bryan 等人, 2012)。我们可以期望未来的脑控机器人实现更加细微的控制, 这或许要依靠侵入式采集方式和机器人更加丰富的反馈, 包括听觉和触觉反馈, 以及最终基于机器人的传感器信号得到的大脑感觉区域的直接刺激。

12.2.3 高流通量的图像搜索

人脑的视觉处理要比当今计算机视觉系统更加强大。BCI 的一个有趣应用是利用大脑的图像处理能力来对大量图像数据进行快速的视觉搜索。Sajda 和同事们 (2010) 探究了这个想法, 他们用单次试验分析来快速检测与视觉识别相关的神经学特征。

假定目标是为了图像排序 (比如卫星图像), 把最有可能包含了使用者感兴趣的物体 (比如坦克) 的图像放在最前面以进行进一步的检查。Sajda 和同事们 (Gerson 等人, 2006; Sajda 等人, 2010) 开发了一个基于 EEG 的实时 BCI, 它利用快速连续视觉呈现 (rapid serial visual presentation, RSVP) 范式来分类图像。他们的技术称作皮质耦合计算机视觉 (cortically coupled computer vision, CCCV), 该技术基于 oddball 范式来诱发 P300, 当非目标图像序列中出现目标图像时, 将诱发 P300 响应。

在每次试验中, 向受试者呈现连续的 100 幅图像, 每幅图像持续 100 毫秒 (图 12-6 中上面的图)。图像序列中有两种目标图像, 内容为一个人或多个人处于自然场景中。序列中突然出现的目标图像通常会诱发 P300, 该信号由分类器进行检测。根据分类器的输出对图像序列重新排序, 将检测到的目标图像放到前面 (图 12-6 中下面的图)。

LDA (见 5.1.1 节) 用来重构空间滤波器 w, 滤波器的输出强调了 t 时刻 59 个电极上的 EEG 信号 x_t 在目标图像和非目标图像之间的差异:

$$y_t = \sum_i w_i x_{it}$$

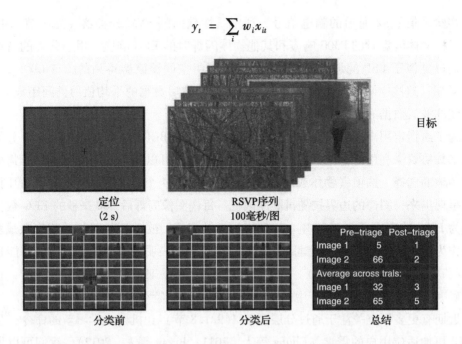

图 12-6   使用基于 P300 的 BCI 进行快速图像搜索与分类。这幅图描述的是 RSVP 的实验范式，
定位十字持续了两秒钟，之后连续出现 100 幅图像，其中有两幅包含人物的目标图
像，目标图像会出现在图像序列中的任意位置。图像序列显示完毕后，受试者看到这
100 幅图像排放在 10×10 的网格中，其中两幅目标图像被标出。使用者按下空格键之
后，根据 EEG 来排列图像，在理想情况下，目标图像会移动到顶端。再按一次空格
键，会放映一个总结幻灯片，用以展示分类前后目标图像的位置。当受试者再次按下
空格键时，将开始下一次实验（源自 Gerson 等人，2006）

在图像出现后，采用不同的 100 毫秒时窗来计算出几个这样的空间滤波器。图 12-7a
以头皮上的相关图展示了每个时窗所对应的不同空间滤波器的输出。

在每个时窗内，对每个滤波器的输出求和，得到第 k 个时窗的对应值 y_k

$$y_k = \sum_t \sum_i w_{ki} x_{it}$$

最后，以每幅图像 y_k 的线性加权和作为该图像最终的利益得分（interest score，
IS）：

$$y_{IS} = \sum_k v_k y_k$$

权重 v_k 是对训练数据进行回归计算得到的。图 12-7b 说明了一名受试者的兴趣得
分的分布：看上去目标图像和非目标图像的基于 EEG 的得分具有好的可区分性。
图 12-7展示了这种方法的 ROC 曲线（5.1.4 节）：ROC 曲线描述的是当根据 y_{IS} 改变对
EEG 信号进行分类的阈值时所得到的性能。在 Gerson 等人（2006 年）的研究中，他
们对 5 名受试者和 2500 个图像的序列进行了实验，他们的方法能够把 92% 的目标图像
从随机位置移动到序列的前 10% 的位置上。

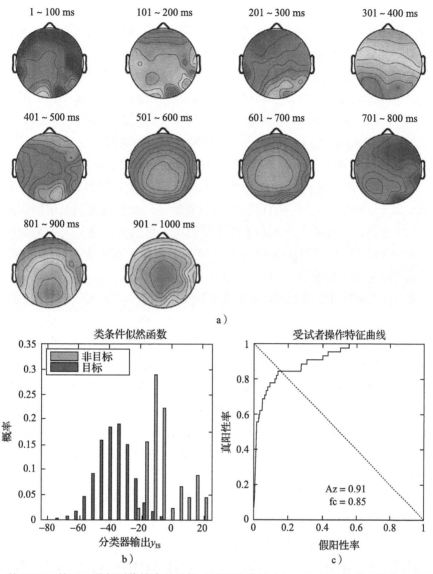

图 12-7　基于 EEG 的 BCI 进行图像搜索的性能（彩图见彩插中）。a）对于给定时窗的空间滤波器输出和所有电极上的 EEG 信号，计算它们之间的相关性并归一化后，画出脑地形图（红色：正值，蓝色：负值）。301～400 毫秒时窗所对应的脑地形图的空间分布具有称作 "P3f" 的 P300 特性，而 501～700 毫秒时窗中的顶叶活动与 "P3b" 电位是一致的，"P3b" 电位被认为表明了注意力的方向；b）y_{IS} 的分布，每幅图像的总体利益得分，包括目标图像和非目标图像。两种分布之间有明显的区别；c）沿着 y_{IS} 轴改变分类阈值的位置而获得的 ROC 曲线（源自 Sajda 等人，2010）

12.2.4　测谎和法律领域的应用

248
～
250

　　BCI 的一个应用是测谎和判断某人是否了解犯罪情况，这在法律和刑事司法界中引起了极大的兴趣（同时也有争议）。传统的技术是测谎仪，它测量受试者在接受审讯期间回答一系列问题时的身体反应，比如血压、皮肤电导率、心率的变化。这一技术的前提是欺骗性的回答将产生与真正的回答不同的生理反应。尽管测谎仪已被执法机构使用，但是大多数科学家普遍认为它不可靠，因为测谎仪被认为检测到的是焦虑而不是欺骗，并且它的准确率也仅仅比机会水平略好一点。

为了克服测谎仪的不足，BCI 研究人员探究了利用大脑反应来检测一个人先前是否遇到或了解特定的人、地方或者物体。研究人员所面临的挑战是设计一种用于记忆检测的 BCI，可以用来直接审问犯罪嫌疑人和目击者的大脑。该方法的目标是找到用来识别出与犯罪现场相关的人、地点或者物体神经方面的证据。

一个早期的测谎 BCI 是基于 P300 事件相关电位（ERP，6.2.4 节），它是由 Far-well 和 Donchin（1991）提出的（也可参考 Rosenfeld 等人，1988）。在这种实验范式中，要求受试者区分预先设计好的目标和无关刺激。夹杂在无关刺激中的诊断项目称为"探针"（probe），如果一个人不了解犯罪情况，那么就不能从无关刺激中区分出"探针"。对于那些了解犯罪情况的人，可以从无关刺激中感知到不同的"探针"，并且有可能诱发能被 BCI 检测的 P300。

这种基于 P300 的测谎的可靠性如何呢？Farwell 和 Donchin 通过两个实验验证了他们的想法。在第一个实验中，20 名受试者参加了两个模拟间谍活动中的一个，受试者学习与某个情景相关的六个词组，每个词组包含两个单词。然后测试他们对两个情景的了解情况，其中一个是他们熟悉的情景，另一个是他们不知道的情景。P300 实验中的刺激是由呈现 300 毫秒的两个词的词组组成，刺激间隔时间为 1.55 秒。预先设定好的目标词组出现的时间占总时间的 17%，与情景相关的"探针"的出现时间同样占总时间的 17%，其他的刺激是无关的词组。当受试者看到目标时，需要去按一个开关，而出现无关项时，则按另一个开关。从 10-20 系统（见图 3-7）中的 Fz、Cz 和 Pz 电极位置采集 ERP。

如预料的那样，所有受试者都对目标刺激产生了大的 P300 电位（图 12-8）。更有趣的是，与给定情景相关的探针也使知道该情景的受试者产生了 P300 电位（图 12-8a），而不知道该情景的受试者则没有产生 P300 电位（图 12-8b）。为将受试者认定为"有罪"、"无辜"、或"不确定"，必须确定探针响应是与目标响应类似还是与无关响应类似。研究人员用自举的方法（见 Farwell 和 Donchin，1991 年）估算两种相关性的分布：平均探针响应和平均目标响应之间的相关性、平均探针响应和无关响应之间的相关性。分类采用了两种准则，一种宣称受试者"有罪"，另一种宣称受试者"无辜"，介于两者之间的情况为"不确定"。这个方法将受试者中的 12.5% 认定为"不确定"，而对其余受试者的分类结果都与实际吻合。

在第二个实验中，研究人员通过 4 名未成年犯罪（例如，因未成年饮酒被逮捕）的受试者测试了他们的方法。在这种情况下，实验探究了受试者在与他们以前犯下罪行相关的探针刺激下，是否会产生 P300 响应。同样，在 87.5% 的情况下，系统能够正确地将有罪的受试者认定为"有罪"，将无辜的受试者认定为"无辜"，其余的被认定为"不确定"。

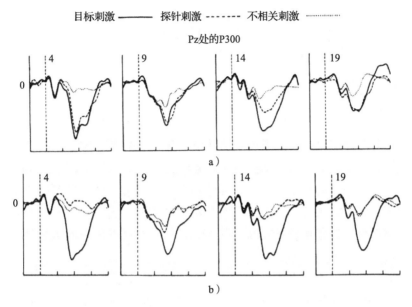

图 12-8 基于 EEG 的 BCI 用于"犯罪意识"的检测。a)"有罪"的 4 名受试者的数据。每幅图比较了目标刺激(实线)、探针刺激(虚线)和不相关刺激(点划线)在电极 Pz 处产生的平均 EEG 响应。相比于不相关刺激的响应信号,探针响应与目标刺激产生的响应更加相似,表明受试者具有与这种探针相关的"犯罪意识";b)曲线图显示的是在"无辜"情况下所进行的相同比较,这种情况下,受试者不了解与探针刺激相关的情景(改编自 Farwell 和 Donchin,1991 年)

上述研究导致了基于 EEG 的"脑指纹"(brain fingerprinting)系统(Farwell,2012)的商业化,提出了将其用于犯罪检测、恐怖主义行为,或者专业知识和培训(如卧底、恐怖分子或者炸弹制造者拥有的知识)。2001 年,爱荷华州法院在一次案件(*Harrington v. state*,案号 PCCV 073247)审理中承认了基于 P300 的"脑指纹"系统提供的证据。在这一案件中,EEG 结果作为了一个人申明无罪的证据,此人宣称自己无罪,但因为谋杀在监狱中服刑了 24 年。在案件被重新审理之后,疑犯因其他理由被释放出狱。在 Dalbey(1999)报道的另一起案件中,用同样的技术证明了一名被告了解一宗谋杀案的具体细节,使他做了坦白并进行认罪答辩。在印度,称为脑电振荡特征(brain electrical oscillation signature,BEOS)分析的一种不同的 EEG 技术所获得的结果作为了一起谋杀审判的证据,由这种证据可以确认嫌疑人具有只有谋杀者才可能知道的信息(Giridharadas,2008)。

上面描述的那些基于 EEG 的技术已经受到非议,因为这些技术有很多缺点(Bles 和 Haynes,2008),从对这些技术的易感性缺乏严格的证明,到缺乏应对策略(Rosenfeld 等人,2004),例如,故意做一些隐蔽的行为,使得推测为无关的刺激变得相关。为了克服其中的一些问题,研究人员正在探索利用其他的大脑信号采集技术,如 fMRI 来检测隐藏的信息。特别是 fMRI 具有更好的空间分辨率(3.1.2 节),能提供由刺激和认知状态所引起大脑活动的空间分布模式的更精确特征。目前正在进行用于测谎

252

（更一般地说，记忆检测）的基于 fMRI 系统的研究，最近的研究结果表明 fMRI 可能有助于检测独立事件的主动记忆过程中神经相关活动，但它对于揭示真实经历的作用不大（Rissman 等人，2010）。

12.2.5　警觉性监测

BCI 的一个潜在应用是监测人们在执行关键但可能单调的任务时的警觉性，比如驾驶和监视。每年许多灾难性交通事故都是由于驾驶者疲劳、困乏，甚至睡着了导致的。如果能够通过监测大脑信号来检测从警觉清醒状态到缺乏警觉性状态的任何转变，那么是可以避免这种交通事故的。尽管困倦和睡眠状态可以通过监测闭眼来检测，但是当检测到闭眼时可能已经太迟了，来不及阻止事故的发生。对减弱的警觉性基于人脑的监测也可以用于教育和学习领域（见 12.2.7 节），可以用来测量学生在上课期间的投入程度。

研究者们曾力图在大脑信号中找到注意力和警觉性下降的相关因素，尤其是在 EEG 信号中。我们已经知道 EEG 信号中特定频带（如 alpha 波，8 ~ 13Hz）能量的增加与注意力下降有关，后者可以通过任务的错误率升高检测出来。Jung、Makeig 及其同事（1977）开展的一个早期研究对将 EEG 用于警觉性的监测进行了探索，他们在实验室条件下利用 EEG 监测了 15 名受试者在完成双重听觉和视觉目标检测任务时的警觉性。听觉任务要求受试者将混入连续白噪声背景的目标噪声（目标出现频率平均为 10 次/分钟）检测出来。视觉任务要求受试者将混入电视噪声（雪花）背景的一行白色方块（目标出现频率平均为 1 次/分钟）检测出来。在实验中，视觉和听觉刺激是同时呈现的（二者不相关），每当受试者发现视觉或听觉目标时，就按下相应的反应按钮。EEG 信号是从两个位置采集的：头皮中央（Cz）和顶部与枕部的中央（Pz/Oz），参考电极放置在右耳垂。任务期间，使用重叠 50% 的滑窗计算 EEG 的功率谱，而警觉性（或者称为局部错误率）的测量是通过计算在 33 秒的指数时窗内受试者漏掉的听觉目标（10 次/分钟）百分比。错误率只是基于漏掉的听觉目标，不考虑视觉目标（设置视觉目标主要是为了增加任务的难度）。

研究者发现错误率的增加与两个电极上 4 ~ 6Hz 频带的 EEG 对数能量的增加呈相关性（图 12-9a）。他们也注意到在错误率最高的时候，Cz 电极上 14Hz 附近 EEG 能量急剧上升，该特征与"睡眠梭状波"相关。

为了确定能否仅通过两个电极的 EEG 信号实现警觉性的实时预测，研究者对每个电极上的 EEG 对数功率谱进行了 PCA 分析，并提取了前四个特征向量。这样把输入的 EEG 对数谱向量投影到这 4 个特征向量方向上，得到 8 维的特征向量（每个电极 4 个 PCA 特征），将这些特征向量作为神经网络和线性回归算法（第 5 章）的输入。利用一个训练数据集对这些算法进行训练，算出 EEG 对数功率谱在任意时间点对应的错误率，最后用另一个数据集上的数据检验这两种算法的有效性（图 12-9b）。研究者发现，用在测试阶段得到的预测错误率与实际错误率的均方根误差（rms）度量，含 3 个隐藏层节点的3层神经网络（5.2.2节）预测的错误率比线性回归要好（图12-9b中的"rms"）。在近期的后续研究中，Liang、Jung及其同事（2005）测量了驾驶者的警觉性水平，测试者需要在虚拟现实驾驶模拟器上完成45分钟的高速路驾驶任务。通过计算汽车中心与车道中心之间的偏差间接量化驾驶者的警觉性。当驾驶者昏昏欲睡时（可通过录像或者驾驶者自述来检查），偏差增大，反之亦然。研究者们发现对数EEG功率、PCA、线性回归分析能够用来从EEG估计驾驶者的警觉性水平（Liang等人，2005）。

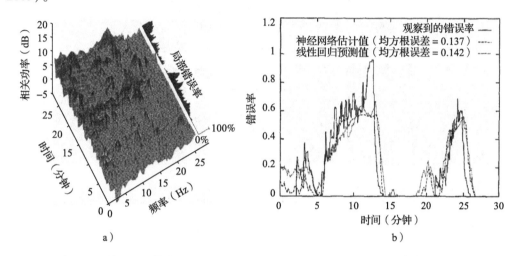

a)   b)

图12-9 利用EEG信号预测警觉性。a) 一个测试期内，Cz处的EEG对数功率谱图以及错误率随时间变化的曲线。当受试者错误率增加时，4~6Hz以及14Hz的功率增强，意味着这是受试者警觉性降低的时期；b) 一个测试期内，图a) 中同一受试者利用经过PCA处理的EEG对数谱预测的错误率估计值（见文中的说明）。3层神经网络对错误率的预测结果比线性回归好（改编自Jung等人，1997）

Berlin BCI团队（9.1.1节）也探索了BCI技术在任务投入程度和警觉性监控中的应用（Blankertz等人，2010）。他们在实验中模拟了一个安保监控系统，参与实验的受试者需要在单调的任务中持续保持注意力，任务是对2000张模拟的行李X光图像进行评估，如果是"危险"的，用左手食指按键，如果是"无害"的，用右手食指按键（见图12-10a中的图像样本）。在2000张扫描图中，"无害"图像远多于"危险"图像（oddball范式），每幅图像的持续时间为0.5秒。实验目的在于用EEG信号识别和预测受试者精神状态，精神状态与受试者判断错误率的高低相关。EEG采集自128个通道，并由拉普拉斯空间滤波器（4.5.1节）进行处理。采用2秒的时窗计算8~13Hz频带的能量值，将所有通道的能量值串接起来，组成LDA分类器（5.1.1节）的输入向量。为了获得训练数据，对测试者在实验中的犯错次数做平滑处理得到"错误指数"（图12-10b）。错误指数的高阈值和低阈值分别对应"注意力高"和"注意力低"的类别标签。将分类器的输出作为注意力分散指数（concentration insufficiency index，CII），该值越大，表明犯错次数越多，注意力和警觉性越低。

研究者发现注意力的降低与 8 ~ 13 Hz 频带（alpha 频带）能量的增强相关。分类器基于 EEG 数据输出的 CII 值与受试者的实际错误指数呈相关性，预测了每次实验中错误率随时间不断增加（警觉性降低），也预测了随着试验次数的增多，错误次数也在增多（图 12-10b）。

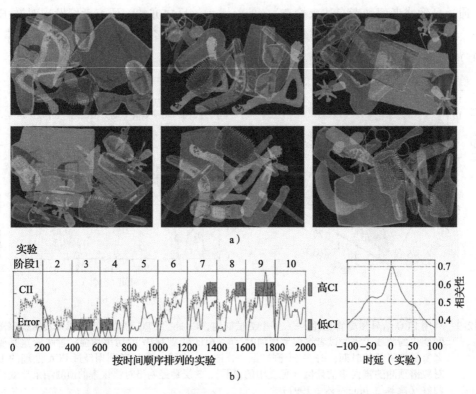

图 12-10　利用 EEG 监测执行安全（监视）任务时的警觉性。a）要求受试者指出行李箱的 X 光图像（模拟的）是无害的还是危险的（包含武器）。第一排的图显示了不含武器的图像的例子，下一排的图像包含武器（枪支、刀和斧头）；b）左图：一名受试者在所有实验中的分类器输出曲线（CII，点划线）和错误指数（实线），错误指数（平滑处理的错误次数）间接反映了受试者警觉性的缺乏。右图：不同时移下 CII 与错误指数之间的相关系数，可以看出甚至在错误出现前，相关系数就会增大，表明分类器可能具有预测能力（改编自 Blankertz 等人，2010）

这些研究结果表明，有可能通过跟踪特定频带 EEG 能量的变化来实现用于警觉性监控的非侵入式 BCI。然而，大多数研究都是在实验室条件下进行的。这些技术预测警觉性水平的能力能否运用到实际条件下，例如卡车司机或者执勤安保人员所处条件，还有待观察。

12.2.6　估算认知负荷

当对人工操作的设备和系统进行设计时，重要的是要将使用者的认知负荷维持在一个可以管理的水平上，并且对系统来说，在负荷过重时，能够得到调整。比如，如果汽车制造商打算重新设计驾驶员的控制台或者增加一些新的功能时，重要的是要知道新的控制台是否会增加驾驶员的认知负荷,以至于干扰驾驶。另外,如果能够实时估计驾驶员的认知负荷,那就可以在认知负荷增加时(比如遇到危险的路况),自动减少可能分散注意力的事项(比如关掉娱乐系统)。

研究者们已经在实验室条件下,探究了利用非侵入式 BCI 监控受试者执行任务时的认知负荷。Grimes、Tan 及其同事探索了通过 EEG 来对受试者在完成 n-back 任务时的不同认知负荷(或工作记忆)强度进行分类。在这一任务中,受试者看到一个刺激序列(例如字母),每次呈现一个刺激(图 12-11a),通过按左方向键或者右方向键来表明该刺激是否与前 n 个看过的刺激相同($n = 1, 2, 3, \ldots$)。

图 12-11a 展示一个 3-back 实验的例子,每个字母(八个可能的字母中的一个)出现 1 秒的时间,紧接着是 3 秒的黑屏时间,在此期间受试者做出决定,接着下一个字母出现。在每次试验中,受试者需要记住最近出现的 n 个字母,然后完成匹配任务,再用新刺激更新记忆中的这个顺序。增加 n 的值就能加大任务的难度,因为这需要记忆更多的项。除了字母以外,实验中还以图像和空间位置作为刺激。

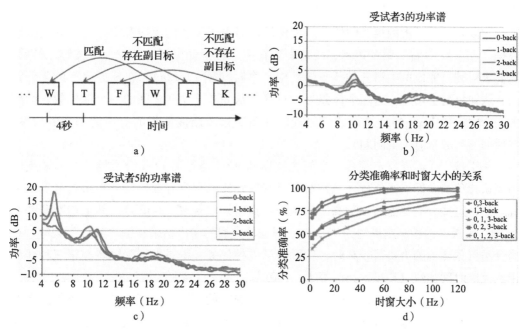

图 12-11 使用 EEG 来测量认知负荷(彩图见彩插中)。a)3-back 任务的示意图。受试者必须将当前观察到的刺激与前 3 个看过的刺激进行匹配。图中给出了一个匹配和两个不匹配的示例。副目标是指前两个刺激中能匹配当前刺激的那一个刺激。受试者看到了展示的 3 种情况;b)和 c)两个受试者的功率谱,它随着工作记忆负荷增加而变化。3-back 任务需要记住看到的前三个刺激,而 0-back 任务仅需要记住序列中出现的第一个刺激,并与当前刺激进行比较。记忆量的增加(从 0-back 任务到 3-back 任务)使得一名受试者的 alpha 频带(8~12Hz)能量降低(图 b),而另一名受试者的 alpha 频带能量增加(图 c)(伴随着 theta 频带(4~8Hz)能量的增加);d)基于 EEG 的记忆负荷的分类。不同的曲线对应着不同的负荷量。在某些情况下,增大用于分类的 EEG 数据的时窗会使分类正确率增加到 99%(改编自 Grimes 等人,2008)

实验数据是从 32 个 EEG 通道采集的，电极根据 10-20 系统安置在受试者的头皮上。EEG 信号被划分为重叠的时窗，计算每个时窗的功率谱。图 12-11b 和图 12-11c 显示了增加工作记忆对两名受试者功率谱的影响。一名受试者的 alpha 频带（8 ~ 12Hz）能量随着负荷的增加而降低（图 12-11b），而另外一名受试者的情况则刚好相反（图 12-11c）。后记忆者的 theta 频带（4 ~ 8Hz）也发生了变化，而前者没有发生变化。

为了确定能否根据 EEG 对记忆负荷进行分类，将 4 至 50Hz 频带按 1 ~ 4Hz 的带宽分为数段，对这些频带的功率求和，得到很多特征。使用"信息增益"法把特征数量减少到 30，并将由这 30 个特征构成的特征向量作为朴素贝叶斯分类器的输入。如图 12-11d 所示，对于两个记忆负荷的情况，分类准确率达到了 99%，对于四个记忆负荷的情况，分类准确率达到了 88%。

Berlin BCI 团队进行了一个不同的研究，他们探索了当受试者驾驶汽车以 100 千米/小时的速度行驶在德国高速公路上时（位于内卡河畔的埃斯林根和文德林根之间的 B10 公路），是否能将 EEG 信号用来预测认知负荷的增加（Blankertz 等人，2010）。除了驾驶以外，受试者的第二种任务是模拟用户对电子设备的反应和操作，驾驶员必须根据"左"或"右"语音提示，按动安装在左、右手食指下的其中一个按键。最后，当要求驾驶员完成两类第三种任务的其中一个时（图 12-12a），在任务执行的 2 分钟内，认知负荷会增加。这两个任务为：心算（从 800 至 999 之间的一个随机数连续减去一个固定数字 27 的结果）或听力理解（听夹杂着新闻播报的有声读物中的故事，然后回答与故事有关的问题）。

采用基于受试者特定频带、空间滤波器和 EEG 通道的 LDA 分类器，对驾驶期间的高认知负荷和低认知负荷（分别对应于有额外任务和没有额外任务）进行分类。训练之后，这些分类器能够预测高、低认知负荷时期（见图 12-12b），其平均准确率约为 70%，最好的检测结果约为 95.6%。根据分类器的输出结果实施"减负"策略，每当分类器预测到脑力负荷较高时，就取消第二种任务，结果发现受试者在第三种任务中的反应时间加快（Kohlmorgen 等人，2007）。

这些研究结果表明开发用于"脑力负荷检测"的 BCI 是有可能的，每当使用者的认知负荷变高时，这种 BCI 能够进行干预，自动关掉不重要的选项，甚至可能接管使用者控制下的某些功能的控制权。

12.2.7　教育和学习

257
~
258

本章已经讨论了如何利用非侵入式 BCI 技术来监控执行任务期间的警觉性和认知负荷。推而广之，该技术可以用于评估学生在听课或完成布置的练习时的投入程度、注意力集中度以及认知负荷水平。例如，Neurosky 公司开发了一种 BCI，试图测量使用者在做数学习题时的注意力程度。该 BCI 使用 Neurosky 公司的头戴设备 MindWave，从前额的干电极采集 EEG 信号。

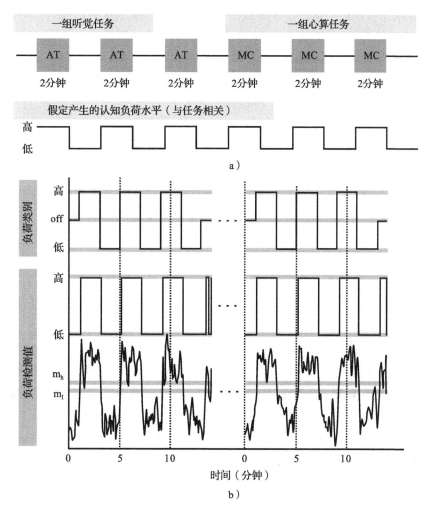

图 12-12　使用 EEG 检测驾驶任务期间的认知负荷。a）实验范式示意图，除了以 100 千米/小时的速度在高速路上驾驶以外，受试者还要执行"按下按键"的第二种任务。第三种任务是听觉任务（AT）或者心算任务（MC），任务持续 2 分钟（高负荷状态），中间间隔的 2 分钟不执行任务（低工作负荷状态）；b）最下面的曲线展示了表现最好的受试者在驾驶并执行第二种和第三种听觉任务（AT）时的分类器输出结果。分类器的输出与阈值比较后产生对高或低负荷的连续预测（中图）。预测结果与实际的高或低负荷非常一致（上图）（改编自 Blankertz 等人，2010）

　　Szafir 和 Mutlu（2012）也利用按 10-20 系统规则安置在 Fp1 的电极监测学生听人形机器人讲日本民间故事时的注意力程度。在十分钟的讲故事时间内，每当系统检测到学生的注意力下降（根据 EEG 信号），人形机器人会提高音量或做一些手臂动作重新吸引学生的注意力。研究者们发现如果机器人的行为由检测注意力的 BCI 做出适当调整，那么学生平均能正确回答关于故事的 14 个问题中的 9 个，回答问题的效果要比听不根据情况做出调整的机器人好很多。

　　如果后续深入研究可以证明的话，前面讨论的早期研究结果表明 BCI 有可能为老师和学生提供有价值的反馈，这样可以根据每个学生的注意状态和需求，采取适当的措施来调整教学策略、互动方式以及课程内容。对于网络教学（如 Khan 学院、Coursera、EdX 和 Udacity 开展的教学）来说，能够检测学生的投入程度和注意力程度会非常有用，因为在网络教学中，学生通过在线观看教学视频来学习，没有老师来注意学生的投入程度。

学生也可以将 BCI 作为辅助设备来提高自己的注意力和学习能力。BCI 也可以用于帮助患有注意力缺陷障碍的学生，在他们走神时帮助重新集中注意力。神经科学的进步使得人们对学习和理解机制有了更加深刻的认识，未来可能会利用这些进步开发出一种新的 BCI，根据每个学生的学习方式和进度来加快学习速度。老师和父母有可能通过直接测量学生大脑信号的变化来估计学生对某个概念的掌握程度，这为对学生的能力和学习效果进行标准化测试提供了一种选择。

12.2.8　安保、身份识别和验证

BCI 也开始在安保领域中使用，比如基于数据库信息检索的生物识别、访问控制的身份验证（例如，机场安保、用户登录或者电子银行）。

举例来说，由于 EEG 信号的 alpha 节律活动是存在个体差异的，因此有研究者已经提出使用该特征作为"生物特征签名"进行身份识别。在一个研究中（Poulos 等人，1999），在从 10-20 系统（见图 3-7）的 O2 和 Cz 电极采集 EEG 信号时要求受试者放松并闭上眼睛。计算电极 O2 和 Cz 的信号之差得到双极信号，利用 FFT 和 FFT 反变换对该信号进行带通滤波，得到 7.5 ~ 12.5Hz 频带（alpha 频带）的信号。利用这一信号构建一个 8 阶（p = 8）的 AR 模型（见 4.4.3 节），并将 AR 模型的参数作为 LVQ 分类器（5.1.3 节）的输入。将 4 名受试者中的每一位与另外 75 名受试者进行区分，得到的分类正确率介于 72% 到 84% 之间。另一个实验（Paranjape 等人，2001）也证明了从 EEG 的 alpha 节律提取 AR 模型参数进行身份识别是有效的，实验是从 40 名受试者中识别出一名，达到了 85% 的正确率。

当要从大量的个体中识别出单个个体时，身份验证的困难就在于证明这个人确实是他所宣称的身份还是一个冒名顶替者。研究人员开始探索利用基于 EEG 的 BCI 来进行身份验证。在 Marcel 和 Millán 进行的研究中（2007），受试者需要完成 3 个意识任务中的一个（想象左、右手运动和想象单词）。采用拉普拉斯滤波（见 4.5.1 节）对 EEG 信号进行空域滤波处理，利用 FFT(4.2.3 节) 提取信号在 8 ~ 32Hz 范围内的功率谱特征。这些特征用以创建脑电信号数据的概率模型。具体来说，采集的训练数据用来训练一个高斯混合模型得到似然函数 $P(X \mid C)$，这里的 EEG 特征向量 X 是从受试者 C 的 EEG 信号得到的，而 $P(X \mid NC)$ 中的 X 可能是从一名非受试者（冒名顶替者）的 EEG 信号得到的。经过训练的概率模型以如下方式进行身份验证：假定有人宣称自己是受试者 C，并且有支持其身份的 EEG 特征集合 X，系统计算对数似然比：$L(X) = \log P(X \mid C) - \log P(X \mid NC)$。如果 $L(X) \geqslant t$，t 代表预先选择的阈值，则接受他所宣称

的身份，否则拒绝。

使用半错误率（half total error rate，HTER）在 9 名受试者身上对上述身份验证的方法进行了评估，这里的 HTER 定义为假阳性率（FPR）和假阴性率（FNR）的均值（见表5-1）。想象左手运动任务的平均 HTER 为 6.6%，其他两个任务的错误率更高（Marcel 和 Millán 2007）。这样的错误率对于实际的身份验证系统来说还是太高了，但是其他采集大脑信号的方法（比如侵入式或者半侵入式方法）或大脑信号与其他生物统计特征（比如声音、虹膜扫描或指纹）的结合或许可能让未来的身份验证系统具有鲁棒性和实用性。

12.2.9 利用外骨骼扩增身体能力

很多漫画书中的反派角色依赖增强人体能力而获得超能力（如蜘蛛侠里的章鱼博士）。有动力装置的外骨骼提供了一种方法来实现人体能力的增强，超越进化所带来的身体限制。研究者们已经探索了基于自发运动或者肌电信号（EMG）的外骨骼控制机制，而 BCI 研究者已经着手探索利用大脑信号来直接控制外骨骼。

例如欧洲的 Mindwalker 项目力图使用由定制设计的干电极采集的 EEG 信号和递归神经网络来控制接在受试者腿上的机械外骨骼，该项目的两个目的是帮助脊髓损伤的人恢复行走能力和帮助长时间在太空执行任务的宇航员进行恢复。

很多公司，例如 Cyberdyne、Ekso Bionics 和 Raytheon 已经开发出有动力装置的外骨骼来增加使用者的力量，让他们轻而易举地举起和拿起 200 磅⊖的重物。在未来，全身式外骨骼有可能用在救援人员、消防员、士兵身上，使他们的移动速度更快，跳得更高，负重能力更好，以及完成普通人不能完成的其他身体技能。这些外骨骼有可能由大脑信号控制，并且外骨骼给出的反馈能用于直接刺激大脑中相应的躯体感觉中枢以实现精确控制，达到让使用者的大脑将外骨骼作为身体的一部分来进行控制的程度。

12.2.10 记忆和认知的放大

电影《捍卫机密》以一位情报人员在大脑中植入了大量机密文件作为故事情节。其他很多科幻情节也依赖于能够选择性注入或者擦除记忆的机器。这些能力尚有待于在 BCI 中进行验证，但研究者们已经开始研究利用神经活动采集和刺激来恢复记忆和放大认知功能。

Berger、Deadwyler 和他们的同事（2011）在实验中证明安置在大鼠中的脑植入装置能够恢复失去的记忆，加强对新知识的记忆。他们训练大鼠记住应当按压两个相同控制杆中的哪一个来获得水作为奖励。在每个这种非配对延迟（delayed-nonmatch-to-sample，DNMS）任务中，两个控制杆中的一个首先出现，老鼠必须记住这个控制杆。在 1 到 30 秒的延迟之后，两个控制杆都出现，大鼠需要按压之前没有展示过的那个控

⊖ 1 磅 = 0.453 592 37 千克。——编辑注

制杆以获得奖励。研究者发现大鼠学会了这个一般规则，并且能够始终选择正确的控制杆。

在每个大鼠的大脑左右半球分别植入电极阵列（图 12-13），以采集海马体中的 CA1 和 CA3 区域的信号，海马体是与新记忆形成有关的结构。在大鼠执行任务时，从 CA3 到 CA1 的锋电位序列到锋电位序列的动态底层转换是用一组非线性滤波方程建模的。这些方程用来根据 CA3 区域的神经活动的输入模式预测 CA1 区域的输出放电模式。在随后的实验中，研究者用药物（谷氨酸拮抗剂 MK801）抑制 CA3 和 CA1 区域的神经活动（图 12-14a）。尽管大鼠仍然记得一般规则（按下之前没有展示过的控制杆），但表现很差，因为没有 CA3 和 CA1 区域的神经活动，大鼠大概记不清楚哪个控制杆之前出现过。

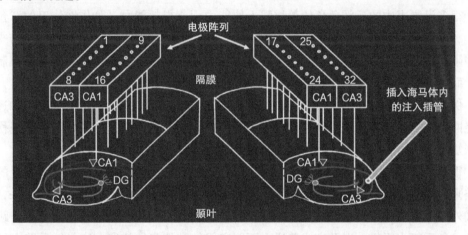

图 12-13　用于恢复和增强记忆的 BCI。两个相同的电极阵列，每一个电极阵列都由两排平行的 20 微米钢丝电极组成，这两个电极阵列分别植入左右大脑半球海马体中的 CA3 和 CA1 区。用前面试验获得的神经元放电模式刺激 CA1 区域，以实现记忆恢复和增强（见文中内容）。为了测试记忆植入的效果，在实验中用"插管"注入药物以抑制神经活动和阻止记忆的形成。（改编自 Berger 等人，2011）

研究者随后用电脉冲刺激 CA1，电脉冲模式是通过之前的成功试验训练出的非线性滤波模型导出的。对 CA1 的刺激使得大鼠的表现显著提高，接近正常水平（图 12-14a）。这种记忆植入有效代替了 CA3 和 CA1 间的转换，恢复了失去的记忆功能。研究者也发现在大鼠需要长时间（大于 10 秒）记住最初出现的控制杆的试验中，即使没有对大鼠使用抑制神经活动的药物，大鼠有时的表现也很差。当研究人员采用从之前表现良好的试验中得到的电脉冲模式来刺激 CA1 的神经元时，即使在这些需要长时间记忆的试验中，也能够增强大鼠的记忆，显著提高它们的表现（图 12-14b）。

虽然尚未在人类身上进行测试，像这样的记忆植入给阿尔茨海默病、失忆症和其他记忆障碍患者带来了一线希望。另外，存储或者放大特定记忆的能力也为健全的人打开了记忆增强和认知放大的新形式之门。例如，记忆可以离线保存（如存储在云端），然后通过无线植入根据需要恢复的记忆。虽然现在人们通常使用网络、书籍、智能手机、电脑和其他设备作为外部记忆存储器，但记忆植入能够仅仅通过思维来开启记忆的存储和恢复，将实质上实现无缝存取这些信息。由这种技术所引起的涉及个人安全、公共安全、隐私等重要的问题将在下一章中讨论。

12.2.11 航空领域的应用

宇航员可以通过 BCI 系统来增强他们的身体能力（Rossini 等人，2009）。例如，当宇航员在太空中行走去维修空间站的组件时，如果他们的双手都被占用，BCI 可以

262~263

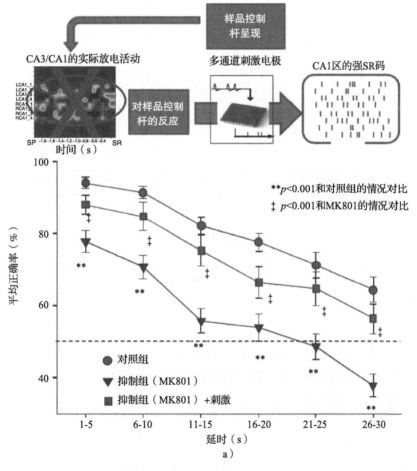

图 12-14　通过刺激海马区 CA1 来恢复和增强记忆。a）上图描述了恢复记忆的实验范式。使用药物（MK801）来抑制 CA3/CA1 的神经活动，使用植入的电极阵列以电脉冲模式刺激 CA1 区的神经元。电脉冲模式（"CA1 区的强 SR 码"）是从之前正确率较高的试验中获得的。下图显示了利用植入电极进行刺激（抑制（MK801）＋刺激），正确率（正确执行任务试验的百分比）随着记忆时间（"时延"）的变化有所提升；b）上图是记忆增强的实验范式。在那些由 CA1 区的弱 SR 码造成的正确率低的试验中，使用之前正确率较高的试验中记录的电脉冲模式（"CA1 区的强 SR 码'图示'"）来刺激 CA1。下图显示，与无刺激情况相比，刺激 CA1 能显著提高大鼠的表现。这意味着刺激能够增强大鼠在需要更长时间记忆的试验中存储与任务相关信息的能力（源自 Berger 等人，2011）

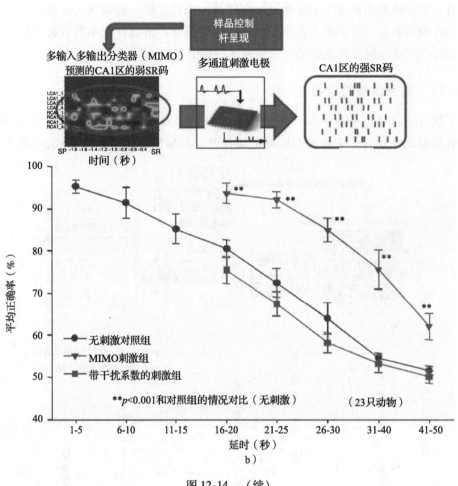

图 12-14 （续）

帮助操作工具或机械设备。宇航员在长时间执行太空任务后，也可以结合 BCI 和外骨骼来帮助其恢复。另外，BCI 控制的外骨骼能够用于太空探索，比如，在凹凸不平的地上行走或抵抗重力的作用。

关于在太空中使用 BCI 涉及一个重要的问题，失重环境是否会改变 BCI 使用者的大脑信号，以至于他们无法像在地球上一样控制设备。Millán 和同事们（2009）研究了这个问题，他们记录了两名有经验的 BCI 使用者乘坐喷气式飞机在地球上进行抛物线飞行时的 EEG 信号。在每次抛物线飞行期间，受试者按照如下顺序经历 5 种不同的重力条件：正常重力（1g），超重力（1.8g），零重力（0g），超重力（1.8g）和正常重力（1g），每种重力条件持续时间为 20 秒。受试者们执行了两种精神任务：想象左手运动和词语联想，词语联想是精神搜索以随机选择的一个字母为首字母的单词。研究者们发现不同的重力条件没有改变之前在地面上执行 2 个任务时发现的与任务相关的频带或是电极位置（Millán 等人，2009）。

虽然从这些早期结果来看是很有希望的，但是在太空中能否实现在线 BCI 控制还有待观察，尤其是当宇航员在同时进行其他活动和运动时。另一个需要应对的挑战是设计能够适应神经可塑性的 BCI，因为长期暴露在失重环境中会导致大脑做出自适应的调整。

12.2.12 游戏和娱乐

很多传统的 BCI 范式（如光标控制）都有着类似游戏的味道。对于医学上的应用，如菜单选择或基于神经反馈的康复，使用一个类似游戏的交互模式能够帮助维持病人的使用兴趣。这些应用不是以娱乐为目的进行设计的，但是为健全的人开发游戏是 BCI 应用领域中发展最快的非医学领域之一。这种发展的第一个原因是目前电子游戏存在巨大的市场，这使 BCI 医学应用上的市场相形见绌。第二个原因是，与诸如 BCI 控制轮椅或假肢设备这些在医学中的应用不同，BCI 在游戏中的缺陷可能令使用者烦恼，但是通常不会对使用者或是附近的人造成身体上的伤害，这减轻了对产品所承担责任的关注。最后，BCI 能够用作游戏中的一个接口，这个接口可以扩展其他传统接口，比如控制杆、手柄、手势识别系统等。因此，不像 BCI 在医学上的应用（如闭锁病人使用的交流系统），用于游戏的 BCI 可以灵活依赖于大脑信号（如 EEG）、肌电信号（EMG），以及手/身体的运动混合控制来实现一种新颖的人机交互方式。

在探索这个方向最早的一个研究中，Cheung、Rao 和同事们（2012）证明了受试者能够同时利用控制杆和手部运动想象使用基于 EEG 的 BCI 来控制光标的二维运动。受试者学习通过想象控制光标的上下移动，同时利用控制杆控制光标的左右移动。这些结果意味着使用 BCI 来增强健全人的正常运动能力是可能的。 [265]

在过去大约十年中已经提出了很多脑控游戏。Brainball（Hjelm 和 Browall，2000）是个早期的 BCI 游戏，使用者们在游戏中学会了通过控制他们的 alpha 节律（3.1.2 节）来调节放松程度。MindGame（Finke 等人，2009）是近期的一个基于 P300 的游戏（9.1.4 节），内容是在三维游戏板上移动一个字符。另外的游戏应用是使用 SSVEP（Lalor 等人，2005）和运动想象（如，BCI-PacMac；见 Krepki 等人，2007），以及基于 EEG 的虚拟导航（Scherer 等人，2008）。在对一个实际游戏设备进行实时控制的有趣验证中，使用了一个由 BCI 控制的弹球机（Tangermann 等人，2009），其中的弹球拍是由一个基于二分类的运动想象（左手和右手运动想象）BCI 控制的。实验为每位使用者进行了个性化的 BCI 参数调整。研究者们报告称这款游戏容易让人沉浸其中并且感到非常刺激。

对于极受欢迎的视频游戏俄罗斯方块，也出现了由 BCI 控制的版本（Blankertz 等人，2010）。这个基于 EEG 的 BCI 游戏依赖于"自发"的控制模式：玩家通过左手或右手运动想象控制一个下降的方块分别向左或向右移动，通过心理旋转控制方块按顺时针方向旋转，通过脚运动想象控制方块快速下降（图 12-15）。在离线校正阶段，先对使用的四分类器（三种运动想象命令和心理旋转）进行训练，然后在游戏阶段进行在线应用，实现对下降方块的实时控制。

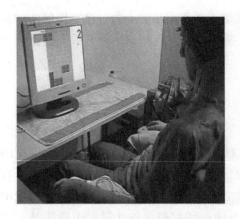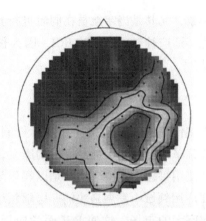

图 12-15 利用基于 EEG 的 BCI 进行俄罗斯方块游戏。左图：使用者正在玩 BCI 控制的俄罗斯方块游戏。通过左手或右手运动想象控制下降的方块分别向左或向右移动，通过心理旋转使其按顺时针方向旋转，通过脚运动想象使其快速下降。右图：当受试者通过心理旋转使方块旋转时的脑地形图。脑地形图展示了在右顶叶皮质上 beta 频带（18～24Hz）的事件相关去同步现象（ERD；见 9.1.1 节），这与以前在心理旋转任务中的发现是一致的（源自 Blankertz 等人，2010）

　　一些商业系统最近已经出现在市场上，这些系统尝试从头皮上采集类似 EEG 的信号。这些系统通常使用少量干电极（与传统的"湿"电极相比，它们不需要导电膏来使电极与头皮相接触）。这些干电极采集到的信号被用来控制计算机屏幕上的目标或实际的目标，如海绵球。例如，Emotiv（EPOC 耳机）和 Neurosky（MindWave 耳机）制造出的系统，还有 Mattel 制造的脑控玩具 Mindflex。这些新的系统比在研究和临床中使用的传统湿电极 EEG 系统更加便宜，并且更容易穿戴和操作。然而，这些新系统存在一个问题，它们不能保证采集到真正的 EEG 信号。在不受控制的情况下，这些系统可能采集到的是由面部和颈部肌肉活动造成的 EEG 和 EMG 的混合信号、眼动、皮肤阻抗的变化，有时候甚至是电噪声。另一方面，正如前面提到的，如果对 EEG/EMG 的混合信号或自主产生的信号的使用在游戏中构成一种新的、潜在的娱乐控制模式，那么这可能会有利于游戏应用的发展。

12.2.13　脑控制艺术

　　BCI 有一种巨大的潜能，它能够提升人类享受艺术的能力。例如，BCI 能够作为创作艺术的载体，比如在 9.2.3 节中讨论过的，由 Mappus、Jackson 和同事们（2009）创造的基于 fNIR 的素描绘制程序。

　　更有趣的是，BCI 能够用于建立装置艺术（art installation）和用户对该艺术的体验之间的互动。具体来说，当用户开始体验艺术时，他（她）的大脑信号能够用来改变装置艺术的适当元素，在人类和艺术作品之间开启新的互动方式。这种方法颠覆了人们对艺术作品的体验方式，使艺术作品变成了动态的，而不像经典的静态艺术作品那样，挂在博物馆或美术馆的墙上。艺术家的工作变成了预测观察者可能对艺术作品做出的不同反应，以及让艺术作品持续不断地去适应观察者的大脑信号。可以想象一下，当多位观察者同时在欣赏艺术作品时，艺术作品在这些观察者大脑信号的作用下是什么样子。

脑控制艺术最早的例子是一场参与式的戏剧表演，叫作"The Ascent"，是由 Yehuda Duenyas 创作的。这部戏剧于 2011 年 5 月 12 日在纽约伦斯勒理工学院的实验媒体和表演艺术中心首演。这个交互式装置艺术由一名参与者和一名观众进行体验，这名观众在看台上观看。参与者身系用来在空中移动的安全带，并戴上干电极耳机（Emotiv 制造的 EPOC 耳机）。耳机采集的信号用来控制安全带，表演者通过调节采集的信号实现"上升"（图 12-16）。BCI 通过检测 EEG 中 alpha 和 theta 频带的变化来工作（见 3.1.2 节）。当表演者闭上他（她）的眼睛并放松时，通常 alpha 频带的能量会上升，theta 频带的能量会下降。BCI 检测到这些活动，从而使表演者在空中上升超过 30 英尺[⊖]，并且伴随着动态的声音和光线变化。这种表演包含着矛盾的组合，表演者平静的心理状态反而会产生声光景象。正如装置艺术的网站"theascent. co"描述的一样，"正如观众所看到的那样，骑手的专注将她自己升到空中。各种各样的刺激试图分散她的注意力，妨碍她实现自己的目标。她漂浮在象征'卓越'和'胜利'的高空中，引爆全场的高潮和焰火，人们将永远铭记这短暂而炫目的一刻，骑手获得了超人般的荣耀。"

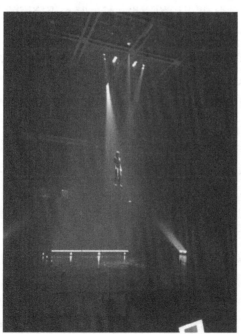

图 12-16　大脑控制表演艺术"The Ascent"。表演者通过大脑信号控制安全带而悬浮在空中，同时触发了声音和光线的动态变化展示（图片来自 http://news. rpi. edu/update. do? artcenterkey = 2866）

———————————————

　　1 英尺 = 0. 304 8 米。——编辑注

12.3   小结

在本章中我们回顾了 BCI 的多种应用。当开发利用 BCI 的新方式时，好像唯一限制我们的就是自己的想象力了。BCI 在这一领域的很多应用都归因于 BCI 的医学应用所带来的希望，例如开发适用于失聪患者的植入物（人工耳蜗），适用于瘫痪病人的神经假肢（如 7.3.1 节中讨论的 BrainGate），以及用于治疗诸如帕金森病等运动衰弱疾病症状的电刺激器（深部脑刺激或 DBS）。由于可以获得计算速度更快的计算机和更便宜的 EEG 和 fNIR 的非侵入式采集系统，这为 BCI 针对健全人日益增加的非医学应用打开了大门，这些应用涉及多个领域，如安全、教育、游戏、机器人替身、测谎，以及身体、感觉或认知能力的增强等。BCI 应用的飞速发展也使得解决由这些颠覆性技术带来的伦理和道德问题变得非常迫切。在下一章中，我们将对一些伦理和道德问题进行讨论。

12.4   问题和习题

1. 列举 BCI 技术在感觉和运动恢复中的四种应用。对于每个例子，阐明其是否可以应用在临床上，如果不可用，请解释原因。

2. BCI 在认知恢复上有哪些可能的应用？

3. （探索题）阅读 12.1.4 节引用的一些文献。写一篇简短的文章，总结 BCI 技术能够用于加快中风或手术后的康复过程的多种方式。

4. 比较以下两种用于帮助闭锁病人的基于 BCI 的交流方法的优点和缺点：基于振荡电位的光标控制菜单系统和基于刺激 – 诱发电位（如 P300）的拼写器。

5. 比较下列用于脑控轮椅的方法：分层型 BCI 和共享控制。在现实世界中，这种轮椅在日常生活中使用有哪些障碍？

6. BCI 控制的网页浏览器 Nessi 通过 SCP 进行二元选择，以排除一些链接，直到选择到使用者所需的链接。讨论使用这种方法进行浏览的优缺点，并提出一种基于振荡电位或诱发电位的替代方案。

7. Graz BCI 能够通过想象进行谷歌地图的自主导航。描述该系统是如何使用多个 LDA 分类器完成自主操作的。

8. 描述软间隔 SVM 是如何应用于 12.2.2 节描述的基于 P300 的机器人替身中的。

9. 使用诸如 P300 的诱发电位控制机器人替身的优点和缺点是什么？描述如何通过使用振荡电位或分层型 BCI 来改善这些缺点。

10. 什么是皮质耦合计算机视觉（CCCV）？它的目的是什么？在 CCCV 中，以下各项扮演的角色是什么？
    a. RSVP   b. P300   c. LDA

11. 描述如何能将诱发电位用于"测谎"或检测"犯罪意识"。将这种方法与传统的测谎仪作比较。

12. (✻探索题）阅读最近已经发表的关于"脑指纹"和记忆检测的文章（见 12.2.4 节）。提出的方法的哪些方面引起了争议，为什么会引发争议？

13. 描述在驾驶或执行监视任务期间如何将 EEG 能量的变化用于警觉性的监测。将这种技术应用到现实世界中的障碍是什么？

14. 什么是 n-back 任务？为什么它可以用于研究记忆负荷？在 n-back 任务中，使用 EEG 预测记忆负荷能达到什么效果？存在一个能量随记忆负荷变化的 EEG 频带吗？或者说这种现象是因人而异的吗？

15. 描述 Berlin BCI 团队在高速公路驾驶任务中，为了预测认知负荷使用的信号处理和机器学习技术。讨论所使用的系统是否具有足以商业化的实用性。

16. 讨论 BCI 能够用于教育和学习上的方式，注意以下几个方面：

　a. 衡量学生的投入程度和关注程度

　b. 材料的定制化呈现

　c. 评估和测试

17. 解释安保中身份识别和验证的区别。如何使用 BCI 来解决这两个问题？提供所使用的任务类型以及已探索过的信号处理和机器学习算法的细节。描述所报道的这些系统的性能，并评价这些系统是否已经为应用到现实生活中做好准备。

18. (✻探索题）了解当前在带动力装置的外骨骼方面的最先进技术（如由 Cyberdyne、Ekso Bionics 和 Raytheon 开发的系统），并写一篇文章，描述这些系统的性能、控制方式和提供给用户的反馈（若有的话）。然后讨论这些外骨骼是否有可能使用以下控制信号进行控制，以及如何实现控制：（i）肌电信号（EMG），（ii）非侵入方式采集的大脑信号，如 EEG，（iii）神经信号（如来自四肢的信号），（iv）侵入方式采集的大脑信号（如来自多电极阵列的锋电位）。

19. 描述 Berger 和同事们为了验证他们用于恢复和增强记忆功能的植入物所开展的实验（12.2.10 节）。实验中是如何阻止与任务相关信息的记忆存储的？如何用植入物来恢复这一功能？对于其他有正常记忆回路的大鼠，是如何增强其记忆功能的？

20. 讨论宇航员在太空中或地球上使用 BCI 的三种方式，有没有证据来证明或反驳失重对 BCI 性能有不利影响这一说法？

21. (✻探索题）根据电极的数量、电极位置、花费、便携性和软件开发设施，比较当前已经商业化的干电极系统，如 Emotiv 和 Neurosky 公司生产的那些系统。然后选择你喜欢的视频游戏，解释如何能够利用商业化的干电极系统提供的输入来代替游戏的一种控制。确认你所提出的控制范式充分考虑了可用的电极位置和任何可能由肌电活动引起的干扰。

22. 12.2.13 节描述了 "The Ascent"，这是一个 BCI 控制的表演艺术的例子。提出用来增强艺术家或观众对以下艺术形式体验的 BCI 方案：

　a. 绘画　　　　　　b. 音乐　　　　　　c. 戏剧　　　　　　d. 文学

脑机接口的道德规范

脑机接口中最重要的问题是伦理方面的问题，包括 BCI 的医学应用、BCI 增强人类能力的应用和其他应用有关的问题，以及 BCI 可能被滥用的问题。其中一些问题属于神经伦理学的范畴，但其他的问题则是针对 BCI 的技术方面。

在 BCI 大会及研讨会中有时候会有伦理方面的会议，且已有数篇文章对 BCI 和神经接口的伦理问题进行了讨论（例如，Clausen，2009；Haselager 等人，2009；Tamburrini，2009；Salvini 等人，2008；Warwick，2003）。然而迄今为止，除了医学伦理和法律道德上的协议，在 BCI 的使用方面仍然没有任何官方规定和指导。随着在过去这些年中其他技术的进步，BCI 有望在社会中变得越来越流行。那时，医药和政府管理机构可能会制定有关 BCI 使用的法律和伦理规范。在此，本章对 BCI 涉及的多种伦理问题，以及 BCI 研究和使用中的困境进行了概括。

13.1 医学、健康和安全问题

13.1.1 平衡风险和利益

任何一个使用者使用 BCI 时，最重要的问题大概就是：在使用 BCI 获利的同时，所带来的风险是否可以接受。在使用侵入式 BCI 时，这一问题变得尤为关键，损伤和感染的风险是不可忽视的。对于那些考虑使用 BCI 提高生活质量的患者来说，这些问题与那些决定接受可能存在风险的手术治疗（例如器官移植和心脏起搏器移植）的患者所面临的问题类似。实际上，这样的风险 - 利益分析已经是现在医院中所使用协议的一部分，通过分析决定是否应该植入 BCI，例如人工耳蜗或脑深度电刺激器（DBS）。随着其他类型 BCI 的发展和商业化，可能需要修改人工耳蜗和 DBS 所使用的协议，从而应用于这些新型的侵入式 BCI。

一般来说，设计 BCI 的公司和将植入 BCI 的医生应该向患者说明设备植入带来的利益与风险。最终由患者及其家属决定是否选择植入 BCI，这与当前其他的医疗程序是一样的。患者需要考虑的问题包括：BCI 的使用可能带来的副作用、患者期望的效果可能没有达到、BCI 使用时给家人或看护人带来的影响。

在风险 - 利益分析中，另一个思路是：为了降低风险，对某一患者使用非侵入式 BCI 是否足以代替侵入式 BCI。本书在前面的章节中也提到，在表现出的性能和持续时间方面，非侵入式 BCI 要次于侵入式 BCI。这就引出了相关的问题：对这名患者而言，侵入式 BCI 所带来的性能提升能为风险的提高进行辩解吗？政府管理机构应在对每类植入设备的功效和安全性进行全面评估的基础上，最终针对侵入式 BCI 的临床应用制定更全面的指导方针。

13.1.2　知情同意

在以医疗或非医疗为目的使用 BCI 时，一个重要的方面是确保已获得受试者的知情同意，也就是说受试者已经获知：

- 相对其他方案来说，BCI 技术所带来的风险和利益；
- BCI 将从大脑中提取信息；
- 提取这些信息导致的后果：可能导致你的尴尬，或者更糟糕的是，可能引起法律后果，比如被控告。

与其他有人参与的实验一样，受试者有在任何时候结束使用 BCI 的自由。在一些情况下可能会引起纠纷：

a. 在受试者是孩子的情况下，是否征得家长的同意就足够了？

b. 在受试者是不能交流的闭锁综合症患者的情况下，应由谁来代其进行知情同意？（是否征得看护人的同意就足够了？）

c. 对于有认知障碍，不能完全理解使用 BCI 所带来的风险与利益的患者，能征得他们的同意吗？

13.2　BCI 技术的滥用

就像任何一门新技术一样，出于各种不同的目的，BCI 很有可能会被滥用，这些目的包括犯罪、战争、恐怖主义、违反法律以及操纵大脑活动以获取利益。身体的增强（例如神经控制的外骨骼、车辆和武器）将可能改变犯罪和恐怖主义的实施方式以及战争的形式。销售商可能试图通过 BCI 使用过程中的潜意识广告来操纵消费者（"神经营销"）。

此外，在不远的将来，人们可能会看到能同时用于记录和刺激大脑的复杂无线 BCI 的商业化。这种 BCI 的出现可能带来一些令人担忧的场景，它可能将科幻小说变为现实。特别是在 BCI 和大脑之间进行无线通信时，如果没有进行加密或所使用的加密技术不够强大，那么信息可能被截取。大脑信号的窃取可能导致以下问题：

- **读心术或"大脑窃听"**：取决于大脑所传送的信号类型，个人的思想、见解和信仰可能会被犯罪分子、恐怖分子、商业企业、间谍机构以及司法机关和军事组织窃取、记录和利用。
- **强迫或"心理控制"**：BCI 有刺激使用者大脑的功能，这就存在危险的可能性，BCI 可能被劫持并用来强迫某个人做出违背其意愿的举动（例如实施犯罪或签署像遗嘱之类的文件）。
- **记忆操纵**：具有刺激大脑功能的 BCI 也可能被劫持来进行有选择性地擦除记忆或写入错误的记忆，导致"洗脑"的可能。

- **病毒**：恶意团体可能将"病毒"作为通信的一部分从一台机器上发送出去，导致认知障碍或认知操纵。

这些可能性使得极其安全的信道以及能够检测缺口并采取必要预防措施的安全算法成为 BCI 非常重要的需求。在下一节中，将会更详细地探究 BCI 的安全和隐私方面的问题。

BCI 技术也可能被篡改并产生有偏差的结果。比如，用于测谎的"脑指纹"方法可能被操纵，以产生对被告人有利或不利的结果。用于增强人类能力的 BCI 也可能被篡改，从而给使用者或其他人及财产造成重大损害。这里再次指出，如果力度足够大的安全措施实施到位，那么这些场景出现的几率会降至最小。

13.3　BCI 的安全性和隐私性

神秘的读心术和"人脑入侵"是很多科幻小说和电影中的热门话题。然而，即使在当前的 BCI 研究中，对安全和隐私的考虑也是重要的问题：在实验中记录的是哪一种神经数据？这些数据会揭示出一些受试者不愿透露的个人信息吗？这些数据要存储吗？如果要的话，需要存储多久，又是出于什么目的呢？受试者的数据能与其他研究人员共享吗？这些都是研究机构的伦理审查委员会（IRB）在对部分人类受试者进行审核的过程中的典型问题。实验只有符合国家（或国际）制定的指南中关于对人类受试者进行研究的伦理规范，才能获得审批。

本章已经讨论了在未来以复杂的方式记录和刺激大脑的无线 BCI 遭到前所未有的滥用和恶意攻击的可能性。在这些 BCI 开始应用之前，理应让健全的法律和技术保障落实到位。侵犯了 BCI 安全和隐私的行为应当定义为非法行为，违反者应该受到严厉的惩罚。加密技术和安全方法需要比现在的技术和方法更加强大，以保证 BCI 不会受到攻击，因为一次成功的攻击可能会对 BCI 使用者造成毁灭性的后果。为了在 BCI 使用期间免受攻击和隐私侵犯，依赖于神经机制和计算机算法的可能的混合安全技术为开展全新研究提供了机会。诸如胰岛素泵和心脏起搏器之类的植入式生物医疗设备的安全措施（例如，Gollakota 等人，2011；Paul 等人，2011）也可能用于 BCI，但是它们在 BCI 安全和"神经安全"（Denning 等人，2009）方面的适用性问题还没有进行全面探讨。

13.4　法律问题

随着 BCI 的广泛使用，大量的新的法律问题亟待解决。首先，正如之前提到的，立法者需要通过足够细致的法律，规定哪些与 BCI 有关的行为是合法的，哪些是非法的。法庭需要决定谁应该为涉及 BCI 的违法行为负责，问题的根本在于对人类何时停止活动而机器开始活动进行判断。由于 BCI 很可能拥有一定程度的自主权和学习能力，对于违反法律的原因，是 BCI 使用者自行发布的命令，还是在使用者处于潜意识状态下 BCI 自动完成的行为，可能是不清楚的。

解决这个问题的一个方法是在使用 BCI 之前，让使用者签署一份弃权声明，免除 BCI 公司除制造缺陷之外的其他责任，由使用者来承担全部责任。这就与人驾驶车辆的情况一样，如果造成伤害，车辆制造商不需要承担责任，除非伤害是由制造缺陷造成的。然而，在使用 BCI（或一般的自适应系统）的情况下，事情可能没法划分得那么清楚，原因在于人们可能对以下观点存在争议，即制造商不仅需要对软件上的缺陷负责，而且需要对具有自学习和适应能力的 BCI 所造成的无法预见的后果负责。很明显，这是需要进行讨论的，讨论之后应对当前一系列规定责任与保险的法律做出适当修改，从而使这些法律适用于使用者操控 BCI 的情况。

275

13.5　道德和社会公平问题

是否应该使用 BCI 可能会在道德上陷入两难的境地，人工耳蜗就是一个例子。聋人群体中的很多人拒绝使用人工耳蜗，因为他们并不认为耳聋是一种残疾。对他们来说，耳聋是关乎他们是谁和他们文化不可或缺的一部分。这一道德问题因而变成了是否应该将耳聋视为需要进行"治疗"的"疾病"。如果回答是否，那么耳聋孩子的父母就不再需要为他们的孩子获得一副人工耳蜗。而反对观点则认为故意剥夺孩子装上人工耳蜗的权利是有违道德的，因为这样的决定剥夺了孩子学习说话、听声音，以及享受生活各个方面（如音乐）的机会。

当 BCI 被用于增强健全人的身体和心理能力时，也引发了很多道德问题。首先，将 BCI 集成到大脑中，将从根本上改写人类的定义。在过去 5 亿多年的时间里，进化塑造了大脑，使大脑能够控制身体与物理环境进行交互。BCI 现在已经为大脑不以身体为中介，直接对外界环境中的物体施加控制打开了一扇门。这将如何摆脱人类进化至今的身体所施加的束缚呢？在很长的时间里，电子人一直是科幻小说的一个重要元素，但会不会有一些人放弃增强身体和心理能力所带来的优势，而选择一种没有 BCI 的生存方式，甚至成为强烈反对 BCI 技术的人呢？

BCI 在未来能使人的记忆、感觉和身体得到增强这一事实可能会导致社会的两极分化，产生"有增强"和"没有增强"两种新类型。例如，富人们可能会让他们的孩子在年纪还小的时候就植入 BCI，让他们在心理和身体能力上具有优势。而那些没有能力购买 BCI 的人毫无疑问会落后，从而可能产生严重的社会后果。这可能导致更大的贫富差距。类似地，一些国家能给他们的公民和士兵装备 BCI，从而对那些无法这样做的国家形成明显的优势，这可能扩大发达国家与发展中国家之间的差距。

在强大的增强型 BCI 成功研发出来并进入市场之前，需要很好地解决这些重要的社会公平问题。对政府来说，一个可能的解决办法是对某些普通类型的 BCI 采取补贴政策，以资助那些无力购买的人——这类似于今天很多国家实行的为所有公民提供免费公共教育和医疗保健的政府项目。然而在市场推动下，有很大可能还会存在一些很多人都买不起的高端 BCI 产品。

如果要熟练操作一个复杂、多用途的 BCI，那使用者需要很早就开始使用。很可

能还是个孩子的时候就开始使用 BCI，这引起了另一个道德上的困境。父母们因此要

面临一个艰难的选择：是否给孩子们植入 BCI，以增强他们未来的心理和身体能力。由父母来决定孩子应该增强哪一类能力，这符合道德吗？如果父母放弃了在孩子身上植入 BCI，可能会使他们的孩子与使用了 BCI 的孩子相比处于明显不利的境地，这符合道德吗？

最后，不同类型 BCI 的广泛使用会把社会分成不同的阶层。前面已经提到了是否使用 BCI 所造成的困境。是否应该为有和没有借助 BCI 增强记忆和认知能力的学生开设不同的学校呢？对于增强了身体能力的运动员们，是否应该成立特别的联盟或是设立不同的特殊奥林匹克运动会呢？

一个有着各种 BCI 使用者的社会所造成的上述问题和其他一些问题挑战了目前我们对人类这个词含义的理解，也表明迫切需要围绕着 BCI 发展和使用的道德和伦理问题进行广泛的讨论。因此，BCI 研究团队应当义不容辞地与法律制定者、人文科学和其他学科的同事，以及公共利益的代理人一起展开讨论，就引导 BCI 的使用和商业化的一系列道德规范达成一致。

13.6　小结

人们常说人类在技术上取得的任何重大进步都会伴随着重要的道德和伦理上的责任。BCI 也是如此。BCI 已经开始让人们的生活变得更好（例如，帕金森病患者使用的 DBS），但当 BCI 走出实验室，走入现实世界时，很有可能被滥用。虽然现存的医疗实践，如知情同意、利益与风险分析，可以在短期内指导 BCI 的使用，但目前并没有合适的道德准则和法律来规范未来更先进的用于增强人类能力的 BCI。

本章的目的是使读者意识到存在于 BCI 研究中的各种伦理和道德问题，涉及的范围从 BCI 可能被滥用的多种方式到 BCI 安全的需要，以及对法律和社会公平问题的探讨。最后，希望在不远的将来，所有这些探讨能有助于形成一个国际公认的 BCI 伦理方面的规范。

13.7　问题和习题

1. 对下列每种情况进行风险－利益分析：
   a. 一名从脖子往下瘫痪了的病人考虑使用侵入式 BCI（比如 BrainGate，见 7.3.1 节）来控制假臂。
   b. 一名截去了右臂的病人考虑使用基于 ECoG 的半侵入式 BCI 来控制机械手臂。
   c. 一名截去了右臂的病人考虑使用基于神经的半侵入式 BCI（8.2.1 节）来控制与 b. 中相同的机械手臂。
   d. 一名闭锁综合症患者考虑使用基于 P300 的 EEG 拼写器（9.1.4 节）进行交流。
2. 对于第 1 题中 a. 到 d. 的情况，分别为每位病人起草一份包含如下信息的知情同意书：BCI 的类型和用途、风险和利益、可替代方案（不考虑价格）、替代方案的风

险和利益，以及不接受或者使用 BCI 会带来的风险和利益。

3. 对于以下每种 BCI 技术（有些已经可用，而有些还不可用），确定其被滥用或是用于破坏的可能途径：

a. 用于恢复或者增强记忆存储和检索能力的植入物。

b. 使身体增强的 BCI。

c. 大脑控制的远程机器人替身。

d. 脑指纹与测谎。

e. 用于认知监测的 BCI（警觉性、认知负荷等）。

f. 脑力计算，如 CCCV（12.2.3 节）。

4. （✳探索题）了解目前已经提出的用于设备无线通信的安全和加密技术，这些设备包括：个人设备，例如可穿戴的健康监测传感器，或者医疗设备，例如起搏器、可植入的心脏除颤器或胰岛素泵。讨论这些技术是否能直接应用到无线 BCI 中，如果不能，是否能对它们进行修改以满足 BCI 的安全性？

5. （✳探索题）调查你所在国家的责任法所规定的在车辆事故中车辆制造商要负什么责任？车辆驾驶员要负什么责任？讨论是否可以修改这一法律，以界定在下列情况中 BCI 制造商和 BCI 使用者的责任：

a. 用于控制外骨骼的植入式 BCI。

b. 用于控制远程机器人替身的分层型 BCI。

c. 用于增大记忆存储和检索的无线记忆植入物。

6. 围绕着未来可能用来增强人类能力的 BCI 的使用，从以下层面讨论其中的道德和社会公平问题：

a. 社会分层（"电子人"与强烈反对 BCI 技术的人，富人与穷人）。

b. 国家边界和富裕程度所形成的分层。

c. 父母对于是否给孩子植入 BCI 所做的选择。

结　论

　　在过去的十年里，脑机接口领域取得了巨大的进步。基于多电极阵列的侵入式 BCI 已经能使实验动物们精确地控制机械臂的运动。植入物和半侵入式 BCI 帮助人类受试者快速实现对计算机光标和简单设备的控制。非侵入式 BCI，尤其是那些基于 EEG 的非侵入式 BCI，已经能让人类进行多维光标控制，以及向半自主机器人发出命令。目前在市场上出售的 BCI，如人工耳蜗和脑深部电刺激器，已经帮助成百上千听力受损的人和神经衰弱患者提高了生活质量。

　　迄今为止，BCI 领域取得的这些成就是引人瞩目的，但其发展道路依然障碍重重。正如 Gilja、Shenoy 及其同事（2011）所指出的，侵入式 BCI 还没有达到与身体健全的人同等程度的表现能力、长达几十年的鲁棒性、自然的本体感受与躯体感觉。此外，侵入式 BCI 对于人类来说仍然是有风险的，这类 BCI 仅作为帮助严重伤残病人的最后手段。基于 EEG 的非侵入式 BCI 是最为流行的一类 BCI，但也存在以下问题：

- 电极的安置繁琐，设置时间通常较长（多达半个小时，由电极数量决定）。
- 由于电极位置的偏移、与头皮的接触噪声等因素的影响，训练和学习的结果有可能不能延续。
- 为解决低信噪比和受试者的在线适应问题，需要使用功能强大的放大器、高效的机器学习和信号处理算法。
- 大脑信号传送至头皮时所发生的信号衰减和叠加，以及对大脑活动的稀疏采样，都限制了能提取的有用控制信号的范围。

　　为使风险最小化，人们非常希望通过非侵入式的方法来记录数千个神经元的活动，并且希望采集到的信号具有高信噪比。这需要生物物理学和工程学取得进展，已发现比 EEG 和 MRI 更好的脑成像方法。对于侵入式 BCI，需要使用具有生物相容性的植入芯片，这样的芯片能够在植入人体后的数年甚至数十年里不产生生物排斥，并且仍能从目标大脑区域采集到可靠的信号。在理想的情况下，这种芯片应该包含放大电路和无线遥测电路。在软件方面，需要超越诸如傅里叶分析、神经网络和线性回归等传统方法，而采用更具有鲁棒性和互适应能力的算法，比如基于概率模型进行推断、追踪和预测大脑状态的方法。

　　脑机接口领域为转变作为一个物种的人类与物理世界的交流方式，以及人类相互之间的交流方式提供了前所未有的可能性。这一领域研究的初衷是增强瘫痪或身体残疾的人与外界交流的能力以及控制外部设备的能力。脑机接口技术的快速进步为全新的交流方式打开了大门——大脑可以不通过身体而对物体进行控制，物体也可以直接向大脑提供反馈信息。

因此，可以预见在不远的将来，人们借助 BCI 技术来增加身体和心理能力，突破由进化和自身基因所带来的在身体和心理上的限制，这可能会成为常态。"心灵遥感"是一种通过思想来操纵和移动某些物体的能力，"心灵感应"则是一种通过思想与他人进行交流的能力，这些都非常可能实现。

作为一个物种，人类对这次进化上的飞跃已经做好准备了吗？全世界的政府和管理机构愿意共同协作，确保安全、公正和互利地过渡到这样的未来吗？在漫长的过去，从石器和火药，到蒸汽机与核裂变，人类已经一次次成功地与这些改变世界的技术相博弈、相融合。因而可以乐观地看待这个未来，作为一个物种的人类将成功将 BCI 技术融入生活，通过这一技术增强和丰富人们的体验。BCI 为人类提供了突破身体和大脑进化限制的可能性。因而人们可以满怀这样的期待，通过大脑、机器及计算机技术的紧密结合，BCI 将引领人类创造和成就的新时代。

280

数学背景知识

为了理解本书所用到的众多技术理念，读者需要掌握大学二、三年级所学的一些基本数学概念的应用知识，主要包括线性代数、概率论和微积分。对于微积分的背景知识，比如极限、积分、微分的概念，建议读者参考标准微积分教材（例如 Riddle，1979）。这一部分回顾了书中用到的数学符号和度量单位，以及线性代数和概率论的基本观点。

A.1 基本的数学符号和计量单位

用 $s(t)$ 将 s 表示为变量 t（如，时间）的函数，如果 t 是离散值（如 $t=1,2,3,\cdots$），有时也利用下标符号，如 s_t 来表示函数（$t=1,2,3,\cdots$）。

用 $\sum$ 表示序列变量的和：

$$s_1 + s_2 + s_3 + \cdots + s_N = \sum_{i=1}^{N} s_i$$

用 $|x|$ 表示绝对值函数：

$$|x| = \begin{matrix} x, & x \geq 0 \\ -x, & x < 0 \end{matrix} \qquad \text{(A-1)}$$

281 下表列出的缩写符号常用于表示多种度量单位：

单位	物理量	值	单位	物理量	值
mV(毫伏)	电压或电位差	10^{-3}伏特	cm(厘米)	长度	10^{-2}米
μV(微伏)	电压或电位差	10^{-6}伏特	Hz(赫兹)	频率(周期/秒)	1/秒
mW(毫瓦)	功率	10^{-3}瓦特	kHz(千赫兹)	频率(周期/秒)	10^{3}/秒
ms(毫秒)	时间	10^{-3}秒	MHz(兆赫兹)	频率(周期/秒)	10^{6}/秒
mm(毫米)	长度	10^{-3}米			

A.2 向量、矩阵和线性代数

A.2.1 向量

向量定义为一个由数值组成的有序序列，例如，一个四维向量可以写为：

$$\begin{bmatrix} a \\ b \\ c \\ d \end{bmatrix}$$

其中，a、b、c、d 称为向量的元素。本书主要关注元素为实数的向量（例如，$a = 17.6$，$b = -120.5$，$c = 150$，$d = -0.917$）。

向量是非常实用的，可以用它们来同时表示任意一组测量值或属性。例如，a、b、c、d 可以表示利用 EEG 从头皮的四个不同位置测量的电位（见第 3 章）。在后面的讨论中，都将以上述四维向量为例。但是，请记住所讨论的这些概念适用于任意维的向量。

向量名通常用黑体字符来表示。例如，可以用 $\boldsymbol{x}$ 来表示上面的四维向量：

$$\boldsymbol{x} = \begin{bmatrix} a \\ b \\ c \\ d \end{bmatrix}$$

向量 $\boldsymbol{x}$ 的元素用下标来确定，即 $x_1 = a$，$x_2 = b$ 等。一维向量只有一个值，称作标量，例如 $a = 17.6$。

两个同维向量相加可以通过将它们的对应元素相加来实现，例如，给定

$$\boldsymbol{x} = \begin{bmatrix} x_1 \\ x_2 \\ x_3 \\ x_4 \end{bmatrix} \quad 和 \quad \boldsymbol{y} = \begin{bmatrix} y_1 \\ y_2 \\ y_3 \\ y_4 \end{bmatrix},$$

则 $\boldsymbol{x}$ 与 $\boldsymbol{y}$ 的和为：

$$\boldsymbol{x} + \boldsymbol{y} = \begin{bmatrix} x_1 + y_1 \\ x_2 + y_2 \\ x_3 + y_3 \\ x_4 + y_4 \end{bmatrix}$$

可以用于向量的另一种简单运算是标量乘法，即用一个标量乘以一个向量——用标量乘以向量的每一个元素。例如，如果 c 是一个标量，$\boldsymbol{x}$ 是前面提到的向量，则有

$$c\boldsymbol{x} = \begin{bmatrix} cx_1 \\ cx_2 \\ cx_3 \\ cx_4 \end{bmatrix}$$

两个向量的有用乘法运算是点积。点积要求两个向量是同维度的，以上面提到的向量 $\boldsymbol{x}$ 和向量 $\boldsymbol{y}$ 为例，将两个向量按元素顺序分别相乘，并把各个乘积相加得到一个标量值：

$$\boldsymbol{x} \cdot \boldsymbol{y} = \sum_i x_i y_i = x_1 y_1 + x_2 y_2 + x_3 y_3 + x_4 y_4$$

以一个实例来说明，如果有：

$$a = \begin{bmatrix} 3 \\ -1 \\ 0.5 \\ 2 \end{bmatrix}, \quad b = \begin{bmatrix} -2 \\ -4 \\ 2 \\ 0.5 \end{bmatrix}$$

它们的点积表示为：

$a \cdot b = 3 \times (-2) + (-1) \times (-4) + (0.5) \times 2 + 2 \times (0.5) = -6 + 4 + 1 + 1 = 0$

向量的长度（或大小），也称作 L2 范数，用 $\|x\|$ 表示，定义为向量各元素平方和的平方根。以一个四维向量 x 为例，

$$\|x\| = \sqrt{x_1^2 + x_2^2 + x_3^2 + x_4^2}$$

注意，向量的长度等于向量与其自身点积的平方根：$\|x\| = \sqrt{x \cdot x}$。

从几何上看，将 n 维向量形象化为 n 维欧式空间中的箭头（或具有长度和方向的直线段）是非常有用的。例如，向量：

$$\begin{bmatrix} 4 \\ 3 \end{bmatrix}$$

可以看作二维空间中一个始于原点（0，0），止于坐标（4，3）的一条线段。这里，（0，0）称为向量的尾部，（4，3）称为向量的首部。像所有向量一样，该向量也有长度和方向，其长度为 $\sqrt{4^2 + 3^2} = \sqrt{25} = 5$。向量 x 和向量 y 的加法运算可以看作将向量 y 的尾部置于向量 x 的首部，画一条从向量 x 的尾部到向量 y 的首部的箭头。而且，基于这种思想，（使用余弦定理）点积 $x \cdot y$ 可以等价为：

$$x \cdot y = \|x\| \|y\| \cos\theta \tag{A-2}$$

其中，θ 为向量 x 和向量 y 之间的夹角。

当两个向量相互垂直时，称两个向量正交。此时向量之间的夹角 θ 为 90°，即：

$$x \cdot y = \|x\| \|y\| \cos 90° = 0 \tag{A-3}$$

即两向量的点积为 0。

如果向量 x 的长度 $\|x\| = 1$，那么向量 x 称为归一化向量，或单位向量。任意一个向量 y 可以通过除以它的长度来得到归一化向量，即 $\dfrac{y}{\|y\|}$ 为向量 y 的归一化（或单位）向量。

如果一组向量中的所有向量都为单位向量，且两两正交，则称这一组向量正交，即这组向量中的任意两个向量 x_i，x_j 满足：

$$x_i \cdot x_j = \begin{cases} 0, & i \neq j \\ 1, & i = j \end{cases} \tag{A-4}$$

A.2.2　矩阵

向量的概念可以推广至称为矩阵的矩形阵列。矩阵可以看作许多同维的列向量一

列接着一列排列在一起，也可认为由同维的行向量一行接着一行排列在一起。矩阵通常用一个大写字母来表示。例如，矩阵：

$$M = \begin{bmatrix} M_{11} & M_{12} & M_{13} \\ M_{21} & M_{22} & M_{23} \\ M_{31} & M_{32} & M_{33} \\ M_{41} & M_{42} & M_{43} \end{bmatrix}$$

[284]

M 是一个 4×3 的矩阵，行数为4，列数为3。M_{ij} 是矩阵的元素，其中下标 i 为行标号，j 为列标号。如果一个矩阵的行数与列数相等，则称这个矩阵为方阵。

矩阵在 BCI 的研究中非常有用，因为在诸如滤波（第4章）、分类（第5章）、概率论（如多元高斯分布，见 A.3 节）等操作中，常用到矩阵。

注意，向量仅是列数为1的矩阵的特例，即一个向量是一个 $n \times 1$ 的矩阵，向量中元素的个数为 n。

将矩阵 M 的行转换成相应的列，便得到转置矩阵 M^{T}，即 $M_{ij}^{\mathrm{T}} = M_{ji}$。例如，矩阵 A 为 $A = \begin{bmatrix} a & b & c \\ d & e & f \end{bmatrix}$，则其转置矩阵为：

$$A^{\mathrm{T}} = \begin{bmatrix} a & d \\ b & e \\ c & f \end{bmatrix}$$

与向量的加法运算相同，两个大小相同的矩阵的加法运算也是通过将两个矩阵的对应元素相加来实现的：$(A+B)_{ij} = A_{ij} + B_{ij}$。例如：

$$\begin{bmatrix} 2 & -5 \\ -1 & 3 \\ 4 & 2 \end{bmatrix} + \begin{bmatrix} 3 & 5 \\ -2 & -1 \\ 1 & 2 \end{bmatrix} = \begin{bmatrix} 5 & 0 \\ -3 & 2 \\ 5 & 4 \end{bmatrix}$$

类似地，矩阵 A 与一个标量 c 的标量乘法是将 c 与 A 的每一个元素相乘：$(cA)_{ij} = cA_{ij}$。

一个矩阵与另一个矩阵相乘的运算称为矩阵乘法，前提是第一个矩阵的列数等于第二个矩阵的行数。具体来说，如果矩阵 A 的大小为 $a \times b$，矩阵 B 的大小为 $b \times c$，那么两矩阵相乘得到一个新矩阵 $C = AB$，矩阵 C 的大小为 $a \times c$，矩阵中的元素定义为：

$$C_{ij} = (AB)_{ij} = \sum_{k=1}^{b} A_{ik} B_{kj} \tag{A-5}$$

也就是说，新矩阵 C 的每一个元素是第一个矩阵的行向量与第二个矩阵的列向量作点积运算得到的结果（这也就解释了为什么第一个矩阵的列数必须和第二个矩阵的行数相同）。为了更具体地进行说明，使用了下面这个例子：

$$A = \begin{bmatrix} 2 & -5 \\ -1 & 3 \\ 4 & 2 \end{bmatrix}, \quad B = \begin{bmatrix} 3 & -2 & 1 \\ 5 & -1 & 2 \end{bmatrix}$$

[285]

矩阵 A 是 3×2 矩阵，矩阵 B 是 2×3 矩阵，（矩阵 A 的列数等于矩阵 B 的行数）所以可以作矩阵乘法运算，相乘结果为一个 3×3 的矩阵：

$$C = AB = \begin{bmatrix} 2\times3+(-5)\times5 & 2\times(-2)+(-5)\times(-1) & 2\times1+(-5)\times2 \\ (-1)\times3+3\times5 & (-1)\times(-2)+3\times(-1) & (-1)\times1+3\times2 \\ 4\times3+2\times5 & 4\times(-2)+2\times(-1) & 4\times1+2\times2 \end{bmatrix}$$

注意，与实数的乘法不同，矩阵乘法是不满足交换律的。也就是说，即使矩阵 A 和矩阵 B 都是方阵，AB 和 BA 都存在，AB 通常也不等于 BA（读者可自己举例验证）。

矩阵相乘也适用于矩阵与向量相乘，在本书的几处讨论中，这样的运算都十分有用，比如第 4 章的 PCA、ICA 和第 5 章的 LDA。矩阵与向量相乘是矩阵乘法的一个特例，运算中只需要确保矩阵的列数与向量的元素个数相等，乘法运算的结果是一个向量。具体来说，一个大小为 $a\times b$ 的矩阵 A 和一个大小为 $b\times1$ 的向量 x 相乘，将得到一个 $a\times1$ 的向量 y，向量 y 的元素是矩阵 A 的行向量与向量 x 的点积。下面以前面给出的 2×3 的矩阵 B 和如下所示的 3×1 的向量 c 为例来进行说明：

$$c = \begin{bmatrix} 3 \\ -1 \\ 0.5 \end{bmatrix}$$

矩阵 B 与向量 c 相乘得到一个 2×1 的向量 d：

$$d = Bc = \begin{bmatrix} 3 & -2 & 1 \\ 5 & -1 & 2 \end{bmatrix} \begin{bmatrix} 3 \\ -1 \\ 0.5 \end{bmatrix} = \begin{bmatrix} 3(3)+(-2)(-1)+1(0.5) \\ 5(3)+(-1)(-1)+2(0.5) \end{bmatrix} = \begin{bmatrix} 11.5 \\ 17 \end{bmatrix}$$

注意，当方阵 B（大小为 $b\times b$）与向量 x（大小为 $b\times1$）相乘，结果是另外一个 $b\times1$ 的向量 $y=Bx$。因而在这种情况下，乘法运算的效果是把原向量 x 旋转至向量 y 的方向上（而且也可能改变向量的大小）。

一个有趣的现象是，利用转置运算可以根据矩阵乘法定义两个大小相同的向量之间的点积：

$$x \cdot y = \sum_i x_i y_i = x^{\mathrm{T}} y$$

这种点积形式对引出矩阵与向量的乘法运算是非常有用的。

如果 $A = A^{\mathrm{T}}$，则称方阵 A 对称。对于对称的 $n\times n$ 矩阵 A，如果满足 $x^{\mathrm{T}}Ax > 0$，其中 x 为任意的非零 $n\times1$ 向量，则称矩阵 A 为正定矩阵。如果对称矩阵 A 满足 $x^{\mathrm{T}}Ax \geq 0$，其中 x 为任意的 $n\times1$ 向量，则称矩阵 A 为半正定矩阵。

如果矩阵 D 除了对角元素以外，其余元素都为零，则称矩阵 D 为对角矩阵，即当 $i\neq j$，$D_{ij}=0$。

对角矩阵的一个例子是单位矩阵 I，这个方阵的各元素为：

$$I_{ij} = \begin{cases} 1, & i = j \\ 0, & i \neq j \end{cases}$$

对于大小和 I 相同的任意矩阵 A，都有 $AI = A$ 成立，这就是 I 称为单位矩阵的原因。

方阵 A 的逆是另一个方阵 A^{-1}，这样 $AA^{-1} = I$ 成立。并不是所有的方阵都存在逆阵，只有"非奇异"方阵才有逆阵（更多内容请参考 Strang[2009] 编写的书）。

A.2.3 特征向量和特征值

前面提到，方阵乘以向量的效果基本上是将向量旋转，同时改变向量的大小。然而存在一些"特殊"的非零向量，矩阵与它们相乘的效果仅仅是使向量按比例缩放（等价于向量乘以一个标量）。这种向量称为矩阵的特征向量，标量值（缩放比例）称为特征值。这个关系用下式来描述：

$$Me = \lambda e \tag{A-6}$$

其中，e 称为方阵 M 的特征向量，λ 是对应的特征值。方程 A-6 称为矩阵 M 的特征向量–特征值方程。

特征向量和特征值可以通过求解下面关于 λ 的多项式方程（也称为特征方程）得到：

$$\det(M - \lambda I) = 0 \tag{A-7}$$

其中，$\det(A)$ 是矩阵 A 的行列式（更多内容请参考 Strang[2009] 编写的书）。如果矩阵 M 是 $n \times n$ 矩阵，那么 M 最多有 n 个不同的特征值和特征向量。特征值可以是实数，也可以是复数，这取决于特征方程，对特征向量来说也是一样的。如果矩阵 M 是对称矩阵（如协方差矩阵，见 A.3 节），那么它的特征值一定是实数，特征向量也由实数组成并且两两正交。如果将这些特征向量进一步归一化为长度为 1 的向量，就构成了一组正交的向量，这在诸如 PCA（见第 4 章）的应用中是非常有用的。

A.2.4 线、面和超平面

本书通过强调向量与直线方程、平面方程、超平面方程之间的联系，得出了在线性代数方面的结论，事实证明这对于理解感知器、LDA、SVM（第 5 章）等二分类方法是不可或缺的，这些二分类方法试图找到一条直线、一个平面，或者超平面来将属于一种类别的点与属于其他类别的点区分开来。

设 P_0 是 p 维超平面上的一个点，x_0 表示坐标原点到 P_0 点的向量，w 表示与超平面垂直的向量，即超平面的法向量，x 表示从坐标原点到超平面任意一点（x_1, …, x_p）的向量。于是，由前面的讨论可知，因为法向量 w 和位于超平面的向量（$x - x_0$）是正交的，所以两者的点积为零：

$$w \cdot (x - x_0) = w^T (x - x_0) = 0$$

将上式进一步简化为超平面的一般方程：

$$w^T x + w_0 = 0 \tag{A-8}$$

其中，w_0 是一个常标量值（$= -w^T x_0$）。在二维的情况下讨论公式 A-8，向量 x 由坐标

(x, y) 决定：

$$\boldsymbol{w}^{\mathrm{T}}\boldsymbol{x} + w_0 = \begin{bmatrix} w_1 & w_2 \end{bmatrix} \begin{bmatrix} x \\ y \end{bmatrix} + w_0 = w_1 x + w_2 y + w_0 = 0$$

这一等式可以写成一个熟悉的形式：

$$y = mx + b \quad \text{其中有} \quad m = -\frac{w_1}{w_2}, \quad b = -\frac{w_0}{w_2} \tag{A-9}$$

这是二维空间中表示直线的经典斜率 – 截距方程，其中 m 是斜率，b 是直线在 y 轴上的截距。

A.3　概率论

在当今数据十分丰富的世界中，概率的概念是机器学习、人工智能和许多信息处理的核心。任何一个系统要在现实世界中充当人类的伙伴，就需要概率方法来量化不确定性和推理。因此，概率论在脑机接口领域中扮了演越来越重要的角色。

A.3.1　随机变量和概率公理

概率论基于两个理念：一个由相互排斥的可能事件组成的样本空间 S 和这些事件发生几率的"度量"。首先考虑有限样本空间 S，以抛硬币为例，有两个可能的事件：正面向上（h）和反面向上（t）。另一个例子是预测明天的天气——可能的结果是晴天、雨天或者多云，且这些结果的每一个子集都可以作为一个事件（例如雨天和多云）。

利用随机变量来表示一个事件，例如可以用随机变量 X 来代表抛硬币的结果，X 有两个可能的取值：$X = h$ 或者 $X = t$。通常，诸如 X 和 Y 的大写字母用来表示随机变量，而诸如 h 和 t 的小写字母用来表示它们的取值。

概率可定义为在样本空间 S 中分配给每个事件的度量（数值），且满足以下 3 个公理：

1. 度量值在 0 与 1 之间，也就是说，对所有的事件 x 均有 $0 \leqslant P(X = x) \leqslant 1$。在抛硬币的例子里，可能得到 $P(X = h) = 0.5$ 和 $P(X = t) = 0.5$，两者的度量值均在 0 到 1 之间。

2. 所有事件的度量值之和是 1，即 $\sum_x P(X = x) = 1$。在之前列举的抛硬币例子中，有 $P(X = h) + P(X = t) = 0.5 + 0.5 = 1$。

3. 互斥事件组合的概率是每个事件的概率之和，即：$P(X = x_1 \cup X = x_2 \cdots \cup X = x_n) = \sum_{i=1}^{n} P(X = x_i)$，其中 x_i 表示互斥事件。在抛硬币的例子中，结果是正面向上或反面向上的概率为 1（因为只有这两种情况），即 $P(X = h \cup X = t) = 1$，这个概率等于 $P(X = h) + P(X = t)$。

为了简化概念，通常将 $P(x)$ 作为 $P(X = x)$ 的简写。

A.3.2 联合和条件概率

两个事件 x 和 y 的联合概率写作 $P(x, y)$，它是 x 和 y 都发生的概率。举例来说，如果用 X 来代表一天的天气，用 Y 来代表前一天的天气，则 $P(X=雨天, Y=多云)$ 是在某一天下雨且其前一天多云的联合概率。

假设已知前一天多云，想要计算当天下雨的概率，解答这类问题需要条件概率的知识。条件概率 $P(x|y)$（在已知 y 条件下发生 x 的概率）是在已知另一个事件 y（前一天多云）已经发生的情况下，事件 x（当天将会下雨）发生的概率。条件概率定义为：

$$P(x\,|\,y) = P(x,y)/P(y) \tag{A-10}$$

如果所有事件的联合概率等于每个事件发生的概率之积，则这些（两个或者更多）随机变量是相互独立的。例如，当对所有的 x 和 y 有以下条件成立时，X 和 Y 是独立的：

$$P(X=x,Y=y) = P(X=x)P(Y=y) \tag{A-11}$$

或者可以等价为，当对 X 和 Y 的所有取值均有以下条件成立时，X 和 Y 是独立的：

$$P(X\,|\,Y) = P(X,Y)/P(Y) = P(X)P(Y)/P(Y) = P(X) \tag{A-12}$$

A.3.3 期望、方差和协方差

在很多情况下，用像 X 这样的随机变量来表示数字，例如抛硬币五次之后得到的正面向上的次数（在这个例子中，X 可以在 0，1，2，3，4，5 中取值）。在这类情况中，感兴趣的可能是计算随机变量的均值或方差。

离散随机变量 X 的均值（或者期望）定义如下：

$$E(X) = \sum_x P(X=x)x \tag{A-13}$$

有时用 μ_x 来表示均值 $E(X)$。

X 的方差定义为：

$$\mathrm{var}(X) = E((X-\mu_x)^2) = E(X^2) - {\mu_x}^2 = \sum_x P(X=x)x^2 - {\mu_x}^2 \tag{A-14}$$

X 的标准差定义为：

$$\sigma_x = \sqrt{\mathrm{var}(X)} \tag{A-15}$$

已知这个关系后，通常用 σ_x^2 来表示方差。

以上对均值和方差的定义也可用于向量形式的随机变量。假设有一个 n 维的随机变量：

$$x = \begin{bmatrix} x_1 \\ x_2 \\ \vdots \\ x_n \end{bmatrix}$$

289

x 的平均向量如下:

$$\boldsymbol{\mu}_x = E(\boldsymbol{x}) = \begin{bmatrix} E(x_1) \\ E(x_2) \\ \vdots \\ E(x_n) \end{bmatrix} = \begin{bmatrix} \mu_1 \\ \mu_2 \\ \vdots \\ \mu_n \end{bmatrix} \tag{A-16}$$

290

向量随机变量的方差组成的矩阵是协方差矩阵:

$$\text{cov}(\boldsymbol{x}) = E((\boldsymbol{x} - \boldsymbol{\mu}_x)(\boldsymbol{x} - \boldsymbol{\mu}_x)^{\mathrm{T}})$$

$$= \begin{bmatrix} E((x_1 - \mu_1)(x_1 - \mu_1)) & E((x_1 - \mu_1)(x_2 - \mu_2)) & \cdots & E((x_1 - \mu_1)(x_n - \mu_n)) \\ E((x_2 - \mu_2)(x_1 - \mu_1)) & E((x_2 - \mu_2)(x_2 - \mu_2)) & \cdots & E((x_2 - \mu_2)(x_n - \mu_n)) \\ \vdots & \vdots & \vdots & \vdots \\ E((x_n - \mu_n)(x_1 - \mu_1)) & E((x_n - \mu_n)(x_2 - \mu_2)) & \cdots & E((x_n - \mu_n)(x_n - \mu_n)) \end{bmatrix}$$

$$\tag{A-17}$$

注意协方差矩阵的对角线元素是向量 $\boldsymbol{x}$ 各元素的方差: $\text{var}(x_i) = E((x_i - \mu_i)^2)$。

A.3.4 概率密度函数

到目前为止,本章讨论的都是离散随机变量,也就是说,它们可以取有限数量的值中的一个。在合适的条件下,随机变量 X 也可以取连续值,例如实数。在这种情况下,可以定义如下所示的概率密度函数:

$$P(X = x) = \lim_{\Delta x \to 0} \frac{P(x \leq X \leq x + \Delta x)}{\Delta x}$$

于是,可以按照前面的相同方式定义均值、方差和协方差,除了用对概率密度函数求积分来代替对概率求和以外。

本节通过回顾一些常用的概率分布来结束关于概率论的介绍。首先考虑离散分布,然后是连续分布。

A.3.5 均匀分布

最简单的离散分布是均匀分布,它假定所有的事件都具有相同的可能性。因此,如果有 N 个可能的事件,则由均匀分布得到的每个事件 x 的概率为:

$$P(X = x) = \frac{1}{N} \tag{A-18}$$

在抛硬币的例子中,由均匀分布得到的两种可能结果的概率为 $P(X = h) = \frac{1}{2}$ 和

$P(X = t) = \frac{1}{2}$。掷一个六面骰子,均匀分布下每种结果的概率是 $\frac{1}{6}$。

A.3.6 伯努利分布

伯努利分布用来模拟二元随机变量的情况,也就是说只有两种可能的结果: $X = 0$

或者 $X = 1$。比如在抛硬币的试验中,当两种结果并不一定有相同的可能性时(可能硬币损坏了),可以用1表示正面向上,0表示反面向上。用参数 μ 来表示 $X = 1$ 的概率:

$$P(X = 1 \mid \mu) = \mu$$

其中,$0 \leqslant \mu \leqslant 1$。于是,$P(X = 0 \mid \mu) = 1 - \mu$。因此,可以将二元随机变量 X 的概率分布表示为:

$$P(X \mid \mu) = \mathrm{Bern}(X \mid \mu) = \mu^X (1 - \mu)^{1-X} \tag{A-19}$$

这个分布称为伯努利分布。读者可以验证这个分布是归一化的(总和为1)。根据公式 A-13 和公式 A-14 所示的均值和方差的定义,可以得到伯努利分布的均值和方差:

$$E(X) = P(X = 1 \mid \mu) \cdot 1 + P(X = 0 \mid \mu) \cdot 0$$
$$= \mu$$
$$\mathrm{var}(X) = P(X = 1 \mid \mu) \cdot (1 - \mu)^2 + P(X = 0 \mid \mu) \cdot (0 - \mu)^2 = \mu (1 - \mu)^2 + (1 - \mu)\mu^2$$
$$= \mu(1 - \mu)((1 - \mu) + \mu)$$
$$= \mu(1 - \mu)$$

A.3.7 二项分布

一种与伯努利分布密切相关的分布是二项分布,它表示的是在总共 N 次观察中,观察到事件 $X = 1$ 发生 m 次的概率(例如 N 次抛硬币),其中 $m = 0, 1, 2\cdots, N$:

$$P(m \mid N, \mu) = \mathrm{Binom}(m \mid N, \mu) = \binom{N}{m} \mu^m (1 - \mu)^{N-m} \tag{A-20}$$

其中,$\binom{N}{m}$ 是从 N 个相同项中取出 m 个项的可能方式的数量。

A.3.8 泊松分布

泊松分布是二项分布的特例,是在观察或者试验次数 N 以及 μ 未知的情况下,"成功"的概率(即观察事件 $X = 1$)。但所期望的成功次数是已知的:

$$\lambda = N\mu \tag{A-21}$$

上述等式是根据这样的事实得到的:一共进行了 N 次试验,每次试验成功的概率为 μ,于是能够观察到成功的平均次数为 $N\mu$。

将公式 A-21 改写为 $\mu = \dfrac{\lambda}{N}$,并将 μ 的这个值代入二项分布的公式 A-20 中,在 N 趋于无穷大的极限情况下,可得:

$$\lim_{N \to \infty} \mathrm{Binom}(m \mid N, \mu) = \lim_{N \to \infty} \binom{N}{m} \left(\frac{\lambda}{N}\right)^m \left(1 - \frac{\lambda}{N}\right)^{N-m}$$

在经过一些数学简化之后,得到泊松分布的表达式:

$$P(m \mid \lambda) = \mathrm{Poisson}(m \mid \lambda) = \frac{\lambda^m}{m!}\exp(-\lambda) \tag{A-22}$$

其中，$m = 0, 1, 2, \cdots$，由此表明泊松分布的均值和方差均等于 λ。

泊松分布很有用，因为它可以用在 BCI 中（以及一般的神经科学中）对一个神经元的锋电位活动建模：如果已知神经元的平均放电率 r，那么在一段时期 T 内，锋电位出现的期望值是 $\lambda = rT$。目前已发现，在研究很多生物的神经元时，可以用泊松分布很好地近似一段时期 T 内观察到 m 次锋电位的概率。

A.3.9　高斯分布

迄今为止讨论过的分布都适用于离散随机变量。也许，与连续随机变量相关的最重要的分布是高斯分布（也称为正态分布）。

首先考虑标量随机变量 X 可取任意实数值的情况。这种情况下的高斯分布由两个参数决定，均值 μ 和方差 σ^2，可以用如下形式表示：

$$P(X = x \mid \mu, \sigma^2) = \frac{1}{\sqrt{2\pi}\sigma}\exp\left(-\frac{1}{2}\left(\frac{x - \mu}{\sigma}\right)^2\right) \tag{A-23}$$

注意，高斯分布假定在均值 μ 处取得最大值，标准差 σ 决定在均值周围取值的散布情况（值越大表明越分散）。

A.3.10　多元高斯分布

高斯分布也可以用连续随机变量的向量形式定义。假设有一个 n 维向量随机变量 X，取值为实数向量 x，可以定义由两个参数决定的 X 的多元高斯分布：一个 n 维均值向量 μ 和一个 $n \times n$ 的协方差矩阵 Σ（见公式 A-16 和 A-17 中关于均值向量和协方差矩阵的定义）。X 的多元高斯分布定义为：

$$P(X = x \mid \mu, \Sigma) = \frac{1}{(2\pi)^{\frac{n}{2}}\sqrt{\det(\Sigma)}}\exp\left(-\frac{1}{2}(x - \mu)^{\mathrm{T}}\Sigma^{-1}(x - \mu)\right) \tag{A-24}$$

其中，$\det(\Sigma)$ 表示协方差矩阵 Σ 的行列式。注意，变量为标量的高斯分布定义式 A-23 是多元高斯分布在 $n = 1$ 时的特例。还需要注意指数 $(x - \mu)^{\mathrm{T}}\Sigma^{-1}(x - \mu)$ 是输入向量 x 和均值向量 μ 之间距离的平方，这个距离称为马氏距离（见第 5 章使用的例子）。

参 考 文 献

Acharya S, Fifer MS, Benz HL, Crone NE, Thakor NV. Electrocorticographic amplitude predicts finger positions during slow grasping motions of the hand. *J Neural Eng*. 2010 Aug;7(4):046002.

Andersen RA, Hwang EJ, Mulliken GH. Cognitive neural prosthetics. *Annu Rev Psychol*. 2010;**61**:169–90, C1–3.

Anderson C, Sijercic Z. Classification of EEG signals from four subjects during five mental tasks. In *Solving Engineering Problems with Neural Networks: Proceedings of the Conference on Engineering Applications in Neural Networks (EANN'96)*, 1996, Bulsari, AB, Kallio, S, and Tsaptsinos, D (eds.), pp. 407–14.

Ayaz H, Shewokis PA, Bunce S, Schultheis M, Onaral B. Assessment of cognitive neural correlates for a functional near infrared-based brain computer interface system. *Augmented Cognition*, HCII, 2009;LNAI 5638, pp. 699–708.

Babiloni C, Carducci F, Cincotti F, Rossini PM, Neuper C, Pfurtscheller G, Babiloni F. Human movement-related potentials vs desynchronization of EEG alpha rhythm: a high-resolution EEG study. *Neuroimage*. 1999 Dec;**10**(6):658–65.

Barber D. *Bayesian Reasoning and Machine Learning*. Cambridge University Press, 2012.

Bayliss JD. Use of the evoked potential P3 component for control in a virtual apartment. *IEEE Trans Neural Syst Rehabil Eng*. 2003;**11**(2):113–16.

Bear MF, Connors BW, Paradiso MA. *Neuroscience: Exploring the Brain*., 3rd ed., Lippincott Williams & Wilkins, Baltimore, MD, 2007.

Bell AJ, Sejnowski TJ. An information-maximization approach to blind separation and blind deconvolution. *Neural Computation*. 1995;7:1129–59.

Bell CJ, Shenoy P, Chalodhorn R, Rao RPN. Control of a humanoid robot by a noninvasive brain-computer interface in humans. *J Neural Eng*. 2008 Jun;5(2):214–20.

Bellavista P, Corradi A, Giannelli C. *Evaluating filtering strategies for decentralized handover prediction in the wireless internet*. Proc. 11th IEEE Symposium Computers Commun., 2006.

Bensch M, Karim A, Mellinger J, Hinterberger T, Tangermann M, Bogdan M, Rosenstiel W, Birbaumer N. Nessi: an EEG controlled web browser for severely paralyzed patients. *Comput. Intell. Neurosci*. 2007;Article ID 71863.

Berger H. Über das Elektroenkephalogram des Menschen. *Arch. f. Psychiat*. 1929;**87**: 527–70.

Berger T, Hampson R, Song D, Goonawardena A, Marmarelis V, Deadwyler S. A cortical neural prosthesis for restoring and enhancing memory. *Journal of Neural Engineering*. 2011; **8**(4):046017.

Birbaumer N, Cohen LG. Brain-computer interfaces: communication and restoration of movement in paralysis. *J Physiol*. 2007;**579**(Pt 3):621–36.

Bishop CM. *Pattern Recognition and Machine Learning*. Springer, New York, 2006.

Blakely T, Miller KJ, Rao RPN, Holmes MD, Ojemann JG. Localization and classification of phonemes using high spatial resolution electrocorticography (ECoG) grids. *Conf Proc IEEE Eng Med Biol Soc*. 2008;4964–67.

Blakely T, Miller KJ, Zanos SP, Rao RPN, Ojemann JG. Robust, long-term control of an electrocorticographic brain-computer interface with fixed parameters. *Neurosurg Focus*. 2009 Jul;**27**(1):E13.

Blankertz B, Losch F, Krauledat M, Dornhege G, Curio G, Müller KR. The Berlin brain-computer interface: accurate performance from first-session in BCI-naïve subjects. *IEEE Trans Biomed Eng.* 2008 Oct;**55**(10):2452–62.

Blankertz B, Tangermann M, Vidaurre C, Fazli S, Sannelli C, Haufe S, Maeder C, Ramsey L, Sturm I, Curio G, Müller KR. The Berlin brain-computer interface: non-medical uses of BCI technology. *Front Neurosci.* 2010;**4**:198.

Blankertz B, Tomioka R, Lemm S, Kawanabe M, Müller KR. Optimizing spatial filters for robust EEG single-trial analysis. *IEEE Signal Processing Magazine.* 2008;**25**(1):41–56.

Bles M, Haynes JD. Detecting concealed information using brain-imaging technology. *Neurocase.* 2008;**14**:82–92.

Blumhardt LD, Barrett G, Halliday AM, Kriss A. The asymmetrical visual evoked potential to pattern reversal in one half field and its significance for the analysis of visual field effects. *Br. J. Ophthalmol.* 1977;**61**: 454–61.

Boser BE, Guyon IM, Vapnik VN. A training algorithm for optimal margin classifiers. *Proceedings of the fifth annual workshop on computational learning theory,* ACM, New York, 1992, 144–52.

Braitenberg V. *Vehicles: Experiments in synthetic psychology.* MIT Press, Cambridge, MA, 1984.

Breiman L. Random Forests. *Machine Learning.* 2001;**45**(1):5–32.

Brindley GS, Lewin WS. The sensations produced by electrical stimulation of the visual cortex. *J Physiol.* 1968;**196**(2):479–93.

Bryan M, Nicoll G, Thomas V, Chung M, Smith JR, Rao RPN. Automatic extraction of command hierarchies for adaptive brain-robot interfacing. *Proceedings of ICRA 2012,* 2012 May 5–12.

Bryan MJ, Martin SA, Cheung W, Rao RPN. Probabilistic co-adaptive brain-computer interfacing. *Proceedings of Fifth International Brain-Computer Interface Meeting, Asilomar, CA, 2013 June 3–7.*

Bryson AE, Ho YC. *Applied optimal control.* New York: Wiley, 1975.

Burges CJC. A tutorial on support vector machines for pattern recognition. *Data Mining and Knowledge Discovery.* 1998;**2**:121–67.

Buttfield A, Ferrez PW, Millán J del R. Towards a robust BCI: error potentials and online learning. *IEEE Trans Neural Syst Rehabil Eng.* 2006;**14**(2):164–68.

Calhoun GL, McMillan, GR. EEG-based control for human computer interaction. *Proc. Annu. Symp. Human Interaction with Complex Systems.* 1996, pp. 4–9.

Chapin JK, Moxon KA, Markowitz RS, Nicolelis MA. Real-time control of a robot arm using simultaneously recorded neurons in the motor cortex. *Nat Neurosci.* 1999 Jul;**2**(7):664–70.

Cheng M, Gao X, Gao S, Xu D. Design and implementation of a brain-computer interface with high transfer rates. *IEEE Trans Biomed Eng.* 2002 Oct;**49**(10):1181–86.

Cheung W, Sarma D, Scherer R, Rao RPN. Simultaneous brain-computer interfacing and motor control: expanding the reach of non-invasive BCIs. *Conf Proc IEEE Eng Med Biol Soc.* 2012;**2012**:6715–8.

Chung M, Cheung W, Scherer R, Rao RPN. A hierarchical architecture for adaptive brain-computer interfacing. *Proceedings of IJCAI.* 2011, pp.1647–52.

Citri A, Malenka RC. Synaptic plasticity: multiple forms, functions, and mechanisms. *Neuropsychopharmacology.* 2008;**33**: 18–41.

Clausen J. Man, machine and in between. *Nature.* 2009;**457**(7233): 1080–81.

Collinger JL, Wodlinger B, Downey JE, Wang W, Tyler-Kabara EC, Weber DJ, McMorland AJ, Velliste M, Boninger ML, Schwartz AB. High-performance neuroprosthetic control by an individual with tetraplegia. *The Lancet.* 2013 Feb 16;**381**(9866):557–64.

Cooper R, Osselton JW, Shaw JC. *EEG Technology,* 2nd ed., London: Butterworths, 1969.

Cortes C, Vapnik V. Support-Vector Networks. *Machine Learning.* 1995;**20**:273–297.

Coyle S, Ward T, Markham C, McDarby G. On the suitability of near-infrared (NIR) systems for next-generation brain computer interfaces. *Physiol Meas.*

2004;**25**:815–22.

Croft RJ, Chandler JS, Barry RJ, Cooper NR, Clarke AR. EOG correction: a comparison of four methods. *Psychophysiology*. 2005;**42**:16–24.

Dalbey B. *Brain fingerprinting testing traps serial killer in Missouri*. The Fairfield Ledger. Fairfield, IA, 1999 August, p. 1.

Delgado J. *Physical Control of the Mind: Toward a Psychocivilized Society*. Harper and Row, New York, 1969.

Denk W, Strickler JH, Webb WW. Two-photon laser scanning fluorescence microscopy. *Science*. 1990;**248**, 73–76.

Denning T, Matsuoka Y, Kohno T. Neurosecurity: security and privacy for neural devices. *Neurosurg Focus*. 2009;**27**(1):E7.

Dhillon GS and Horch KW. Direct neural sensory feedback and control of a prosthetic arm. *IEEE Trans Neural Syst Rehabil Eng*. 2005;**13**:468–72.

Diester I, Kaufman MT, Goo W, O'Shea DJ, Kalanithi PS, Deisseroth K, Shenoy KV. *Optogenetics and brain-machine interfaces. Proc. of the 33rd Annual International Conference IEEE EMBS*. 2011, Boston, MA.

DiGiovanna J, Mahmoudi B, Fortes J, Principe JC, Sanchez JC. Coadaptive brain-machine interface via reinforcement learning. *IEEE Trans Biomed Eng*. 2009;**56**(1):54–64.

Dobelle WH. Artificial vision for the blind by connecting a television camera to the visual cortex. *American Society for Artificial Internal Organs Journal*. 2000;**46**:3–9.

Dobkin BH. Brain-computer interface technology as a tool to augment plasticity and outcomes for neurological rehabilitation. *J Physiol*. 2007;**579**(Pt 3):637–42.

Donoghue JP, Nurmikko A, Black M, Hochberg LR. Assistive technology and robotic control using motor cortex ensemble-based neural interface systems in humans with tetraplegia. *J Physiol*. 2007 Mar 15;**579**(Pt 3):603–11.

Dornhege G, Millán JR, Hinterberger T, McFarland DJ, Müller KR. (eds.) *Towards Brain-Computer Interfacing*. MIT Press, Cambridge, MA, 2007.

Duda R, Hart P, Stork D. *Pattern Classification (2nd ed.)*. Wiley Interscience, New York, 2000.

Fagg AH, Ojakangas GW, Miller LE, Hatsopoulos NG. Kinetic trajectory decoding using motor cortical ensembles. *IEEE Trans Neural Syst Rehabil Eng*. 2009 Oct;**17**(5):487–96.

Farwell LA, Donchin E. Talking off the top of your head: toward a mental prosthesis utilizing event-related brain potentials. *Electroencephalogr Clin Neurophysiol*. 1988 Dec;**70**(6):510–23.

Farwell LA, Donchin E. The truth will out: interrogative polygraphy ("lie detection") with event-related brain potentials. *Psychophysiology*. 1991;**28**(5):531–47.

Farwell LA. Brain fingerprinting: a comprehensive tutorial review of detection of concealed information with event-related brain potentials. *Cognitive Neurodynamics*. 2012;**6**: 115–54.

Fatourechi M, Bashashati A, Ward RK, Birch GE. EMG and EOG artifacts in brain computer interface systems: A survey. *Clin Neurophysiol*. 2007 Mar;**118**(3):480–94.

Fetz EE. Operant conditioning of cortical unit activity. *Science*. 1969 Feb 28;**163**(870):955–58.

Fetz EE. Volitional control of neural activity: implications for brain-computer interfaces. *J Physiol*. 2007 Mar 15;**579**(Pt 3):571–9. Epub 2007 Jan 18.

Finke A, Lenhardt A, Ritter H. The mindgame: a P300-based brain-computer interface game. *Neural Networks* 2009;**22**: 1329–33.

Fitzsimmons NA, Lebedev MA, Peikon ID, Nicolelis MA. Extracting kinematic parameters for monkey bipedal walking from cortical neuronal ensemble activity. *Front Integr Neurosci*. 2009;**3**:3.

Foerster O. Beitrage zur pathophysiologie der sehbahn und der spehsphare. *J Psychol Neurol*. 1929;**39**:435–63.

Fork RL. Laser stimulation of nerve cells in Aplysia. *Nature*. 1971;**171**, 907–08.

Freund, Yoav, Schapire, Robert E. A decision-theoretic generalization of on-line learning and an application to boosting. *Journal of Computer and System Sciences*, 55(1):119–139, 1997.

Friedman JH. Regularized discriminant analysis. *J Amer Statist Assoc*. 1989;**84**(405):165–75.

Furdea A, Halder S, Krusienski DJ, Bross D, Nijboer F, Birbaumer N, Kübler A. An auditory oddball (P300) spelling system for brain-computer interfaces. *Psychophysiology*. 2009;**46**(3):617–25.

Galán F, Nuttin M, Lew E, Ferrez PW, Vanacker G, Philips J, Millán J del R. A brain-actuated wheelchair: asynchronous and non-invasive brain-computer interfaces for continuous control of robots. *Clin Neurophysiol*. 2008;**119**(9):2159–69.

Ganguly K, Carmena JM. Emergence of a stable cortical map for neuroprosthetic control. *PLoS Biol*. 2009 Jul;**7**(7):e1000153.

Gao X, Xu D, Cheng M, Gao S. A BCI-based environmental controller for the motion-disabled. *IEEE Trans Neural Syst Rehabil Eng*. 2003 Jun;**11**(2):137–40.

Garrett D, Peterson DA, Anderson CW, Thaut MH. Comparison of linear, nonlinear, and feature selection methods for EEG signal classification. *IEEE Trans Neural Syst Rehabil Eng*. 2003 Jun;**11**(2):141–44.

Georgopoulos AP, Kettner RE, Schwartz AB. Primate motor cortex and free arm movements to visual targets in three-dimensional space. II. Coding of the direction of movement by a neuronal population. *J of Neurosci*. 1988;**8**(8):2928–37.

Gerson AD, Parra LC, Sajda P. Cortically coupled computer vision for rapid image search. *IEEE Trans Neural Syst Rehabil Eng*. 2006;**14**(2):174–79.

Gilja V, Chestek CA, Diester I, Henderson JM, Deisseroth K, Shenoy KV. Challenges and opportunities for next-generation intra-cortically based neural prostheses. *IEEE Transactions on Biomedical Engineering*. 2011;**58**:1891–99.

Gilmore RL. American Electroencephalographic Society guidelines in electroencephalography, evoked potentials, and polysomnography, *J. Clin. Neurophysiol*. 1994;**11**.

Giridharadas A. India's novel use of brain scans in courts is debated. *New York Times*. 2008 Sept. 15. Section A, p10.

Gollakota S, Hassanieh H, Ransford B, Katabi D, Fu K. They can hear your heartbeats: non-invasive security for implantable medical devices. In *Proceedings of the ACM SIGCOMM 2011 conference* (SIGCOMM '11). 2011. ACM, New York, NY, pages 2–13.

Graimann B, Allison B, Pfurtscheller G. (eds.) *Brain-Computer Interfaces: Revolutionizing Human-Computer Interaction*. Springer, Berlin, 2011.

Grimes D, Tan DS, Hudson S, Shenoy P, Rao RPN. Feasibility and pragmatics of classifying working memory load with an electroencephalograph. In *Proceedings of ACM SIGCHI Conference on Human Factors in Computing Systems* (CHI 2008). 2008;835–44.

Halder S, Rea M, Andreoni R, Nijboer F, Hammer EM, Kleih SC, Birbaumer N, Kübler A. An auditory oddball brain-computer interface for binary choices. *Clin Neurophysiol*. 2010;**121**(4):516–23.

Hanks TD, Ditterich J, Shadlen MN. Microstimulation of macaque area LIP affects decision-making in a motion discrimination task. *Nat Neurosci*. 2006;**9**: 682–89.

Haselager P, Vlek R, Hill J, Nijboer F. A note on ethical aspects of BCI. *Neural Networks*. 2009;**22**: 1352–57.

Hill NJ, Lal TN, Bierig K, Birbaumer N, Schölkopf B. An auditory paradigm for brain-computer interfaces. In *Advances in Neural Information Processing Systems 17*, 569–76. (Eds.) Saul, L.K., Y. Weiss and L. Bottou, MIT Press, Cambridge, MA, USA (2005).

Hinterberger T, Kübler A, Kaiser J, Neumann N, Birbaumer N. A brain-computer interface (BCI) for the locked-in: comparison of different EEG classifications for the thought translation device. *Clin Neurophysiol*. 2003;**114**(3): 416–25.

Hiraiwa A, Shimohara K, Tokunaga Y. EEG topography recognition by neural networks.

Engineering in Medicine and Biology. 1990;**9**(3): 39–42.

Hjelm S, Browall C. Brainball – Using brain activity for cool competition. *In Proceedings of NordiCHI, Stockholm.* 2000.

Hochberg LR, Bacher D, Jarosiewicz B, Masse NY, Simeral JD, Vogel J, Haddadin S, Liu J, Cash SS, van der Smagt P, Donoghue JP. Reach and grasp by people with tetraplegia using a neurally controlled robotic arm. *Nature.* 2012;**485**(7398):372–75.

Hochberg LR, Serruya MD, Friehs GM, Mukand JA, Saleh M, Caplan AH, Branner A, Chen D, Penn RD, Donoghue JP. Neuronal ensemble control of prosthetic devices by a human with tetraplegia. *Nature.* 2006 Jul 13; **442**(7099):164–71.

Hwang EJ, Andersen RA. Cognitively driven brain machine control using neural signals in the parietal reach region. *Conf Proc IEEE Eng Med Biol Soc.* 2010;3329–32.

Hyvärinen A, Oja E. Independent component analysis: algorithms and applications. *Neural Networks.*2000;**13**(4–5): 411–430.

Hyvärinen A. Fast and robust fixed-point algorithms for independent component analysis. *IEEE Transactions on Neural Networks.* 1999;**10**(3): 626–34.

Iturrate I, Antelis J, Minguez J. Synchronous EEG brain actuated wheelchair with automated navigation. In *Proc. 2009 IEEE Int. Conf. Robotics Automation, Kobe, Japan.* 2009.

Jackson A, Mavoori J, Fetz EE. Long-term motor cortex plasticity induced by an electronic neural implant. *Nature.* 2006;**444**(7115):56–60.

Jahanshahi M, Hallet M. The Bereitschaftspotential: movement related cortical potentials. *Kluwer Academic.* 2002. New York.

Jasper HH. Report of the Committee on Methods of Clinical Examination in Electroencephalography. *Electroenceph. Clin. Neurophysiol.* 1958;**10**:370–71.

Javaheri M, Hahn DS, Lakhanpal RR, Weiland JD, Humayun MS. Retinal prostheses for the blind. *Ann Acad Med Singapore.* 2006;**35**(3):137–44.

Jung TP, Humphries C, Lee TW, Makeig S, McKeown MJ, Iragui V, Sejnowski TJ. Extended ICA removes artifacts from electroencephalographic recordings. *Adv Neural Inf Process Syst.* 1998;**10**:894–900.

Jung TP, Makeig S, Stensmo M, Sejnowski TJ. Estimating alertness from the EEG power spectrum. *IEEE Transactions on Biomedical Engineering.* 1997;**44**:60–69.

Kandel ER, Schwartz JH, Jessell TM. *Principles of Neural Science.* Third edition. Elsevier, New York, 1991.

Kandel ER, Schwartz JH, Jessell TM, Siegelbaum SA, Hudspeth AJ. *Principles of Neural Science.* Fifth Edition. McGraw Hill, New York, 2012.

Kern DS, Kumar R. Deep brain stimulation. *The Neurologist.* 2007;**13**: 237–52.

Kherlopian AR, Song T, Duan Q, Neimark MA, Po MJ, Gohagan JK, Laine AF. A review of imaging techniques for systems biology. *BMC Syst Biol.* 2008;**2**:74.

Kim SP, Simeral JD, Hochberg LR, Donoghue JP, Black MJ. Neural control of computer cursor velocity by decoding motor cortical spiking activity in humans with tetraplegia. *J Neural Eng.* 2008 Dec;**5**(4):455–76.

Kohlmorgen J, Dornhege G, Braun M, Blankertz B, Müller K-R, Curio G, Hagemann K, Bruns A, Schrauf M, Kincses W. Improving human performance in a real operating environment through realtime mental workload detection. In *Toward Brain-Computer Interfacing* (eds. G. Dornhege, J. del R. Millán, T. Hinterberger, D. J. McFarland, and K.-R. Müller). MIT Press, Cambridge, MA. 2007;409–22.

Koller, D., Friedman, N. *Probabilistic Graphical Models: Principles and Techniques*, MIT Press, 2009.

Krepki R, Blankertz B, Curio G, Müller KR. The Berlin brain–computer interface (BBCI): towards a new communication channel for online control in gaming applications. *J Multimed. Tool Appl.* 2007;**33**:73–90.

Kringelbach ML, Jenkinson N, Owen SLF, Aziz TZ. Translational principles of deep brain stimulation. *Nature Reviews Neuroscience.* 2007;**8**:623–35.

Kübler A, Kotchoubey B, Hinterberger T, Ghanayim N, Perelmouter J, Schauer M,

Fritsch C, Taub E, Birbaumer N. The thought translation device: a neurophysiological approach to communication in total motor paralysis. *Exp Brain Res.* 1999 Jan;**124**(2):223–32.

Kuiken TA, Miller LA, Lipschutz RD, Lock BA, Stubblefield K, Marasco PD, Zhou P, Dumanian GA. Targeted reinnervation for enhanced prosthetic arm function in a woman with a proximal amputation: a case study. *Lancet.* 2007;**369**:371–80.

Lalor EC, Kelly SP, Finucane C, Burke R, Smith R, Reilly R, McDarby G. Steady-state VEP-based brain-computer interface: Control in an immersive 3D gaming environment. *EURASIP Journal on Applied Signal Processing.* 2005;**19**:3156–64.

Leuthardt EC, Miller KJ, Schalk G, Rao RPN, Ojemann JG. Electrocorticography-based brain computer interface – the Seattle experience. *IEEE Trans Neural Syst Rehabil Eng.* 2006 Jun;**14**(2):194–98.

Leuthardt EC, Schalk G, Wolpaw JR, Ojemann JG, Moran DW. A brain-computer interface using electrocorticographic signals in humans. *J Neural Eng.* 2004 Jun;**1**(2):63–71.

Li Z, O'Doherty JE, Hanson TL, Lebedev MA, Henriquez CS, Nicolelis MA. Unscented Kalman filter for brain-machine interfaces. *PLoS One.* 2009 Jul 15;**4**(7):e6243.

Liang SF, Lin CT, Wu RC, Chen YC, Huang TY, Jung TP. Monitoring driver's alertness based on the driving performance estimation and the EEG power spectrum analysis. *Conf Proc IEEE Eng Med Biol Soc.* 2005;**6**:5738–41.

Lins OG, Picton TW, Berg P, Scherg M. Ocular artifacts in recording EEGs and event-related potentials. II: source dipoles and source components. *Brain Topogr.* 1993;**6**:65–78.

Loeb GE, Peck RA. Cuff electrodes for chronic stimulation and recording of peripheral nerve activity. *J Neurosci Methods.* 1996 Jan;**64**:95–103.

Makeig S, Enghoff S, Jung TP, Sejnowski TJ. Moving-window ICA decomposition of EEG data reveals event-related changes in oscillatory brain activity. In *Proc. Second International Workshop on Independent Component Analysis and Signal Separation.* 2000; 627–32.

Malmivuo J, Plonsey R. *Bioelectromagnetism – Principles and Applications of Bioelectric and Biomagnetic Fields,* Oxford University Press, New York, 1995.

Mappus RL, Venkatesh GR, Shastry C, Israeli A, Jackson MM. An fNIR based BMI for letter construction using continuous control. *ACM CHI 2009 Human Factors in Computing Systems Conference Work in Progress Paper.* 2009;**2**:3571–76.

Marcel S, Millán J del R. Person authentication using brainwaves (EEG) and maximum a posteriori model adaptation. *IEEE Trans Pattern Anal Mach Intell.* 2007;**29**(4):743–52.

Mason SG, Birch GE. A brain-controlled switch for asynchronous control applications. *IEEE Trans Biomed Eng.* 2000 Oct;**47**(10):1297–307.

Mavoori J, Jackson A, Diorio C, Fetz E. An autonomous implantable computer for neural recording and stimulation in unrestrained primates. *J Neurosci Methods.* 2005;**148**(1):71–77.

Mellinger J, Schalk G, Braun C, Preissl H, Rosenstiel W, Birbaumer N, Kübler A. An MEG-based brain-computer interface (BCI). *Neuroimage.* 2007;**36**(3):581–93.

Middendorf M, McMillan G, Calhoun G, Jones KS. Brain computer interfaces based on the steady-state visual-evoked response. *IEEE Trans. Rehab. Eng.* 2000;**8**:211–14.

Millán JJ del R, Galán F, Vanhooydonck D, Lew E, Philips J, Nuttin M. Asynchronous non-invasive brain-actuated control of an intelligent wheelchair. *Conf. Proc. IEEE Eng. Med. Biol Soc.* 2009;3361–64.

Millán JR, Ferrez PW, Seidl T. Validation of brain-machine interfaces during parabolic flight. In L. Rossini, D. Izzo, L. Summerer (eds.), "Brain-machine interfaces for space applications: enhancing astronauts' capabilities." *International Review of Neurobiology.* 2009;**86**.

Miller KJ, Leuthardt EC, Schalk G, Rao RPN, Anderson NR, Moran DW, Miller JW, Ojemann JG. Spectral changes in cortical surface potentials during motor movement. *J Neurosci.* 2007;**27**(9):2424–32.

Miller KJ, Schalk G, Fetz EE, den Nijs M, Ojemann JG, Rao RPN. Cortical activity during motor execution, motor imagery, and imagery-based online feedback. *Proc. Natl. Acad. Sci. USA.* 2010 Mar 2;**107**(9):4430–35.

Miller KJ, Zanos S, Fetz EE, den Nijs M, Ojemann JG. Decoupling the cortical power spectrum reveals real-time representation of individual finger movements in humans. *J Neurosci.* 2009 Mar 11;**29**(10):3132–37.

Moritz CT, Fetz EE. Volitional control of single cortical neurons in a brain-machine interface. *J Neural Eng.* 2011;**8**(2).

Moritz CT, Perlmutter SI, Fetz EE. Direct control of paralysed muscles by cortical neurons. *Nature.* 2008;**456**, 639–42.

Müller KR, Anderson CW, Birch GE. Linear and nonlinear methods for brain-computer interfaces. *IEEE Trans Neural Syst Rehabil Eng.* 2003;**11**(2):165–69.

Müller KR, Tangermann M, Dornhege G, Krauledat M, Curio G, Blankertz B. Machine learning for real-time single-trial EEG-analysis: From brain-computer interfacing to mental state monitoring. *J Neurosci Methods.* 2008;**167**(1):82–90.

Musallam S, Corneil BD, Greger B, Scherberger H, Andersen RA. Cognitive control signals for neural prosthetics. *Science.* 2004 Jul 9;**305**(5681):258–62.

Mussa-Ivaldi FA, Alford ST, Chiappalone M, Fadiga L, Karniel A, Kositsky M, Maggiolini E, Panzeri S, Sanguineti V, Semprini M, Vato A. New perspectives on the dialogue between brains and machines. *Front Neurosci.* 2010;**4**:44.

Nunez PL. *Electric Fields of the Brain: The Neurophysics of EEG*, Oxford University Press, New York, 1981.

O'Doherty JE, Lebedev MA, Hanson TL, Fitzsimmons NA, Nicolelis MA. A brain-machine interface instructed by direct intracortical microstimulation. *Front Integr Neurosci.* 2009;**3**:20.

O'Doherty JE, Lebedev MA, Ifft PJ, Zhuang KZ, Shokur S, Bleuler H, Nicolelis MA. Active tactile exploration using a brain-machine-brain interface. *Nature.* 2011;**479**(7372):228–31.

Ohki K, Chung S, Ch'ng YH, Kara P and Reid RC. Functional imaging with cellular resolution reveals precise microarchitecture in visual cortex. *Nature.* 2005;**433**:597–603.

Ojakangas CL, Shaikhouni A, Friehs GM, Caplan AH, Serruya MD, Saleh M, Morris DS, Donoghue JP. Decoding movement intent from human premotor cortex neurons for neural prosthetic applications. *J Clin Neurophysiol.* 2006 Dec;**23**(6):577–84.

Onton J, Makeig S. Information-based modeling of event-related brain dynamics. In C. Neuper and W. Klimesch, (eds.) *Progress in Brain Research.* 2006;**159**. Elsevier, Amsterdam.

Orbach HS, Cohen LB, Grinvald A. Optical mapping of electrical activity in rat somatosensory and visual cortex. *J Neurosci.* 1985;**5**:1886.

Paranjape RB, Mahovsky J, Benedicenti L, Koles Z. The electroencephalogram as a biometric. In *Proceedings of the Canadian Conference on Electrical and Computer Engineering.* 2001;**2**:1363–66.

Paul N, Kohno T, Klonoff DC. A review of the security of insulin pump infusion systems. *J Diabetes Sci Technol.* 2011;**5**(6):1557–62.

Pfurtscheller G, Guger C, Müller G, Krausz G, Neuper C. Brain oscillations control hand orthosis in a tetraplegic. *Neurosci Lett.* 2000 Oct 13;**292**(3):211–14.

Pfurtscheller G, Neuper C, Guger C, Harkam W, Ramoser H, Schlögl A, Obermaier B, Pregenzer M. Current trends in Graz brain-computer interface (BCI) research. *IEEE Trans Rehabil Eng.* 2000 Jun;**8**(2):216–19.

Pfurtscheller G, Neuper C, Müller GR, Obermaier B, Krausz G, Schlögl A, Scherer R, Graimann B, Keinrath C, Skliris D, Wörtz M, Supp G, Schrank C. Graz-BCI: state of the art and clinical applications. *IEEE Trans Neural Syst Rehabil Eng.* 2003 Jun;**11**(2):177–80.

Pierce JR. *An Introduction to Information Theory.* Dover, New York, 1980.

Pistohl T, Ball T, Schulze-Bonhage A, Aertsen A, Mehring C. Prediction of arm movement trajectories from ECoG-recordings in humans. *J Neurosci Methods*. 2008 Jan 15;**167**(1):105–14.

Poulos M, Rangoussi M, Chrissicopoulos V, Evangelou A. Person identification based on parametric processing on the EEG. In *Proceedings of the Sixth International Conference on Electronics, Circuits and Systems (ICECS99), Pafos, Cyprus*. 1999;**1**:283–86.

Pregenzer M. *DSLVQ*. PhD thesis, Graz University of Technology, 1997.

Puikkonen J, Malmivuo JA. Theoretical investigation of the sensitivity distribution of point EEG-electrodes on the three concentric spheres model of a human head – An application of the reciprocity theorem. *Tampere Univ. Techn., Inst. Biomed. Eng., Reports*. 1987;**1**(5):71.

Ramoser H, Muller-Gerking J, Pfurtscheller G. Optimal spatial filtering of single trial EEG during imagined hand movement. *IEEE Trans. on Rehab*. 2000;**8**(4):441–46.

Ranganatha S, Hoshi Y, Guan C. Near infrared spectroscopy based brain-computer interface. *Proceedings of SPIE Exp. Mech*. 2005;**5852**:434–42.

Rao RPN, Scherer R. Brain-computer interfacing. *IEEE Signal Processing Magazine*. 2010;**27**(4).

Rao RPN, Scherer R. Statistical pattern recognition and machine learning in brain-computer interfaces. In K. Oweiss (ed.), *Statistical Signal Processing for Neuroscience and Neurotechnology*. Academic Press, Burlington, MA, 2010.

Rao RPN. An optimal estimation approach to visual perception and learning. *Vision Research*. 1999;**39**(11):1963–89.

Rebsamen B, Burdet E, Teo CL, Zeng Q, Guan C, Ang M, Laugier C. A brain control wheelchair with a P300-based BCI and a path following controller. In *Proc. 1st IEEE/ RAS-EMBS Int. Conf. Biomedical Robotics and Biomechatronics*, Pisa, Italy, 2006.

Riddle DF. *Calculus and Analytic Geometry*, 3rd ed., Wadsworth Publishing, Belmont, CA, 1979.

Rissman J, Greely HT, Wagner AD. Detecting individual memories through the neural decoding of memory states and past experience. *Proc. Natl. Acad. Sci. USA*. 2010;**107**(21):9849–54.

Rosenfeld JP, Cantwell G, Nasman VT, Wojdac V, Ivanov S, Mazzeri, L. A modified, event-related potential-based guilty knowledge test. *International Journal of Neuroscience*. 1988;**24**:157–61.

Rosenfeld JP, Soskins M, Bosh G, Ryan A. Simple, effective countermeasures to P300-based tests of detection of concealed information. *Psychophysiology*. 2004;**41**(2):205–19.

Rossini L, Izzo D, Summerer L (eds.). *Brain-machine interfaces for space applications: enhancing astronauts' capabilities*. International Review of Neurobiology. 2009;**86**, Elsevier, Amsterdam.

Rouse AG, Moran DW. Neural adaptation of epidural electrocorticographic (EECoG) signals during closed-loop brain computer interface (BCI) tasks. *Conf Proc IEEE Eng Med Biol Soc*. 2009;5514–17.

Rush S, Driscoll DA. EEG-electrode sensitivity – An application of reciprocity. *IEEE Trans. Biomed. Eng*. 1969;BME-**16**:(1) 15–22.

Russell S, Norvig P. *Artificial Intelligence: A Modern Approach*, 3rd ed., Prentice Hall, Upper Saddle River, NJ, 2009.

Sajda P, Pohlmeyer E, Wang J, Parra LC, Christoforou C, Dmochowski J, Hanna B, Bahlmann C, Singh MK, and Chang SF. In a blink of an eye and a switch of a transistor: cortically coupled computer vision. *Proc. IEEE*. 2010;**98**:462–78.

Salvini P, Datteri E, Laschi C, Dario P. Scientific models and ethical issues in hybrid bionic systems research. *AI & Society*. 2008;**22**:431–48.

Santhanam G, Ryu SI, Yu BM, Afshar A, Shenoy KV. A high-performance brain-computer interface. *Nature*. 2006 Jul 13;**442**(7099):195–98.

Schalk G, Kubánek J, Miller KJ, Anderson NR, Leuthardt EC, Ojemann JG, Limbrick D, Moran D, Gerhardt LA, Wolpaw JR. Decoding two-dimensional movement trajectories using electrocorticographic signals in humans. *J Neural Eng*. 2007

Sep;**4**(3):264–75.

Schalk G, Miller KJ, Anderson NR, Wilson JA, Smyth MD, Ojemann JG, Moran DW, Wolpaw JR, Leuthardt EC. Two-dimensional movement control using electrocorticographic signals in humans. *J Neural Eng.* 2008;**5**(1):75–84.

Scherer R, Lee F, Schlögl A, Leeb R, Bischof H, Pfurtscheller G. Towards self-paced brain-computer communication: Navigation through virtual worlds. *IEEE Trans Biomed Eng.* 2008;**55**(2):675–82.

Scherer R, Mohapp A, Grieshofer P, Pfurtscheller G, Neuper C. Sensorimotor EEG patterns during motor imagery in hemiparetic stroke patients. *International Journal of Bioelectromagnetism.* 2007;**9**(3):155–62.

Scherer R, Schlögl A, Lee F, Bischof H, Janša J, Pfurtscheller G. The self-paced Graz brain-computer interface: Methods and applications. *Computational Intelligence and Neuroscience.* 2007;Article ID 79826: 9 pages.

Scherer R, Zanos SP, Miller KJ, Rao RPN, Ojemann JG. Classification of contralateral and ipsilateral finger movements for electrocorticographic brain-computer interfaces. *Neurosurg Focus.* 2009;**27**(1):E12.

Scherer R, Rao RPN. Non-manual control devices: Direct brain-computer interaction. In J. Pereira (ed.), *Handbook of Research on Personal Autonomy Technologies and Disability Informatics.* IGI Global, Hershey, PA, 2011.

Sellers EW, Kübler A, Donchin E. Brain-computer interface research at the University of South Florida Cognitive Psychophysiology Laboratory: the P300 Speller. *IEEE Trans Neural Syst Rehabil Eng.* 2006 Jun;**14**(2):221–24.

Serruya MD, Hatsopoulos NG, Paninski L, Fellows MR, Donoghue JP. Instant neural control of a movement signal. *Nature.* 2002 Mar 14;**416**(6877):141–42.

Shannon CE, Weaver W. *The Mathematical Theory of Communication.* Univ. Illinois Press, Urbana, IL, 1964.

Sharbrough F, Chatrian G-E, Lesser RP, Lüders H, Nuwer M, Picton TW. American Electroencephalographic Society guidelines for standard electrode position nomenclature. *J. Clin. Neurophysiol.* 1991;**8**:200–202.

Shenoy P. *Brain-computer interfaces for control and computation.* PhD thesis, Department of Computer Science and Engineering, University of Washington, 2008.

Shenoy P, Miller KJ, Ojemann JG, Rao RPN. Generalized features for electrocorticographic BCIs. *IEEE Trans Biomed Eng.* 2008 Jan;**55**(1):273–80.

Shenoy P, Miller KJ, Ojemann J, Rao RPN. Finger movement classification for an electrocorticographic BCI. In *Proc. of 3rd International IEEE EMBS Conf. Neur Eng* 2007; 192–195.

Shenoy P, Rao RPN. Dynamic Bayesian networks for brain-computer interfaces. In L.K. Saul, Y. Weiss, and L. Bottou (eds.), *Advances in Neural Information Processing System* (NIPS). 2005;**17**:1265–1272, MIT Press, Cambridge, MA.

Simeral JD, Kim SP, Black MJ, Donoghue JP, Hochberg LR. Neural control of cursor trajectory and click by a human with tetraplegia 1000 days after implant of an intracortical microelectrode array. *J Neural Eng.* 2011 Apr;**8**(2):025027.

Skidmore TA, Hill Jr., HW. The evoked potential human-computer interface. *Proc. Annu. Conf. Engineering in Medicine and Biology.* 1991:407–408.

Stosiek C, Garaschuk O, Holthoff K, Konnerth A. In vivo two-photon calcium imaging of neuronal networks. *Proc. Natl Acad. Sci. USA.* 2003;**100**, 7319–24.

Strang G. *Introduction to Linear Algebra*, 4th ed., Wellesley-Cambridge Press, Wellesley, MA, 2009.

Suihko V, Malmivuo JA, Eskola H. Distribution of sensitivity of electric leads in an inhomogeneous spherical head model. *Tampere Univ. Techn., Ragnar Granit Inst.* 1993;Rep. 7:(2).

Suminski AJ, Tkach DC, Fagg AH, Hatsopoulos NG. Incorporating feedback from multiple sensory modalities enhances brain-machine interface control. *J Neurosci.* 2010 Dec 15;**30**(50):16777–87.

Szafir D, Mutlu B. Pay attention! Designing adaptive agents that monitor and improve user engagement. *In Proceedings of ACM SIGCHI Conference on Human Factors in Computing Systems* (CHI 2012). 2012;11–20.

Tamburrini G. Brain to computer communication: Ethical perspectives on interaction models. *Neuroethics* 2009;2: 137–49.

Tan DS, Nijholt A. (eds.) *Brain-Computer Interfaces: Applying our Minds to Human-Computer Interaction.* Springer, London, UK, 2010.

Tangermann M, Krauledat M, Grzeska K, Sagebaum M, Blankertz B, Vidaurre C, Müller KR. Playing pinball with non-invasive BCI. In *Advances in Neural Information Processing Systems*, 2009;21:1641–48. MIT Press, Cambridge, MA.

Thomson EE, Carra R, Nicolelis MA. Perceiving invisible light through a somatosensory cortical prosthesis. *Nature Commun.* 2013;4:1482.

Tufail Y, Matyushov A, Baldwin N, Tauchmann ML, Georges J, Yoshihiro A, Tillery SI, Tyler WJ. Transcranial pulsed ultrasound stimulates intact brain circuits. *Neuron.* 2010 Jun 10;66(5):681–94.

Van den Brand R, Heutschi J, Barraud Q, DiGiovanna J, Bartholdi K, Huerlimann M, Friedli L, Vollenweider I, Moraud EM, Duis S, Dominici N, Micera S, Musienko P, Courtine G. Restoring voluntary control of locomotion after paralyzing spinal cord injury. *Science.* 2012;336:1182–85.

Vapnik, V. *The Nature of Statistical Learning Theory.* Springer-Verlag, New York, 1995.

Vargas-Irwin CE, Shakhnarovich G, Yadollahpour P, Mislow JM, Black MJ, Donoghue JP. Decoding complete reach and grasp actions from local primary motor cortex populations. *J Neurosci.* 2010 Jul 21;30(29):9659–69.

Velliste M, Perel S, Spalding MC, Whitford AS and Schwartz AB. Cortical control of a prosthetic arm for self-feeding. *Nature.* 2008; 453:1098–1101.

Vidal JJ. Toward direct brain-computer communication. *Annu. Rev. Biophys. Bioeng.* 1973;2:157–80.

Vidaurre C, Scherer R, Cabeza R, Schlögl A, Pfurtscheller G. Study of discriminant analysis applied to motor imagery bipolar data. *Med Biol Eng Comput.* 2007; 45(1):61–68.

Vidaurre C, Sannelli C, Müller KR, Blankertz B. Machine-learning-based coadaptive calibration for brain-computer interfaces. *Neural Comput.* 2011;23(3):791–816.

Von Melchner L, Pallas SL, Sur M. Visual behaviour mediated by retinal projections directed to the auditory pathway. *Nature.* 2000;404(6780):871–76.

Warwick K, Gasson M, Hutt B, Goodhew I, Kyberd P, Andrews B, Teddy P, Shad A. The application of implant technology for cybernetic systems. *Arch Neurol.* 2003;60:1369–73.

Warwick K. Cyborg morals, cyborg values, cyborg ethics. *Ethics and Information Technology.* 2003;5:131–37.

Weiland JD, Liu W, Humayun MS. Retinal prosthesis. *Annu Rev Biomed Eng.* 2005;7:361–401.

Weiskopf N, Veit R, Erb M, Mathiak K, Grodd W, Goebel R, Birbaumer N. Physiological self-regulation of regional brain activity using real-time functional magnetic resonance imaging (fMRI): methodology and exemplary data. *Neuroimage.* 2003;19(3):577–86.

Wessberg J, Stambaugh CR, Kralik JD, Beck PD, Laubach M, Chapin JK, Kim J, Biggs SJ, Srinivasan MA, Nicolelis MA. Real-time prediction of hand trajectory by ensembles of cortical neurons in primates. *Nature.* 2000 Nov 16;408(6810):361–65.

Wodlinger B, Durand DM. Peripheral nerve signal recording and processing for artificial limb control. *Conf Proc IEEE Eng Med Biol Soc.* 2010:6206–09.

Wolpaw JR, Wolpaw EW. (eds.) *Brain-Computer Interfaces: Principles and Practice.* Oxford University Press, 2012.

Wolpaw JR, Birbaumer N, Heetderks WJ, McFarland DJ, Peckham PH, Schalk G, Donchin E, Quatrano LA, Robinson CJ, Vaughan TM. Brain-computer interface technology: a review of the first international meeting. *IEEE Trans Rehabil Eng.* 2000;8(2):164–73.

Wolpaw JR, McFarland DJ, Neat GW, Forneris CA. An EEG-based brain-computer interface for cursor control. *Electroencephalogr Clin Neurophysiol.* 1991 Mar;**78**(3):252–59.

Wolpaw JR, McFarland DJ. Control of a two-dimensional movement signal by a noninvasive brain-computer interface in humans. *Proc Natl Acad Sci USA.* 2004 Dec 21;**101**(51):17849–54.

Wolpaw JR, McFarland DJ. Multichannel EEG-based brain-computer communication. *Electroencephalogr Clin Neurophysiol.* 1994 Jun;**90**(6):444–49.

Wolpaw JR, Birbaumer N, McFarland D, Pfurtscheller G, Vaughan T. Brain-computer interfaces for communication and control. Clinical Neurophysiology. 2002;**113**:767–91.

Wu W, Gao Y, Bienenstock E, Donoghue JP, Black MJ. Bayesian population decoding of motor cortical activity using a Kalman filter. *Neural Comput.* 2006 Jan;**18**(1):80–118.

Zhuang J, Truccolo W, Vargas-Irwin C, Donoghue JP. Decoding 3-D reach and grasp kinematics from high-frequency local field potentials in primate primary motor cortex. *IEEE Trans Biomed Eng.* 2010;**57**(7):1774–84.

索　引

推荐阅读

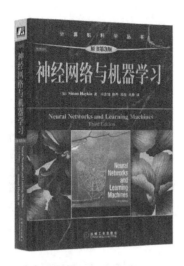

神经网络与机器学习（原书第3版）

作者：Simon Haykin ISBN：978-7-111-32413-3 定价：79.00元

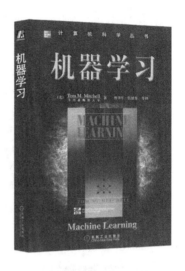

机器学习

作者：Tom Mitchell ISBN：978-7-111-10993-8 定价：35.00元

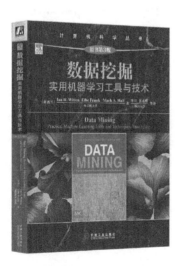

数据挖掘：实用机器学习工具与技术（原书第3版）

作者：Ian H.Witten 等 ISBN：978-7-111-45381-9 定价：79.00元

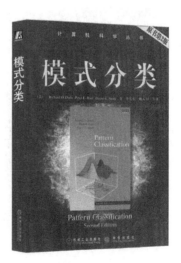

模式分类（原书第2版）

作者：Richard O. Duda 等 ISBN：978-7-111-12148-0 定价：59.00元

推荐阅读

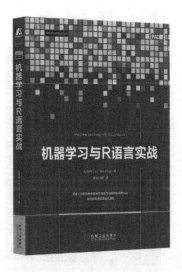

机器学习与R语言实战

作者：丘祐玮（Yu-Wei Chiu） 译者：潘怡 等
ISBN：978-7-111-53595-9 定价：69.00元

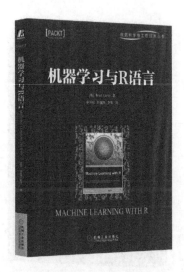

机器学习与R语言

作者：Brett Lantz 译者：李洪成 等
ISBN：978-7-111-49157-6 定价：69.00元

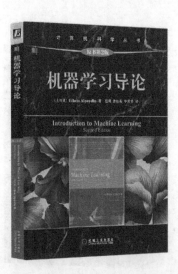

机器学习导论（原书第3版）

作者：埃塞姆·阿培丁 译者：范明
ISBN：978-7-111-52194-5 定价：79.00元

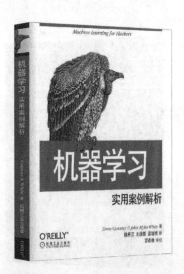

机器学习：实用案例解析

作者：Drew Conway 等 译者：陈开江 等
ISBN：978-7-111-41731-6 定价：69.00元

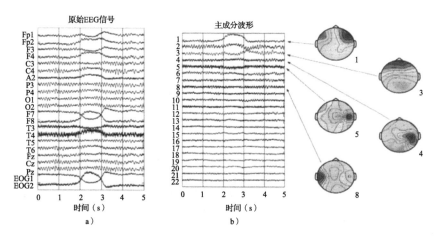

图 4-10 用 PCA 处理 EEG 数据。a）从 10-20 系统（如图 3-7）标记的 20 个头皮位置记录的 5 秒 EEG 数据，以及由检测眼动的两导电极记录的 5 秒 EEG 数据。注意由眼动产生的伪迹如何影响 2 ~ 4s 的数据；b）对 a）中的 EEG 数据进行 PCA 处理的结果。主成分"波形"是每个时刻向量 a 的分量 a_1，…，a_{22}，是将输入投影到 22 个主成分向量 v_1，…，v_{22} 的方向上得到的。主成分向量中的其中五个向量（v_1，v_3，v_4，v_5，v_8）用二维脑地形图（对每个 v_i 中的 22 个值进行插值得到）表示出来，红色代表正值，蓝色代表负值。注意前三个 PCA 成分（通道 1 ~ 3）是如何捕捉到眼动的，这是通过对前额和眼睛（见脑地形图 1 和 3）附近的主成分向量进行大的正值和负值加权来实现的（改编自 Jung 等人，1998）

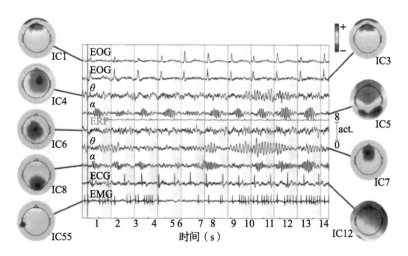

图 4-11 用 ICA 处理 EEG 数据。图中展示了 9 个不同的分量（ICA 的输出）a_i，这是在每一时刻通过将 EEG 数据投影到 9 个不同的 ICA 向量上（解混矩阵 W 的行向量）得到的。图中两侧用二维脑地形图描绘了 9 个 ICA 向量，脑地形图的绘制规则与图 4-10 中的相同。注意图中如何将一部分独立分量标记为伪迹（如眼动信号，EOG），而将另一部分分量标记为大脑节律信号，如 alpha 和 theta，或是事件相关电位（ERP）（改编自 Onton & Makeig，2006）

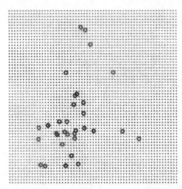

图 5-5　最近邻（NN）分类。这个图说明了将 NN 分类应用于一个训练数据集，该训练集包含来自三种不同类别（分别用红色、绿色和蓝色圆圈表示）的二维数据点。小点表示新的数据点，这些数据点已经根据在训练集中它们的最近邻标签完成了分类（点的颜色表示所属类别）。注意不同类别的边界是非线性的（与图 5-1 至 5-3 比较）但却是分段线性的，任何类别的区域都是非连续的（如红色和绿色所代表的类别）（源自 Barber，2012）

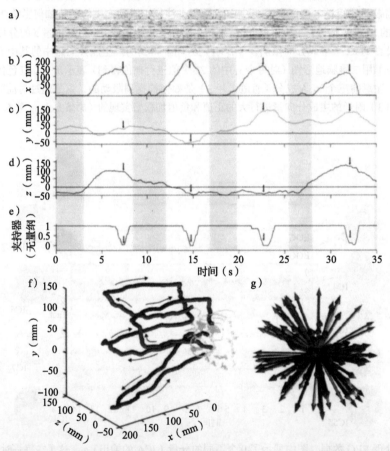

图 7-11　在给自己喂食任务中的神经响应以及假臂和夹持器的轨迹。a）4 次成功试验中用于控制假臂和夹持器的 116 个神经元产生的锋电位序列。每一行表示一个神经元产生的锋电位，根据主要的调整偏好将所有的行分组（红色：X；绿色：Y；蓝色：Z；紫色：夹持器；较窄的条形区：负的主要调整；较宽的条形区：正的主要调整）；b）到 d）是假臂末端位置的 X、Y、Z 方向分量（灰色区域：试验间隔；箭头：夹持器抓取目标）；e）夹持器开合（0：闭合，1：打开）；f）4 次相同试验中假臂的轨迹，用不同颜色表示夹持器的开合（蓝色：闭合；紫色：半闭合；红色：打开）；g）116 个神经元的四维期望方向。箭头方向表示 X、Y、Z 方向上的偏好，颜色表示夹持器开合的偏好（蓝色：负值；紫色：零；红色：正值）（改编自 Velliste 等人，2008）

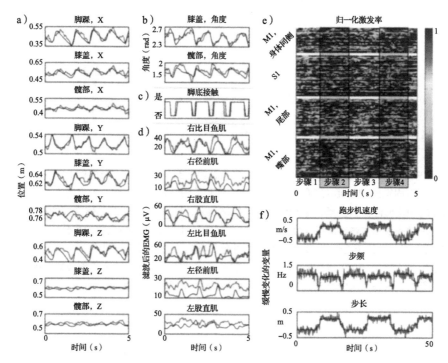

图 7-17 基于神经活动的行走的运动学的预测。a）～c）预测（红色）和实际（蓝色）的运动学变量比较。a）显示了脚踝、膝盖和髋部的三维位置。X 轴表示跑步机的运动方向，Y 轴表示重力方向，Z 轴位于跑步机平面的外侧且正交于跑步机运动方向；b）给出了髋部和膝盖的关节变量；c）描述了脚底接触情况（二进制变量定义行走时的摆动和站立阶段）；d）肌电信号（EMG）的预测值和实际值；e）220 个神经元归一化的放电率，按照皮质区域和步行周期中的阶段进行分类。M1：初级运动皮质；S1：初级体感皮质；f）在 50s 的时窗中对缓慢变化变量（步行的速度、步频和步长）的预测（改编自 Fitzsimmons 等人，2009）

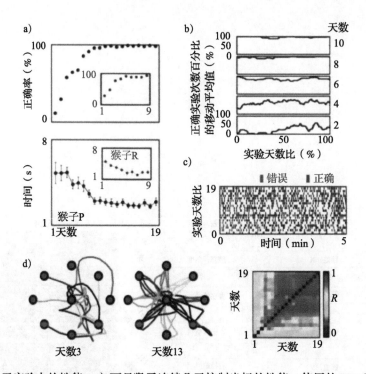

图 7-29　BCI 在 19 天实验中的性能。a) 两只猴子连续几天控制光标的性能，使用的 BCI 采用了固定的线性解码器和一组固定的神经元（红色插图表示第二只猴子的数据）。（上图）每天的平均正确率。（下图）到达目标的平均时间。误差条：平均值 ±2 的标准误差；b）一只猴子在具体某一天的控制性能变化，用移动平均正确率表示（移动窗口长度选择为 20 次试验，计算正确试验次数的百分比 %）；c）从第 1 天到第 19 天，实验开始五分钟的 BCI 光标控制性能。状态条表示正确（蓝色）实验或错误（红色）实验；d）左图：早期（第三天）或后期（第 13 天）的光标移动轨迹，表明练习使轨迹变得更趋于直线和固定。右图：彩图表示每天从中心到目标平均路径的相关性（R 为相关系数）(Ganguly 和 Carmena，2009）

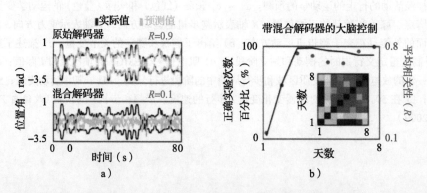

图 7-30　带混合解码器的 BCI 的性能。a）比较原始解码器和混合解码器离线预测能力。混合解码器对记录在肩膀（在各个图上面的轨迹）和肘部（下面的轨迹）神经活动数据的离线预测性能较差；蓝色：各个解码器的预测；R：真实和预测运动的相关系数；b）8 天实验中用混合解码器的系统性能的提高，用正确实验次数百分比衡量。插入的彩图表示这 8 天中某两天神经元协调性之间的相关性。从图中可以看出 8 天中协调性逐渐趋于稳定，从而形成稳定的"皮质图"实现光标控制。红点：神经协调性的平均相关性（彩图中除对角线上元素外每一列的平均值）(来自 Ganguly 和 Carmena，2009）

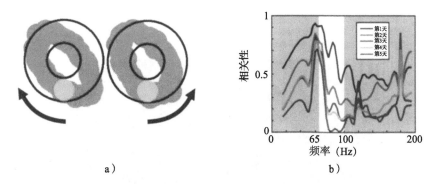

图 8-1 猴子利用基于 ECoG 的 BCI 进行光标控制。a）猴子利用 ECoG 按照顺时针（左图）和逆时针（右图）方向画圆的光标平均轨迹。大的绿色圆圈表示试验开始／结束时光标的位置；b）记录的五天中，用于水平、垂直光标控制的两个电极上不同频率能量的相关性（功率谱的计算采用了 300 毫秒时窗和 3Hz 频窗）。注意到在五天的实验期间，两个电极信号的相关性急剧减弱，其中用于光标控制的 65 ～ 100Hz 频带相关性的减弱尤为明显（改编自 Rouse 和 Moran，2009）

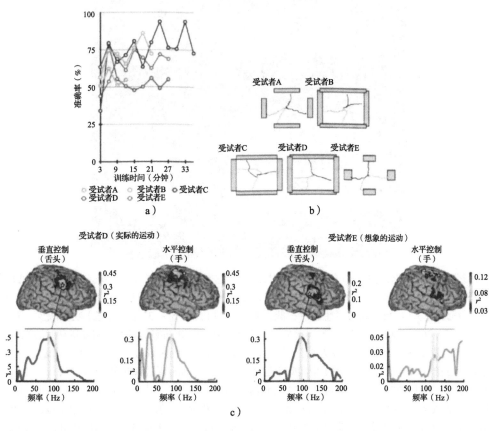

图 8-4 使用 ECoG 进行二维光标控制。a）随着训练时间增加，5 名受试者的控制性能提高；b）每名受试者控制光标到 4 个目标的平均轨迹；c）受试者 D 和 E 的皮质活动和水平／垂直光标运动的相关性。相关性是由 r^2 值描述的，r^2 值表明不同皮质区域对相关任务的控制水平。受试者 D 使用实际的舌头运动和手运动分别进行垂直和水平控制。受试者 E 通过想象两种运动来实现控制。下面的图显示了在线光标控制所使用的电极位置和对应的相关值，r^2 值表示为频率的函数（电极位置用星号标记）。在线控制使用的频带由两根黄色长条标示出（改编自 Schalk 等人，2008）

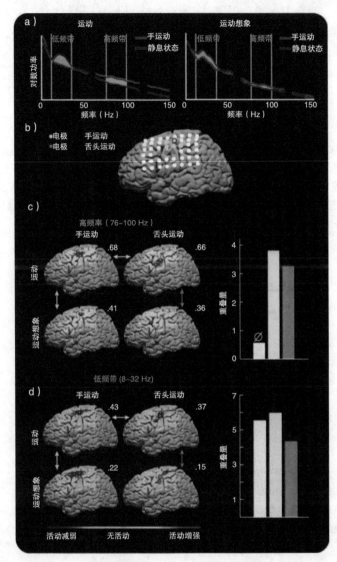

图 8-5　实际运动和想象运动时 ECoG 的活动情况对比。a）（左图）手运动（红色）和静息状态（蓝色）的 ECoG 功率谱。（右图）想象手运动和静息状态的 ECoG 功率谱。数据采集自位于初级运动皮质的电极（在图 b 中用圆标示）。进行运动或者想象时，低频部分（"LFB"，8 ~ 32Hz，绿色）功率减少，而高频部分（"HFB"，76 ~ 100Hz，橙色）功率增加。想象运动时，HFB 功率的增加是实际运动时的 32%（比较橙色区域），而 LFB 功率的减少却达到了实际运动时的 90%（绿色区域）；b）手运动时（浅蓝色）和舌头运动时（浅橙色）的电极位置。图 a 中实际手运动和想象手运动的数据源自圈出的电极；c）（左图）实际和想象手和舌头运动时，插值得到的 HFB 大脑活动图。每张图都放大至活动的最大绝对值（由每个皮质图上方的数字标示出）。（右图）手运动和舌头运动的重叠量（黄色），手运动和想象手运动的重叠量（浅蓝），舌头运动和想象舌头运动的重叠量（淡粉）；d）与 c）相对应的 LFB 大脑活动图。注意到，在 HFB 的情况下，手和舌头运动没有较大的重叠区（在条形图中以 ∅ 表示），意味着 HFB 相比 LFB 而言，有更好的定位。同样也注意到，所有情况下的实际运动和想象运动之间有显著的重叠（P 值 <10⁻⁴）（源自 Miller 等人，2010）

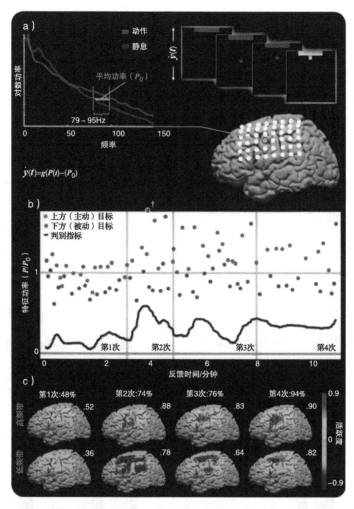

图 8-6 BCI 光标控制任务的学习过程中皮质电活动的增强。a) 初始的运动筛选任务用来识别 ECoG 特征，也就是一个合适的电极 - 频带组合（电极在大脑图像中用金色标出，位于初级运动皮质（见图 8-5b），HFB 为 79 ~ 95Hz）。利用这一特征的功率 $P(t)$ 和试验的平均功率 P_0，使用图中所示的线性方程来控制一维光标的运动速度。受试者想象说出单词"move"来移动光标到一个目标（"主动"目标），受试者处于静息（空闲）状态来移动光标到另一个目标（"被动"目标）；b) 连续的四次光标任务中，选择的 ECoG 特征的相对功率。红点：主动目标试验的平均功率。蓝点：被动目标试验的平均功率（十字：异常值）。绿线：主动 / 被动试验的平均功率 P_0。黑线：判别指标（经平滑处理的前三次主动目标试验和前三次被动目标试验的平均功率差值）。当受试者找到一个中间的动态范围时，命中目标的正确率（如图 c 所示）最高；c) HFB 和 LFB 活动的空间分布以及四次试验中每一次命中目标的正确率。每个大脑图形旁边的数字表示最大（绝对值）的电活动。注意到，在用于光标控制的电极上，最显著的活动是最后一次活动（源自 Miller 等人，2010）

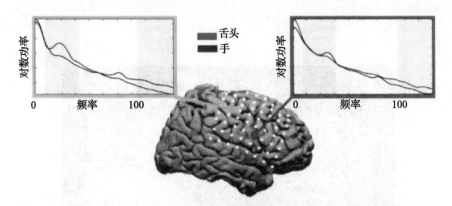

图 8-7 两种运动 ECoG 特征的比较。两幅图显示了在执行手运动和舌头运动任务时的平均功率谱，两个电极安置在皮质的手运动和舌头运动控制区域。与图 8-5a 相同，运动引起了 LFB 功率的降低（左边阴影区）和 HFB 功率的升高（右边阴影区）。左图是手运动时的频谱图，右图是舌头运动时的频谱图（源自 Shenoy 等人，2008）

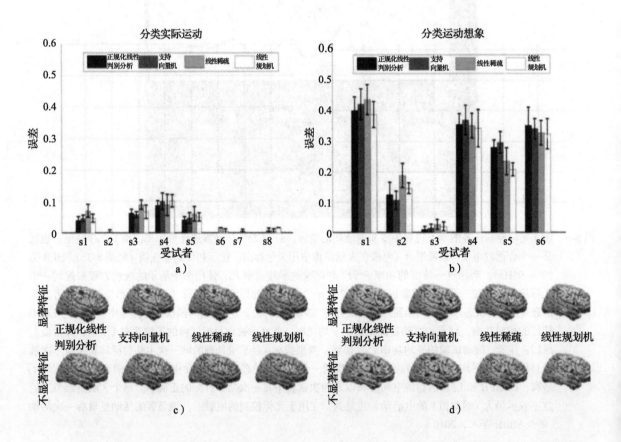

图 8-8 对实际运动和运动想象的 ECoG 信号的分类。a）每种分类器对 8 名受试者的手运动和舌头运动进行分类的误差。分类误差是通过一个交叉验证过程测量得到的（见 5.1.4 节）；b）对手和舌头运动想象进行分类的误差；c）和 d）对每种分类器，将 8 名受试者的累加权向量投影到标准大脑模型上，并分别显示在不显著特征和显著特征的图中。实际运动时的权值显示在图 c）中，运动想象时的权值显示在图 d）中。红色表示正值，蓝色表示负值。注意到，稀疏方法（LPM 和 LSFD）选择空间上更集中的特征（改编自 Shenoy 等人，2008）

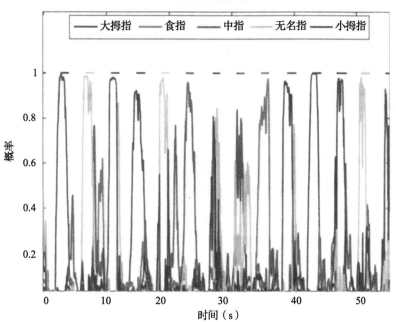

图 8-13　利用 ECoG 追踪手指运动。a）利用 6 类分类器对时长 1 秒的 ECoG 进行处理得到的连续概率输出，每 40 毫秒更新一次结果。顶部的彩色线段表示真实的类别标签（实际运动的手指）。"静息"状态的概率没有显示出来。在大多数情况下，分类器能正确识别出运动的开始和结束，也能识别出哪根手指在运动（源自 Shenoy，2008）

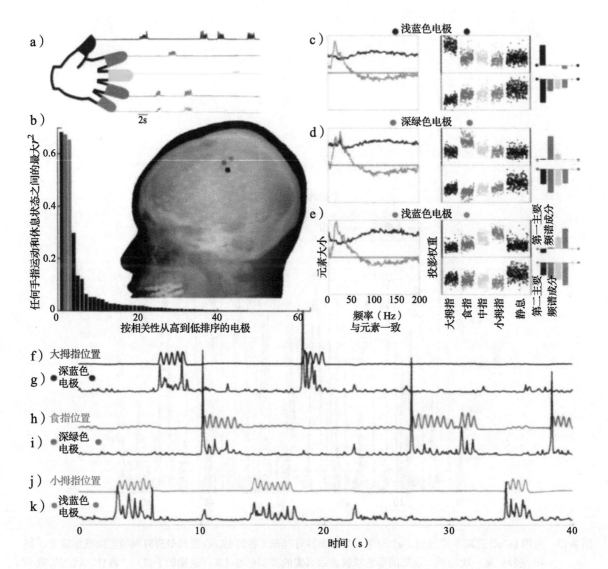

图 8-14　使用 PCA 提取单根手指运动时的 ECoG 信息。a）由数据手套采集到的手指弯曲运动过程中的手指位置；b）手指运动的互相关性和第一主要频谱成分（Principal Spectral Component, PSC）的样本投影权值通过色码显示出了不同手指运动的空间特征（深蓝：大拇指，深绿：食指，浅蓝：小拇指）。在图c）~ k）中采用了相同的色码；c）左图：图 b）中深蓝色电极所采集信号的第一（粉色）和第二（金色）PSC。中图：每个频谱样本的第一 PSC（上图）和第二 PSC（下图）的投影大小，按照运动类型排列（黑色：静息期）。每个样本表示 PSC 对功率谱的贡献，由一种运动的时长 1 秒的数据计算功率谱。注意到从静息变为大拇指运动时，第一 PSC 会有一定增加。右图：条形图显示了每种手指运动的平均投影大小，需要减去静息样本的均值。图中上面的条：第一 PSC，下面的条：第二 PSC；d）、e）与 c）相同，但展示的是图 b 中深绿电极和浅蓝电极上的情况；f）、h）和（j）测量了 40 秒内大拇指、食指和小拇指的位置变化；g）、i）和 k）为相同 40 秒内图 b）中 3 个电极信号在第一 PSC 上的投影。这些图说明了每个电极都和一种运动类型有特别强的相关性（源自 Miller 等人，2009）

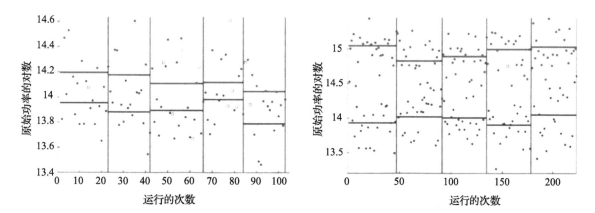

图 8-16 在多天中使用 ECoG 进行的稳定 BCI 控制。每个数据点都代表了在 5 天时间里，最后一次试验中每次上（红色）下（蓝色）光标运动期间，控制频带的总功率。（竖条区分天数；水平线代表每天所有运行的几何平均。）失败的运行（光标没能击中目标）由方块标出。对于实际运动（右图）和运动想象（左图）任务来说，从所有运行都能看出想象/实际舌头运动（红色）的功率比静息（蓝色）时有所增加（改编自 Blakely 等人，2009）

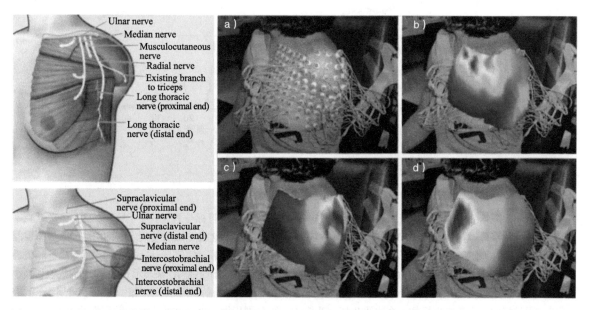

图 8-18 目标肌肉和感觉神经分布重建。（左图的上图）转移到胸肌的神经的描述。（下图）目标感觉神经分布重建。皮神经被切断并转移到尺骨神经和正中神经上。（右图）a) EMG 电极的放置；b) 至 d) 分别表示肘部弯曲、肘部伸展，以及握拳所对应的 EMG 模式（改编自 Kuiken 等人，2007）

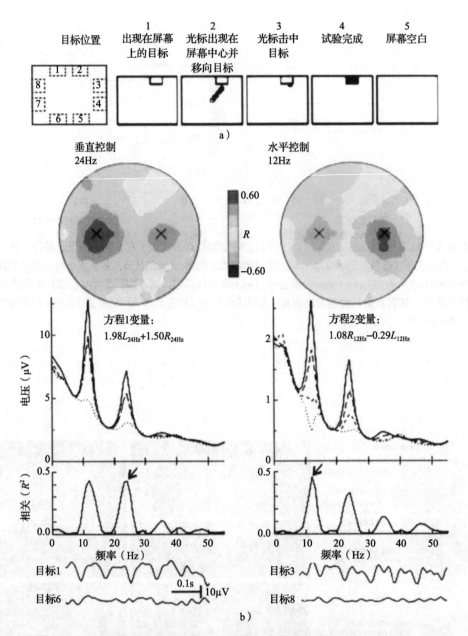

图 9-5　用 mu 节律和 beta 节律实现二维光标控制。a) 可能出现的 8 个目标位置（1～8 号）以及在一次试验中出现的事件顺序的示例；b) 受试者使用的 EEG 信号的特性。这名受试者使用了 24Hz 的 beta 节律控制垂直运动，使用了 12Hz 的 mu 节律控制水平运动。（上图）2 种节律幅值与目标的水平、垂直坐标相关性的脑地形图（鼻子在顶部，C3 和 C4 用 X 标记）。地形图用 R，而不是 R^2 来表示正的和负的相关性。（中图）幅度（电压）谱（右侧和左侧谱的加权组合）及其对应的 R^2 谱。不同的电压谱（虚线、点划线等）表示目标的 4 个垂直坐标和 4 个水平坐标。箭头指示了分别用做垂直运动和水平运动变量的频带。（下图）单次试验的 EEG 示例。（左图）由 C3 电极（垂直变量的主要贡献者）采集的在顶部的目标（目标 1）或在底部的目标（目标 6）的 EEG 信号。（右图）由 C4 电极（水平变量的主要贡献者）采集的在右侧的目标（目标 3）或在左侧的目标（目标 8）的 EEG 信号（源自 Wolpaw 和 McFarland，2004）

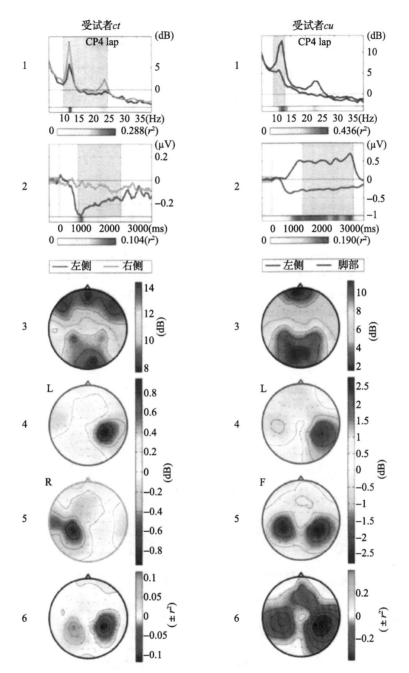

图 9-9 Berlin BCI 中通过想象调节 EEG 信号。(1) 在校正阶段，两名受试者在两类运动想象任务 (红色：左手；绿色：右手；蓝色：右脚) 中的平均频谱，信号源自 CP4 通道 ("CP4 lap")，经过拉普拉斯滤波处理。想象状态之间差别的 r^2 值用不同的颜色表示；灰色阴影部分表示选择的频带；(2) 所选频带平均幅值的包络线。提示出现在 0 时刻；(3) 脑地形图表示所选频段在校正阶段的平均对数能量；(4) 和 (5) 脑地形图表示想象任务 (分别记为 L、R 或 F) 的对数频带能量差异。用每一类的平均值减去总体平均值 (图 3 所示)；(6) r^2 的值表示两种运动想象任务的差值 (图 4 的值减去图 5 的值) (改编自 Blankertz 等人，2008)

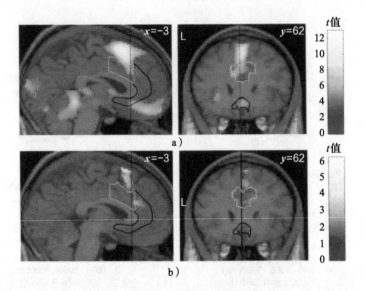

图 9-22 基于 fMRI 的 BCI 中 BOLD 信号的变化。a）信号在激活区增大，叠加在每个三维 MRI 图像上显示，以显著性水平 $P<0.05$ 为阈值，最小空间范围是 10 立体像素。除了在其他区域如辅助运动区（supplementary motor area, SMA）和小脑有激活现象外，在嘴 - 腹部和背侧 ACC 也可观察到信号的增加；b）在几个反馈阶段中信号变化增大，这可能是由于受试者的大脑进行了学习。信号增大可以在嘴 - 腹部 ACC、SMA 以及基底神经节观察到。（源自 Weiskopf 等人，2003）

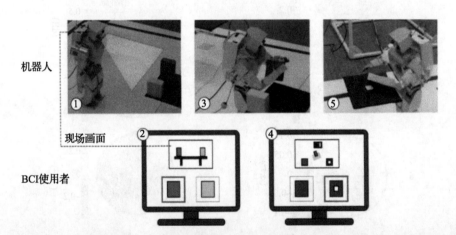

图 12-4 远程互动的脑控机器人替身。上面的图显示的是运行中的人形机器人，下面一排显示的是使用者的计算机屏幕画面。使用者接收到机器人摄像机拍摄的现场画面，从而让使用者在机器人的环境中身临其境，并且使用者根据从机器人摄像机看到的物体做出选择（"2"号屏幕）。利用计算机视觉技术找到物体。该机器人把物体的部分图像传送给使用者（这里用的是红色和绿色的物体），并询问使用者应该捡起哪一个。使用者通过一个基于 P300 的 BCI 做出选择。在拾起使用者选择的物体后（"3"号图像），机器人询问使用者需要将物体放到哪个位置。待选位置的图像（左侧和右侧的蓝色桌子）由机器人头顶上的摄像头呈现给使用者（"4"号屏幕）。同样，使用者通过 P300 做出目的地的选择。最后，机器人行走到使用者选择的目的地，并将物体放到所选地点的桌子上（"5"号的屏幕）（源自 Rao 和 Scherer，2010；基于 Bell 等人，2008）

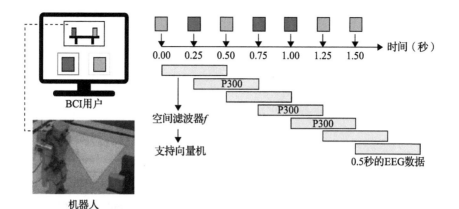

图 12-5 用 P300 控制机器人。(左图)当机器人发现目标物体(这个实验中为红色和绿色的立方体),会将物体的部分图像发送给用户,图像以网格的形式排列在 BCI 使用者屏幕的下半部分。(右图)oddball 范式用来诱发 P300 电位。位于顶部的有色物体显示出闪烁的以随机时序出现的图像。闪烁发生后 0.5s 的 EEG 数据段经过空间滤波,再由软间隔 SVM 分成包含 P300 和不包含 P300 的两类。闪烁固定的次数之后,将与包含 P300 的类别最相关的物体作为使用者的选择(此处为红色物体)(改编自 Rao 和 Scherer, 2010;基于 Bell 等人, 2008)

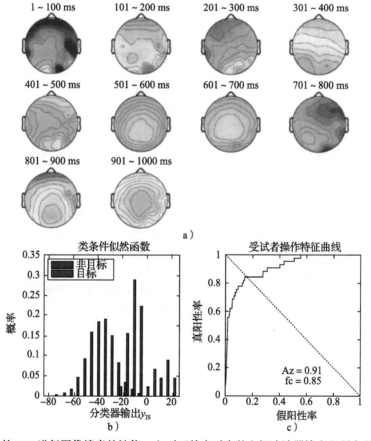

图 12-7 基于 EEG 的 BCI 进行图像搜索的性能。a) 对于给定时窗的空间滤波器输出和所有电极上的 EEG 信号,计算它们之间的相关性并归一化后,画出脑地形图(红色:正值,蓝色:负值)。301 ~ 400 毫秒时窗所对应的脑地形图的空间分布具有称作 "P3f" 的 P300 特性,而 501 ~ 700 毫秒时窗中的顶叶活动与 "P3b" 电位是一致的, "P3b" 电位被认为表明了注意力的方向;b) y_{IS} 的分布,每幅图像的总体利益得分,包括目标图像和非目标图像。两种分布之间有明显的区别;c) 沿着 y_{IS} 轴改变分类阈值的位置而获得的 ROC 曲线(源自 Sajda 等人, 2010)

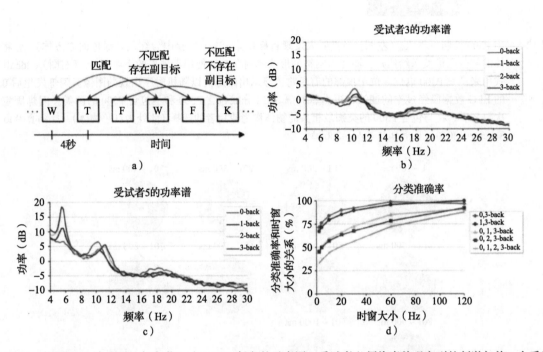

图 12-11　使用 EEG 来测量认知负荷。a) 3-back 任务的示意图。受试者必须将当前观察到的刺激与前 3 个看过
　　　　 的刺激进行匹配。图中给出了一个匹配和两个不匹配的示例。副目标是指前两个刺激中能匹配当前刺
　　　　 激的那一个刺激。受试者看到了展示的 3 种情况；b) 和 c) 两个受试者的功率谱，它随着工作记忆负
　　　　 荷增加而变化。3-back 任务需要记住看到的前三个刺激，而 0-back 任务仅需要记住序列中出现的第
　　　　 一个刺激，并与当前刺激进行比较。记忆量的增加（从 0-back 任务到 3-back 任务）使得一名受试者的
　　　　 alpha 频带（8 ~ 12Hz）能量降低（图 b），而另一名受试者的 alpha 频带能量增加（图 c）（伴随着 theta
　　　　 频带（4 ~ 8Hz）能量的增加）；d) 基于 EEG 的记忆负荷的分类。不同的曲线对应着不同的负荷量。
　　　　 在某些情况下，增大用于分类的 EEG 数据的时窗会使分类正确率增加到 99%（改编自 Grimes 等人，
　　　　 2008）